甲状腺疑难病例影像解析

JIAZHUANGXIAN YINAN BINGLI YINGXIANG JIEXI

主　编　田兴松

U0262851

科学出版社

北京

内 容 简 介

  本书收集整理了有代表性的甲状腺疑难疾病的临床资料，共分 5 章，包括甲状腺恶性肿瘤、甲状腺转移性肿瘤、甲状腺良性疾病、甲状旁腺肿瘤及甲状腺相关疾病。编者对每个病例的甲状腺超声、颈部 CT、颈部 MRI 及病理资料进行详细解析，综合梳理病例特点及诊治思路，阐述困难和极端情况下的术中、术后处理方案，使读者详尽了解不同类型疑难甲状腺疾病的临床特点及处理原则，为及时、准确地诊断与治疗提供参考与依据，以期提高疑难甲状腺疾病诊治的规范性。本书内容丰富、系统全面、图文并茂，是一本适合甲状腺专科医师学习参考的实用型专著。

图书在版编目 (CIP) 数据

甲状腺疑难病例影像解析 / 田兴松主编 . —北京：科学出版社，2021.3
ISBN 978-7-03-068072-3

Ⅰ.①甲… Ⅱ.①田… Ⅲ.①甲状腺疾病－影象诊断 Ⅳ.① R580.4

中国版本图书馆 CIP 数据核字 (2021) 第 028059 号

责任编辑：程晓红 / 责任校对：张 娟
责任印制：赵 博 / 封面设计：吴朝洪

科学出版社出版
北京东黄城根北街 16 号
邮政编码：100717
http://www.sciencep.com

三河市春园印刷有限公司 印刷
科学出版社发行 各地新华书店经销

*

2021 年 3 月第 一 版 开本：889×1194 1/16
2021 年 3 月第一次印刷 印张：14 1/4
字数：416 000

定价：118.00 元
（如有印装质量问题，我社负责调换）

编者名单

主　编　田兴松

副主编　王甜甜　王　勇　张华伟

编　委（按姓氏笔画排序）

丁　峰（山东省第二人民医院）

王　勇（浙江大学医学院附属第二医院）

王甜甜（山东省立医院）

石琳琳（山东省立医院）

田　园（加拿大多伦多大学）

田兴松（山东省立医院）

冯海波（陕西省肿瘤医院）

巩武贤（山东省立医院）

吕　伟（山东省立医院）

刘池拽（中山大学附属中山医院）

刘胜辉（河北医科大学第四医院）

齐　鸣（山东省立医院）

许　浩（山东省立医院）

李　杰（中山大学附属第一医院）

李　霞（山东省立医院）

李亚琼（山东省立医院）

李迅庚（山东省立医院）

杨　青（山东省立医院）

肖连翔（山东省妇幼保健院）

吴国君（山东省立医院）

张　弛（山东省立医院）

张开宁（山东省立医院）

张华伟（山东省立医院）

张志文（山东省立医院）

张金庆（山东省立第三医院）

陈　晓（山东省立医院）

林建清（福建医科大学附属第二医院）

周小明（山东省立医院）

周文红（山东省立医院）

周黎光（山东省立医院）

郑正荣（福建医科大学附属第二医院）

徐嘉雯（山东省立医院）

崔风云（山东省立医院）

谢秋萍（浙江大学医学院附属第二医院）

潘　俊（浙江大学医学院附属第一医院）

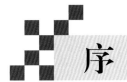

我与田兴松教授相识近十载，甲状腺年会一见如故，高山流水，得遇知音。

田兴松教授从事临床工作三十余年来，对每例患者的诊治皆慎之又慎，可谓"如临深渊，如履薄冰"。田兴松教授严格遵循治疗原则且因病制宜，患者因此获得最佳的治疗效果——此乃不幸中之万幸也。

近年来，甲状腺疾病的发病率增长迅猛，疑难病例也骤然增多。甲状腺疾病复杂多样、颈部空间狭小且解剖结构繁复，特别是疑难病例可供借鉴的临床资料匮乏，因此，田兴松教授从他所经手的和在全国范围内收集的甲状腺疑难病例资料中，精选出最具代表性的典型病例并编辑成书，同时组织甲状腺诊治相关专业科室对每个病例的影像学资料、病理资料及临床诊治过程进行深度解析。其工程之浩大、价值之珍贵、用心之良苦，不可言表。

在中国医师协会外科医师分会甲状腺外科学组、中国研究型医院学会甲状腺疾病专业委员会等学术团队的大力倡导引领之下，甲状腺外科疾病的诊治渐趋规范化。"以铜为镜可以正衣冠，以人为镜可以明得失，以史为镜可以知兴衰"。以往事为鉴，有资于治道，此书对疑难病例特殊表现及诊治过程的总结，是甲状腺外科诊治规范化进程的重要助力，将为临床医师提供借鉴，给予更多患者正确有效的治疗，延长生命，提高生存质量。田兴松教授此举，是谓医道楷模。

在此，谨向该书的出版表示衷心祝贺，向田兴松教授为甲状腺疾病诊治所作重要贡献致以衷心的感谢！

解放军总医院第一医学中心甲状腺专病中心主任

中国医师协会外科医师分会甲状腺外科学组组长

中国研究型医院学会甲状腺疾病专业委员会主任委员

2020年10月

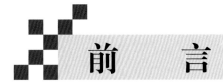

前　言

　　近二十年来，甲状腺肿瘤发病率剧增，已成为全球发病率最高的内分泌肿瘤，因此，广大甲状腺专科医师对其愈加关注。随着甲状腺外科专科化的进程，国内外诊治指南逐渐细化，神经监测、能量器械、高清设备、手术机器人等手术装备逐步完善，我们对甲状腺精细解剖结构及内分泌功能的理解日益深刻，对甲状腺疾病诊断和治疗的技术、技能更加熟练，已共同建立起科学、合理、实用、有效的临床诊疗思维思路，这使得我们在"项上蝴蝶"这一高精度领域不断获得新的认知和突破，对疑难病例的诊治更加规范和精准。

　　基于裘法祖先生"做人要知足，做事要知不足，做学问要不知足"教诲的启示，受科学出版社邀请，我们进行了本书的编写工作。从收集到的100多例甲状腺疑难病例中精选出有代表性者，根据各病例的特点分为5章，每个病例均展示完整的临床诊治思路及治疗过程，由超声、CT、MRI、病理专业的编者对相关资料进行专业解析，由临床专业的编者分析总结每个病例的临床特点。对部分非常罕见的或高度疑难的病例，我们结合近年相关领域的前沿进展，选取公认且可信度高的内容，做了综述性质的深入分析。甲状腺疾病的规范化诊治是历史趋势，但疑难病例诊治规范化的难度极大，希望我们这次总结能为甲状腺外科诊治的规范化进程尽绵薄之力。

　　感谢尊敬的田文主委为本书作序！衷心感谢每一位编者的辛勤付出。

山东省立医院乳腺甲状腺外科主任

山东省抗癌协会甲状腺肿瘤分会主任委员

中国抗癌协会康复学会乳腺甲状腺专业委员会候任主任委员

2020年9月

目　录

第1章

甲状腺转移癌影像解析

第一节 其他器官恶性肿瘤甲状腺转移

病例1 左肾透明细胞癌甲状腺转移

一、简要病史

患者女，74岁。主诉：发现颈前区肿物2年余。

既往史：2005年因左肾恶性肿瘤于当地医院行左肾＋左脾切除术，恢复可（病理不详）。2006年诊断为高血压，长期不规则药物治疗，血压未监测。

二、影像学检查

（一）甲状腺超声

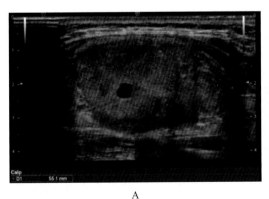

A

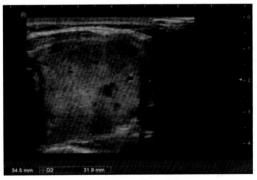

B

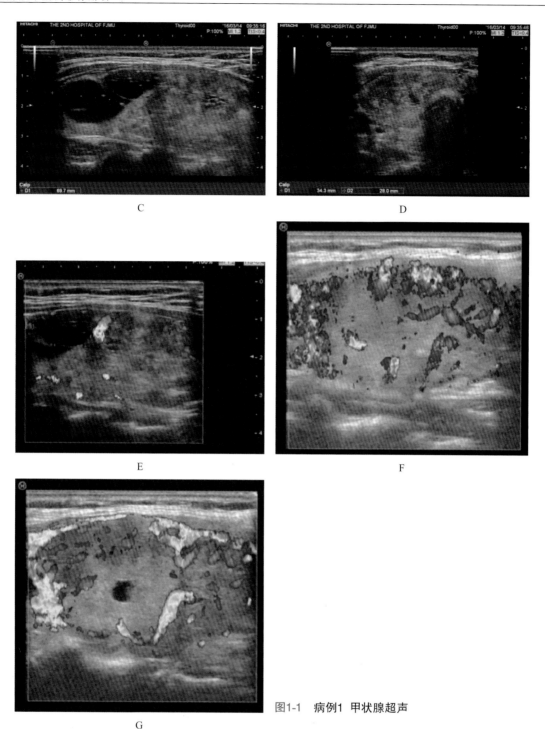

图1-1 病例1 甲状腺超声

1.超声描述 双侧甲状腺实质回声欠均匀。双侧甲状腺可探及多个低回声及混合性回声，边界不清，左侧最大约4.9cm×2.9cm，右侧最大位于上部，大小约4.0cm×1.8cm，CDFI：内部可探及血流信号。双侧颈部Ⅱ区各可探及一低回声，左侧大小约1.4cm×0.6cm，右侧大小约2.0cm×0.7cm。

2.超声诊断 双侧甲状腺结节，结节性甲状腺肿伴部分腺瘤样变? 双侧颈部实性病变，淋巴结?

3.超声解析 甲状腺转移瘤临床比较少见，据报道，肾癌、肺癌、乳腺癌、恶性黑色素瘤是最常见的发生甲状腺转移的肿瘤。甲状腺转移瘤声像图上特异性不高，超声表现可概括为单发肿物型、多发结节型、弥漫性病变型。文献报道甲状腺转移瘤超声表现常为低回声，圆形或椭圆形或形态不规则，边界不清，内部回声不均质，多无晕环、不伴钙化，血流信号丰富。

（二）颈部CT

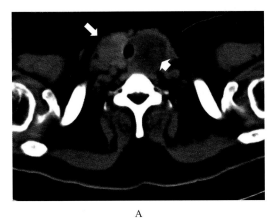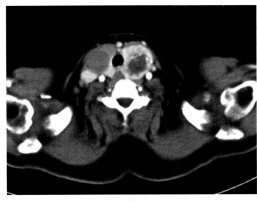

A　　　　　　　　　　　　　　　　B

图1-2　病例1　颈部CT

1. CT描述　平扫示双侧甲状腺体积增大，双侧叶见类圆形肿物（长箭），右侧叶肿物密度均匀，边界不清，外侧缘突破甲状腺包膜，左侧叶肿物密度不均，其内见略高密度灶（短箭），增强扫描，右侧叶肿物边缘变清楚，肿物轻度强化，左侧叶肿物明显不均匀强化，边缘明显强化，中心低密度区未见强化，平扫略高密度灶（短箭）未见强化。颈部见多发肿大淋巴结，大者约1.2cm×0.8cm。另腹部CT扫描示左肾缺如，左肾区见9cm×6cm的软组织肿物，增强扫描明显不均匀强化。

2. CT诊断　甲状腺结节，考虑结节性甲状腺肿或甲状腺肿瘤；考虑左肾癌术后复发。

3. CT解析　甲状腺右叶结节平扫呈低密度，增强扫描轻度强化，边缘变清晰，提示良性结节，左叶结节平扫呈不均匀低密度结节，其内略高密度区增强后无强化提示出血，病灶边缘部分明显强化，强化程度与正常甲状腺组织相似。以上征象提示结节性甲状腺肿并囊变、出血可能。患者既往左肾透明细胞癌术后，左肾区新见明显不均匀强化的软组织肿物，强烈提示术后复发。结合病史，本例应考虑到肾透明细胞癌转移至甲状腺可能。透明细胞癌内部易见出血、囊变及坏死，转移至甲状腺时，与结节性甲状腺肿合并囊变、出血不易鉴别。

三、初步诊断

①甲状腺结节，结节性甲状腺肿待排；②左肺下叶结节，肾癌转移待排；③左上腹、右上腹结节，肾癌转移待排；④左肾区占位，肾癌复发待排；⑤左肾癌术后；⑥高血压病。

四、手术情况

1. 手术名称　甲状腺全切除术。

2. 术中情况　探查双侧甲状腺弥漫性肿大，可扪及多发肿物，最大约3.5cm×3.5cm×4.0cm，质韧，表面光滑，界线欠清，周围组织水肿严重，与周围组织粘连，气管软化。游离周围粘连，将左侧腺叶向内侧牵拉，切断甲状腺中静脉。向下游离甲状腺，解剖切断甲状腺下动脉及甲状腺上动脉。于被膜下游离腺体背侧，探查见左侧喉返神经水肿明显，与周围粘连、显露并保护喉返神经及甲状旁腺，予以切除左侧甲状腺腺叶组织，同法次全切除右侧甲状腺，取出标本。创面逐点缝扎止血，关闭切口。术毕。

五、术后病理

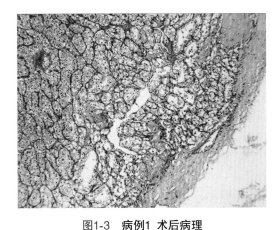

图1-3　病例1　术后病理

1. 术后石蜡病理　左、右甲状腺见透明细胞癌浸润。多结节，最大结节 5cm×4cm×2.6cm，侵犯脉管。免疫组化：CD10（＋）；Vim（＋）；P504S（弱＋）；CD34、CD31血管内皮（＋）；TTF-1（－）；TG（－）。结合免疫组化结果及病史，符合肾透明细胞癌转移。左、右甲状腺见结节性甲状腺肿。

2. 病理解析　甲状腺转移性癌少见，早期研究认为仅占甲状腺恶性肿瘤的 1.4%～3%，国内的一回顾性 35 例甲状腺转移癌研究，其中 16 例转移癌来自肺脏，仅有 2 例来自肾脏。近年来一项尸检研究中的发病率达 1.9%～24%，而肾透明细胞癌转移最常见，占到 35.8%。肾透明细胞癌是最常见的肾脏原发恶性肿瘤，由于富含血管，容易发生远处转移，25%～30% 的病例在确诊时已经发生远处转移。肾透明细胞癌发生转移的时间从切除后 1 个月到数年不等。本例患者甲状腺弥漫大结节性改变，超声提示富含血流，术前考虑双侧结节性甲状腺肿，术中冷冻病理示左侧甲状腺为结节性甲状腺肿伴囊性变，侵犯包膜，滤泡性癌不能排除，右侧甲状腺为结节性甲状腺肿伴腺瘤样增生及囊性变。由于术中冷冻取材有限，并且冷冻制片对富含脂质的细胞有影响，导致细胞形态改变，同样给病理诊断带来了干扰。既往肾肿瘤手术史对于甲状腺转移性癌诊断有重要的提示作用。当没有肾肿瘤和（或）肾切除病史时，需要联合免疫组化并检查泌尿系统，警惕以甲状腺转移而手术的晚期肾细胞癌。

需与下列疾病相鉴别。①甲状腺透明细胞癌：是甲状腺滤泡癌的一种特殊亚型，罕见。形态与肾透明细胞癌类似，癌细胞界线较清楚，胞质透亮，核居中或偏位。免疫组化 TTF-1（＋）和 TG（＋），提示为甲状腺原发肿瘤，诊断甲状腺透明细胞癌，必须首先排除肾细胞癌转移和甲状旁腺癌累及。②甲状旁腺癌：可累及甲状腺，当以透明性细胞成分为主的时候，需要与其他透明细胞癌相鉴别，肿瘤呈巢状，被纤维组织分割，间质富含血管，伴有包膜和血管浸润，免疫组化 PTH（＋），SYN（＋），CGA（＋），有助于鉴别诊断。

转移性肾细胞癌预后差别较大：甲状腺孤立性转移瘤，预后相对较好；若同时伴有其他部位多处转移的病例，预后较差。

六、最后诊断

①左肾透明细胞癌甲状腺转移；②结节性甲状腺肿；③左肺下叶结节，肾癌转移待排；④左上腹、右上腹结节，肾癌转移待排；⑤左肾区占位，肾癌复发待排；⑥左肾癌术后；⑦高血压。

七、病例小结

大多数转移性甲状腺癌患者最开始并不出现相应的临床症状，且超声及 CT 等辅助检查并不容易检查出。尽管甲状腺血供丰富，但是临床上很难遇见肿瘤转移至甲状腺的病例，肾透明细胞癌转移至甲状腺更是罕见。转移性甲状腺癌术后 5 年生存率在 30%～60%，然而对于常伴有全身性疾病的转移性甲状腺癌患者，其预后通常不良。术前进行区分原发和转移性甲状腺癌有很大困难。对于有甲状腺结节及肾透明细胞癌既往史的患者，应高度怀疑转移性甲状腺癌，通常免疫组织化学可以确诊。转移性甲状腺癌常预示着疾病晚期，其预后往往不好。对于孤立的转移性甲状腺癌，一些研究认为应积极治疗，以延长生存期。甲状腺转移性癌极少见，仅占全部甲状腺恶性肿瘤的 1.4%～3%。国外文献报道，甲状腺转移性癌其原发灶最常见的为肾脏，发生率为 48.1%，其次为结直肠癌、肺癌、乳腺癌及肉瘤。国内文献报道，原发灶最常见为肺癌、食管癌、乳腺癌及肾癌。肾癌血行转移最常见的部位为肺，其次为骨、肝、脑等器官，转移至甲状腺极其少见。甲状腺转移性肾癌多见于女性，且好发于合并有甲状腺功能亢进、结节性甲状腺肿及慢性甲状腺炎的患者。甲状腺转移性肾癌起病隐匿，临床常无明显症状，可在肾切除术后数年甚至数十年后发生。肾癌甲状腺转移应与原发于甲状腺的透明细胞癌相鉴别，后者实为一种少见的甲状腺滤泡癌亚型，常为实体性滤泡癌的透明细胞变。Machens 认为孤立性甲状腺转移性肾癌预后相对较好，手术治疗的 5 年中位生存率达 30%～60%。对于局部侵犯严重，无法手术切除的，可考虑选择放射治疗，也可尝试多靶点酪氨酸激酶抑制剂索拉菲尼治疗。

参考文献

于跃，王晓雷，徐震纲，等. 甲状腺转移癌 35 例的临床特点及诊治分析［J］. 中华普通外科杂志，2011，26（8）：644-647.

郑宇朋，陈山，张光银，等. 肾透明细胞癌孤立转移瘤的手术治疗［J］. 现代泌尿外科杂志，2010，15（4）：252-254.

Russell JO，Yan K，Burkey B，et al. Nonthyroid Metastasis to the Thyroid Gland：Case Series and Review with Observations by Primary Pathology［J］. Otolaryngol Head Neck Surg，2016，155（6）：961-968.

病例2　肝癌甲状腺转移

一、简要病史

患者男，62岁。主诉：发现颈部结节4年余，增长迅速伴疼痛半年余。

既往史：3年前行肝脏部分切除术（病理不详），乙肝病史15年。

腹部超声：肝脏部分切除术后，大小、形态尚可，边缘光整，肝实质光点增粗，分布尚均；肝内血管纹理清晰，肝内外胆管未见扩张，门静脉主干内径约1.2cm。胆囊大小、形态正常，囊壁规整，囊腔内透声良好。诊断：肝脏部分切除术后；慢性肝病声像图。

二、影像学检查

（一）甲状腺超声

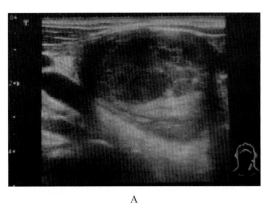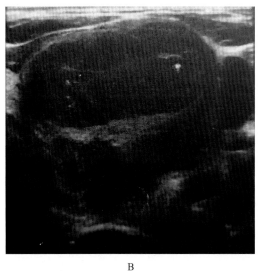

图1-4　病例2　甲状腺超声

1.超声描述　甲状腺体积增大，以左叶为著，右叶前后径0.7cm，左叶前后径2.6cm，峡部厚约0.3cm，左叶探及两个低回声结节，相互融合，大者约4.2cm×3.2cm×2.1cm，边界清晰，内呈网格状内可见强回声光斑，右叶中下实质内探及低回声结节，大小约0.2cm×0.2cm，边界清内回声欠均匀，其余实质回声尚均匀。双侧颈部未探及肿大淋巴结回声。肝脏部分切除术后，大小、形态尚可，边缘光整，肝实质光点增粗，分布尚均匀；肝内血管纹理清晰，肝内外胆管未见扩张，门静脉主干内径约1.2cm。胆囊大小、形态正常，囊壁规整，囊腔内透声良好。

2.超声诊断　甲状腺双侧叶结节考虑结节性甲状腺肿伴钙化；肝部分切除术后；慢性肝病声像图。

3.超声解析　甲状腺转移瘤超声表现包括单结节、多结节和弥漫性型，结节型形态不规则，边界不清，内回声不均匀，偶可见囊性变或钙化，血流信号丰富。弥漫型表现为甲状腺内一侧叶或两侧叶弥漫型回声减低，分布不均匀，内探及丰富血流信号，与慢性自身免疫性甲状腺炎表现极为类似。有学者认为转移瘤表现为弥漫性低回声，腺体呈网格状，内见类似血管样结构，无自身免疫性甲状腺炎时的微小低回声结节样改变。大部分转移性肿瘤在组织学上保持原发肿瘤特征，在超声上无典型特点，部分与原发甲状腺肿瘤鉴别困难，如转移性肾细胞癌与显示透明细胞变化的滤泡性肿瘤之间，以及比较特殊的转移性神经内分泌肿瘤（小细胞）与甲状腺髓样癌之间在组织学上难以区别。超声引导下细针抽吸细胞学检查常有助于明确诊断，但对于转移性肾细胞癌、转移性神经内分泌肿瘤和类癌肿

瘤，则需要超声引导下粗针穿刺活检结合免疫组化检查才能与甲状腺低分化或未分化原发性肿瘤进行鉴别。

本例为多结节型，术前超声误诊为结节性甲状腺肿，原因可能为结节边界清晰，内呈网格状，符合一般结节性甲状腺肿的特征，提醒我们在以后的诊断过程中如果有恶性肿瘤病史的应考虑甲状腺转移的可能，更加仔细观察结节的特征，以期与结节性甲状腺肿相鉴别。

（二）颈部CT

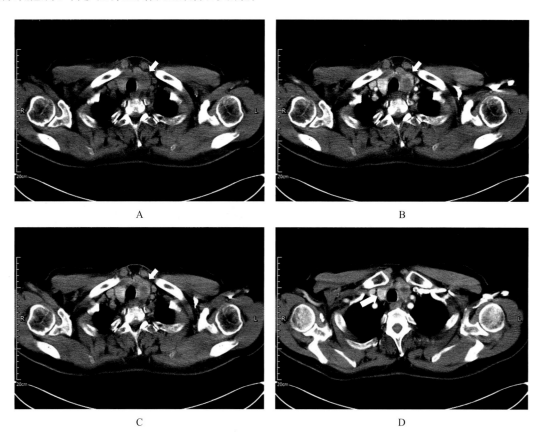

图1-5　病例2　颈部CT

1. CT描述　甲状腺左叶肿大，内见一低密度结节灶，大小约3.2cm×2.0cm，边缘不清，增强扫描边缘强化，中心低密度区强化不明显，边界更不清晰。病灶内未见钙化。甲状腺右侧叶动脉期见一小结节灶，平扫显示不清，动脉期呈明显强化边缘清晰。双侧颈部未见肿大淋巴结。双肺纹理略紊乱，其内未见明显异常密度灶，段及段以上支气管通畅，甲状腺左叶内可见一混杂密度灶，边界尚清，呈不均质强化。与3个月前CT比较，病灶未见明显变化。纵隔内未见明显增大淋巴结影，双侧

胸腔内未见明显液体度影，胸膜未显增厚。肝右后叶下段见可见不规则形低密度灶，边界欠清，其内见大量高密度碘油沉积，局部突出肝轮廓之外，增强扫描病灶强化不明显。肝内外胆管未见明显扩张，胰腺、脾脏未见明显异常。腹膜后未见明显增大淋巴结。

2. CT诊断　甲状腺左叶占位，考虑恶性肿瘤的可能性大；甲状腺右叶结节，符合结节性甲状腺肿表现；肝右后叶位介入术后所见。

3. CT解析　本例甲状腺左叶低密度结节，无

钙化，增强扫描呈不均匀强化，边界不清，提示恶性肿瘤的可能。患者既往有胃癌切除、肺部转移切除病史，因此需要考虑到甲状腺转移瘤可能性。甲状腺转移瘤多为喉、气管、食管等邻近器官组织恶性肿瘤的直接侵犯，而经血行或淋巴转移的甲状腺转移瘤临床极为罕见，影像学表现为单结节型、多结节型及弥漫型，大部分转移性肿瘤在组织学上保持原发肿瘤特征，瘤内钙化较甲状腺原发分化癌更少见。但部分转移性肿瘤（如肾细胞癌与显示透明细胞变化的滤泡性肿瘤之间，以及比较特殊的转移性神经内分泌肿瘤）与甲状腺髓样癌之间在组织学上难以区别，影像学表现重叠，CT 诊断困难，确诊需病理检查。

三、初步诊断

①甲状腺结节，结节性甲状腺肿待排；②肝部

分切除术后。

四、术中情况

1. 手术名称　颈部探查＋甲状腺右叶肿物切除活检术。

2. 术中探查　甲状腺左叶可触及多个大小不等的结节，其中一质硬结节，约 5cm×5cm，侵及被膜，边界不清；甲状腺右叶可触及多个大小不等的结节，其中较大者约 0.8cm×0.6cm，未侵及被膜，边界欠清；峡部未触及明显结节。切除双叶探及结节，送检快速病理。病理示：（左叶）甲状腺腺癌，（右叶）甲状腺未查见肿瘤。讨论后决定行甲状腺全切＋中央区淋巴结清扫术。

五、术后病理

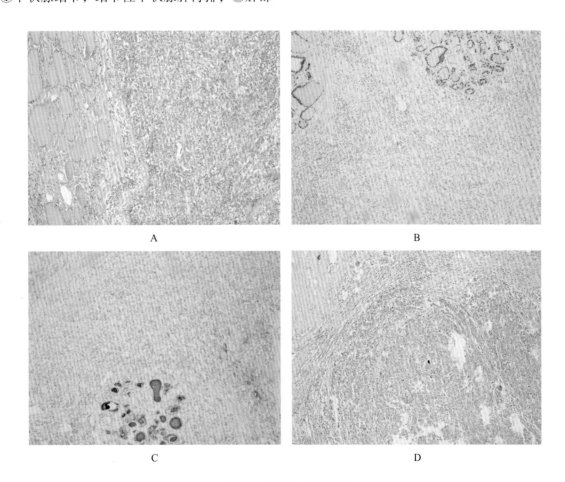

A

B

C

D

图 1-6　病例 2　术后病理

A. 甲状腺转移癌 100×；B. 甲状腺转移癌 TTF-1 100×；C. 甲状腺转移癌 TG 100×；D. 肝脏原发性肝细胞肝癌 100×

1. 甲状腺术后石蜡病理 左叶为甲状腺腺癌，肿瘤广泛坏死，转移癌可能；右叶结节性甲状腺肿；第Ⅵ组淋巴结未见癌。免疫组化：CK（＋），CK19（＋），CK17（－），Vim（－），TTF-1（－），TG（－），Ki-67约10%。

3年前肝脏术后病理：肝第Ⅵ段肝细胞肝癌Ⅱ级（面积：6cm×3cm）伴广泛坏死，切缘未查见癌，结节性肝硬化。免疫组化：CD34（－），CD68（－），AFP（＋），Ki-67 5%～10%。

2. 病理解析 本例患者术中病理示：左叶为甲状腺腺癌，右叶甲状腺未查见肿瘤。术后石蜡病理，显微镜下观察，甲状腺组织内见巢状、条索状分布的肿瘤细胞，与甲状腺组织界线不清，浸润性生长，细胞多边形，细胞较大，胞质红染，细胞核大，异型性明显，核分裂明显，并可见病理性核分裂（图1-6A），遂行免疫组化（图1-6B、C），CK（＋），CK19（＋），CK17（－），Vim（－），TTF-1（－），TG（－），Happar-1（－），GPC-3（－），Ki-67约10%。查阅病史，患者乙型肝炎病毒肝炎十几年，2009年因肝占位行肝脏部分切除手术，术后病理（图1-6D）：肝第Ⅵ段肝细胞肝癌Ⅱ级（面积6cm×3cm）伴广泛坏死，切缘未查见癌；结节性肝硬化。结合病史、镜检形态及免疫组化结果诊断为左叶甲状腺腺癌，肿瘤广泛坏死，结合病史及免疫组化结果诊断为肝细胞肝癌转移；右叶结节性甲状腺肿；第Ⅵ组淋巴结未见癌。

肝细胞癌（hepatocellular carcinoma，HCC）病理诊断特点：分化较好的肝细胞肝癌瘤细胞较大，多边形，肿瘤细胞可排列成小梁状、实性巢状、假腺样或腺泡样结构，瘤细胞内常见脂肪变性、Mallory小体、小球状透明小体和磨玻璃样包涵体，结合患者有无肝癌病史，易于诊断。当转移性肝细胞肝癌分化较差或出现其他透明细胞癌、小细胞形态或纤维板层样癌，形态学不易诊断，需要结合免疫组化鉴别甲状腺原发性低分化癌和其他器官来源的低分化转移癌。甲状腺低分化癌，老年人多发，形态上与肝细胞肝癌有类似，可有岛状、梁状和实性结构，但肿瘤细胞一般有甲状腺乳头状癌（papillary thyroid carcinoma，PTC）核的特点（详见第2章第一节），免疫组化细胞表达TTF-1和TG；甲状腺其他部位来源的低分化转移癌包括消化道、胆道、乳腺及生殖系统来源的腺癌，都需要鉴别，有时候形态不易鉴别。需结合免疫组化有无相应部位的肿瘤病史综合诊断。

值得注意的是以甲状腺内转移性肝细胞肝癌为首发症状或首发转移部位时，特别要注意检查有无其他部位的转移。若无其他部位转移，可行甲状腺手术切除，若同时伴有全身其他部位转移，预后可能较差。

六、最后诊断

最后诊断：①肝癌甲状腺转移；②肝脏部分切除术后。

随访：甲状腺切除术后6个月，因肝细胞肝癌全身转移死亡。

七、病例小结

1. 概述 HCC是最常见的肝脏原发性肿瘤，全世界的死亡病超过250 000例/年，大部分患者与乙型和丙型肝炎病毒感染相关。HCC的自然病史是毁灭性的，如果不进行治疗，平均生存期不到1年。HCC的一个特点是侵犯血管，尤其是门静脉，易形成静脉内瘤栓，进而血行性远处转移，肺是最常累及的器官。虽然肝细胞肝癌易通过血道全身转移，但甲状腺内转移性肝细胞肝癌少见，国内两个大宗病例报道甲状腺转移癌中仅有1例，分别为1/83例和0/35例。Masuda等在2001年首次报道了HCC发生甲状腺转移的病例，在本病例之前，据文献检索结果，共仅有6例病例报告了HCC的发生甲状腺转移的情况。

甲状腺具有丰富的脉管系统，其特有的高氧饱和度以及碘含量可抑制恶性细胞的生长。但尸检和临床检查表明，转移至甲状腺的非甲状腺恶性肿瘤并不罕见。多种恶性肿瘤均有可能转移至甲状腺，包括乳腺癌、鼻咽癌、绒毛膜癌、骨肉瘤、平滑肌肉瘤、脂肪肉瘤、黑色素瘤和神经内分泌起源肿瘤等。研究显示其他器官恶性肿瘤转移至甲状腺中时，约44.2%发生在异常的腺体中，如原发性甲状腺肿瘤和甲状腺良性疾病，可能是由于甲状腺肿、肿瘤及甲状腺炎已改变了甲状腺正常的结构，血液供应异常导致氧含量和碘含量降低，使其更容易受到恶性肿瘤的影响。

2. 诊断及鉴别诊断 甲状腺转移癌多为喉、气管、食管等邻近器官组织恶性肿瘤的直接侵犯，经血行或淋巴转移的甲状腺的转移癌临床极为罕见，影像学表现多为单结节型、多结节型及弥漫型，大部分转移性肿瘤在组织学上保持原发肿瘤特征，癌内钙化较甲状腺原发分化癌更少见。

Chung等报道了各种原发性恶性肿瘤转移到甲状腺的超声表现，超声检查显示高度怀疑转移到甲状腺的是边界不清的低回声或不均匀回声纹理的结节，没有微钙化的证据。Kim等报道了数例甲状腺转移瘤中独特的超声表现：弥漫性增大的异质性甲状腺，内部呈网状低回声线，无散在结节状病变，但该研究中无HCC的甲状腺转移。首次报道的HCC甲状腺转移的超声表现的报告描述：边界清楚、不均匀的、无坏死或钙化的低回声实性肿物，与良性结节类似。

HCC甲状腺转移的CT表现为：不均匀的强化肿物，伴有明显的甲状腺和环状软骨破坏及其引起的气道轻度狭窄。PET-CT具有高敏感度，是检测转移性肝肿瘤的有用工具。对于肝癌患者，在手术切除或肝移植之前筛查肝外转移或其他恶性肿瘤，以及在化疗或放射治疗后监测肝外转移时，建议将FDG-PET/CT用于HCC患者。^{18}F-FDG PET/CT扫描在监测中度或低分化HCC肝外转移中发挥重要作用。对于具有中低分化肝癌病史的患者，当新的甲状腺肿发展为伴有PET-CT摄取的FDG增多时，应考虑转移性甲状腺癌的可能性。部分转移性癌（如肾细胞癌与显示透明细胞变化的滤泡性肿瘤之间，以及比较特殊的转移性神经内分泌肿瘤）与甲状腺髓样癌之间在组织学上难以区别，影像学表现重叠，CT诊断困难，确诊需病理学检查。

超声引导下细针穿刺活检（fine needle aspiration biopsy，FNAB）已经成为甲状腺病理诊断（包括甲状腺转移）重要而有用的工具。FNAB有助于诊断甲状腺转移癌和原发性甲状腺恶性肿瘤。然而，FNAB可能并不是在所有病例中都能得出准确诊断。在细胞高度变性的情况下，可能难以区分原发性和转移性疾病。在一项研究中，因其取材仅用于细胞学检查，细胞较少，已有24%的甲状腺转移病例显示其是不准确的。此研究中，有一名患者必须先重复5次FNAB才能建立正确的诊断。

随着基础医学研究的不断深入，发现了诸多分子标志物被广泛应用于甲状腺癌的临床诊断、治疗靶点及预后评估中。BRAF（鼠类肉瘤滤过性毒菌致癌基因同源体B1，v-Raf murine sarcoma viral oncogene homolog B1）基因点突变、受体型酪氨酸激酶基因（receptor tyrosine kinases gene，RET gene）/PTC重排、特异性结合域转录因子/过氧物酶体增殖物激活受体融合基因（PAX8-PPARγ）重排和RAS基因点突变被认为是甲状腺癌分子中最

主要的突变，对肿瘤的诊断及预后意义重大。有研究显示：癌基因检测的敏感度均达91.5%，高于FNAB细针穿刺细胞学（81.3%）、低回声（65.7%）和结节大小（62.3%），且癌基因检测的特异度高达96.5%，FNAB为93.5%，如果联合癌基因检测、FNAB、超声特征诊断敏感度提高到93.1%，特异度为90.3%。检测多个分子标志物，在突变阳性的标本中甲状腺恶性率达到100%，而在突变阴性的标本中约有14%为恶性。但是突变阴性的标本是否存在非甲状腺来源的恶性肿瘤，基因检测并不能给出一个完整的解释。因此基因检测并不能对甲状腺中是否存在非甲状腺来源的恶性肿瘤做出诊断。

标本的病理学及免疫组织化学（immunohisto-chemistry，IHC）是诊断甲状腺转移癌的金标准。分化较好的肝细胞肝癌瘤细胞较大，呈多边形，肿瘤细胞可排列成小梁状、实性巢状、假腺样或腺泡样结构，瘤细胞内常见脂肪变性、Mallory小体、小球状透明小体和磨玻璃样包涵体。IHC通常能够区分原发性甲状腺恶性肿瘤和继发性恶性肿瘤。除了某些间变性甲状腺癌，甲状腺球蛋白抗体染色对于疾病的诊断十分重要。当转移性肝细胞肝癌分化较差或出现其他透明细胞癌、小细胞形态或纤维板层样癌，形态学不易诊断，结合免疫组化可鉴别甲状腺原发性低分化癌和其他器官来源的低分化转移癌。甲状腺低分化癌，老年人多发，形态上与肝细胞肝癌有类似，可有岛状、梁状和实性结构，但肿瘤细胞一般有甲状腺乳头状癌核的特点（详见甲状腺乳头状癌），免疫组化细胞表达TTF-1和TG；甲状腺其他部位来源的低分化转移癌包括消化道、胆道、乳腺及生殖系统来源的腺癌，均可通过病理及免疫组化进行鉴别。有时候形态不易鉴别，需结合临床有无相应部位的原发肿瘤病史综合诊断。

本例患者甲状腺超声示甲状腺双侧叶结节考虑结节性甲状腺肿伴钙化；颈部CT示甲状腺左叶低密度结节，无钙化，增强扫描呈不均匀强化，边界不清，提示恶性肿瘤的可能。患者术前称行肝部分切除术（病理不详），术前未行全身PET/CT检查，仅行胸部X线片、腹部超声等术前常规检查，上述常规术前检查未查见全身其他器官肿瘤灶。初步诊断为甲状腺结节（结节性甲状腺肿待排），肝部分切除术后。

3.治疗 尽管转移到甲状腺可能与预后不良有

关，但多数学者认为，如可早期发现局限于甲状腺的转移癌并及时手术切除甲状腺，可延长生存期。从非甲状腺恶性肿瘤（nonthyroid malignancies，NTMs）转移到甲状腺患者的临床病程，取决于疾病传播的程度和原发肿瘤的阶段，而不是其扩散到甲状腺的程度。甲状腺转移后对预后的影响以及手术切除的益处有待于进一步的经验分析。目前，外科治疗对该类患者生存时间的影响尚无定论，有研究显示手术治疗的患者比非手术治疗的患者存活时间更长。值得注意的是以甲状腺内转移性肝细胞肝癌为首发症状或首发转移部位时，特别要注意检查有无其他部位的转移，若无其他部位转移，可行甲状腺全切术。

若同时伴有全身其他部位转移，患者预后可能较差。此时可以根据患者自身情况，合理选择系统性治疗或全身治疗，如索拉菲尼、阿瓦斯汀、细胞毒性化疗、免疫治疗及放射治疗等。索拉菲尼是第一个治疗进展期肝癌的分子靶向药物，同时相对保留了肝功能。一方面，通过抑制RAF/MEK/ERK信号传导通路，直接抑制肿瘤生长；另一方面，通过抑制VEGFR和PDGFR，阻断肿瘤的新生血管，间接抑制肿瘤的生长。阿瓦斯汀作为一种分子靶向药物亦可以用于进展期肝癌的治疗。全身性化疗并非常规治疗手段，传统观点认为HCC是一种对化疗药物产生抵抗的肿瘤，同时也因为肝癌患者肝功能的失代偿无法耐受化疗药物，使得化疗对于进展期肝癌的治疗效果并不理想。研究表明HCC具有免疫特性，因此，肝癌的免疫治疗就是靶向性地针对肿瘤细胞，诱导和促进其发生特异性免疫反应，干扰肝癌肿瘤的侵袭和术后复发率。放射治疗（简称放疗）定位精准，放疗剂量可以增大，减少放疗次数，缩短放疗周期，减少并发症，提高耐受性，故可作为中晚期肿瘤的治疗手段。但因定位的精确性，使得其并不适用于发生远处转移的肝癌患者，对于转移至甲状腺的HCC患者，放射治疗效果不理想。

参 考 文 献

于跃，王晓雷，徐震纲，等. 甲状腺转移癌35例的临床特点及诊治分析［J］. 中华普通外科杂志，2011，26（8）：644-647.

张树民，曾昭冲，孙菁，等. 肝细胞肝癌肺转移的预后因素分析［J］. 实用肿瘤杂志，2005，20（5）：395-400.

病例3　胃癌甲状腺转移

一、简要病史

患者男，62岁。主诉：颈部结节1周。

既往史：4年前行胃大部切除术，术后石蜡病理示：胃浸润性中-低分化腺癌，切面积7.5cm×1.3cm，侵透浆膜；上切线及下切线未查见癌；胃大弯侧淋巴结（0/7），胃小弯侧淋巴结（0/17）及大网膜均未查见癌；胃术后2年行VAST右肺中叶占位楔形切除术，术后病理示：右肺中叶中分化腺癌，切面积3cm×1.5cm。免疫组化：TTF-1（-），napsina（-），CD68（+），CK8/18（+），Villin（-），CDX-2（-），Ki-67（+，40%），考虑来自胃；胃术后4年CT示左侧第5肋及左髂骨骨质改变，考虑骨转移。

二、影像学检查

甲状腺超声

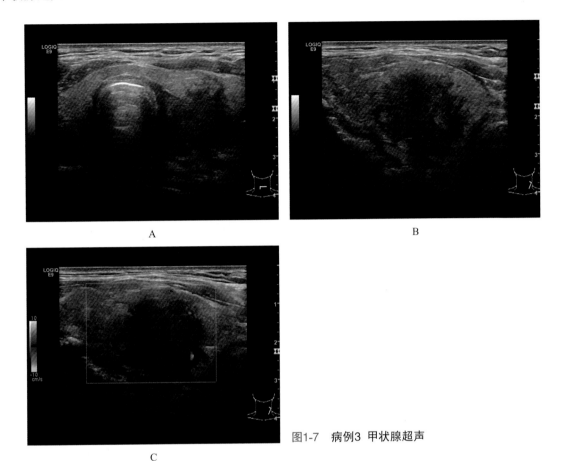

A

B

C

图1-7　病例3 甲状腺超声

1. **超声描述**　甲状腺左叶肿大，形态欠规则，右叶大小尚可，实质内探及多个结节，右叶大者约0.8cm×0.6cm，边界欠清，内回声欠均匀，左叶大者约3.2cm×2.0cm，边缘不规则，内回声不均，左侧锁骨上探及一淋巴结回声，大小约0.5cm×0.7cm，呈低回声，右侧颈部未探及肿大淋巴结回声。

2. **超声诊断**　甲状腺左叶实性占位；甲状腺右叶多发结节，符合结节性甲状腺肿；左侧锁骨上一淋巴结轻度肿大。

3. **超声解析**　甲状腺左叶形态饱满，内见一实性低回声肿物，边缘不规整，有角状、毛刺样突起，包块内为实性低回声。包块不同于甲状腺常见恶性肿瘤，肿物内未见钙化，未见囊变，边缘呈恶性侵犯征象，结合患者胃癌病史，考虑为甲状腺转移癌。

三、初步诊断

①甲状腺结节，甲状腺癌待排；②胃癌术后；③胃癌肺转移；④胃癌骨转移待排。

四、治疗情况

行甲状腺肿物穿刺病理检查：左叶甲状腺组织中查见异型腺体，结合病史，可疑转移性癌，建议免疫组化辅助诊断。穿刺后患者于当地医院行甲状腺射频消融术。术后失随访。

五、病理

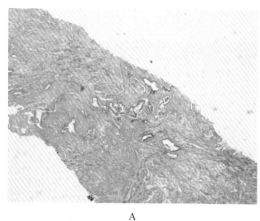 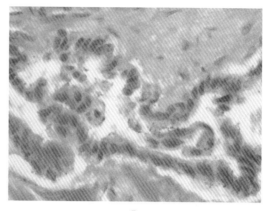

A   B

图1-8　病例3 甲状腺穿刺病理

A.40×；B.400×

1.甲状腺穿刺病理　甲状腺左叶组织中查见异型腺体，结合病史，可疑转移性癌，建议免疫组化辅助诊断。

2.病理影像解析　本例患者有胃腺癌病史，并且已经发生肺转移并行免疫组化明确诊断。甲状腺结节虽然只行穿刺病理，结合形态和病史转移癌诊断基本成立。

甲状腺转移癌发病率低，来自胃腺癌更为少见。需要与甲状腺原发癌进行鉴别，结合病史及免疫组化结果可以明确诊断。因此本例患者同时伴有肺转移，同时影像提示骨转移，预后较差。应积极化疗并严密监测随访。

六、最后诊断

①胃癌术后；②胃癌肺转移；③胃癌甲状腺转移待排；④胃癌骨转移待排。

七、病例小结

甲状腺转移癌较少见，仅占手术治疗的甲状腺肿瘤的0.38%～0.64%，占全部病理证实的甲状腺恶性肿瘤的2%～3%，原发灶以肾癌最常见，其次为乳腺癌、肺癌、黑色素瘤等，来自胃腺癌极为少见。一项回顾性分析报道了83例甲状腺转移癌，仅2例来自胃腺癌转移；这83例患者生存期1个月至12年，中位生存期32个月，死亡原因均为重要器官的广泛转移。甲状腺转移癌需要与甲状腺原发癌进行鉴别，结合病史、临床表现、辅助检查、病理及免疫组化结果综合判断。甲状腺原发癌与转移癌在临床表现上较难鉴别，凡临床上有其他部位恶性肿瘤病史者，伴有甲状腺多发或单发硬结节，应考虑甲状腺转移癌的可能，建议行以PET-CT为代表的全身检查。其他术前检查包括：[131]I扫描，转移癌对碘无吸收功能，故甲状腺碘扫描为冷结节；超声可判定甲状腺结节的性质、颈淋巴结周围的情况和颈静脉血栓形成的可能性，多表现为甲状腺内的多发弥漫性低回声团块；细针穿刺细胞学检查能对多数临床可触及的甲状腺肿物做出定性诊断。临床高度怀疑甲状腺转移癌而细胞学诊断阴性的病例，应手术切除肿物并做病理组织学检查。甲状腺转移癌患者的生存期限取决于原肿瘤的部位、临床分期、组织学类型、全身及转移情况，因而其治疗不可一概而论。对于那些有局部明显压迫症状，且原发癌已得到控制、未发现其他明显转移灶的患者，可考虑手术切除甲状腺。但甲状腺转移癌常伴有其他脏器的转移，故多采取非手术的综合治疗。

第二节 特殊部位甲状腺癌转移

病例1 甲状腺癌乳腺转移

一、简要病史

患者女，61岁。主诉：发现左乳房肿物5年。

患者5年前无明显诱因发现左乳房肿物，无明显压痛，局部皮肤无红肿、破溃，无伴月经前后胀痛，无胸闷、胸痛。体重无明显变化。

既往史：10年余前行腔镜下甲状腺右叶肿物切除术，自诉病理为良性。

二、影像学检查

B超：左乳腺结节，BI-RADS4c类。钼靶提示：左乳房肿物，需怀疑乳腺癌。（钼靶BI-RADS 4c类）。MR：左侧乳腺内上象限、近胸骨处肿物，考虑为乳腺癌可能性大。

三、初步诊断

①左乳房肿物乳腺癌待排；②高血压病；③2型糖尿病。

四、乳腺手术情况

1.手术名称 左乳房肿物切除术。

2.术中情况 左乳房肿物表面做一切口，逐层切开，切除肿物，送冷冻病理，结果示：左乳房考虑为腺瘤（管状腺瘤或多形性腺瘤），待免疫组化进一步分型。缝合切口，结束手术。

五、乳腺病理

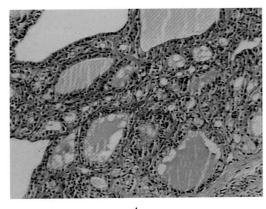 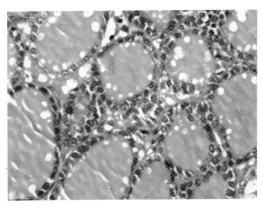

A B

图1-9 病例1 乳腺病理

A.乳腺穿刺病理；B.乳腺常规病理

术后病理：左侧乳腺穿刺及手术切除组织，显微镜下均显示腺样结构，腺腔内为粉染的分泌物，细胞卵圆形或柱状，核中等大小，大小较一致，未见明显核分裂（图1-9A、B）；结合免疫组化结果：CK（＋）、CK7（＋）、Bcl-2（＋）、Thyroglobulin（TG）（＋）、CK19（小部分弱＋）、TPO（＋）、Galectin-3（－）、TTF-1（＋）、CD34（脉管＋）、GATA3（－）、GCDPF-15（－）；符合甲状腺组织来源性肿瘤。结合影像学、HE形态，考虑为甲状腺滤泡癌转移可能，请结合临床进一步检查。

六、甲状腺影像学检查

（一）甲状腺超声

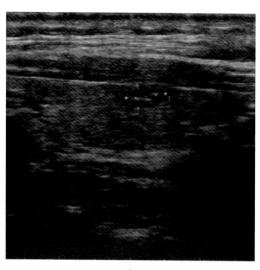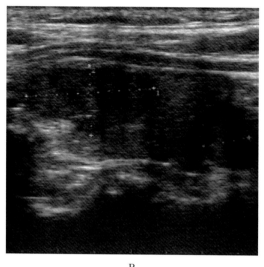

A B

图1-10 病例1 甲状腺超声

1.超声描述 双侧甲状腺大小正常，峡部不厚。右叶内见两个椭圆形低回声为主团块，较大者大小18mm×9mm，位于上极，部分边界欠清，内部回声欠均匀，团块内未见明显强回声光点。CDFI：上述团块血流1～2级。

2.超声诊断 甲状腺右叶滤泡状肿瘤样病变，TI-RADS 4A类；甲状腺左叶混合回声结节，TI-RADS 3类；双颈部Ⅱ区多发肿大淋巴结，皮髓质分界清。

3.超声解析 本例患者甲状腺右侧叶内2个低回声结节，边界清，呈椭圆形，但内部回声不是结节性甲状腺肿的网络样回声，而是内部回声较实、较低，特别是下极者，其形态饱满，故应警惕恶性的可能，可判为TI-RADS 4A类。本例患者甲状腺左侧叶内低回声结节，边界清，形态规则，回声欠均质，是典型的良性结节声像图表现。

（二）颈部CT

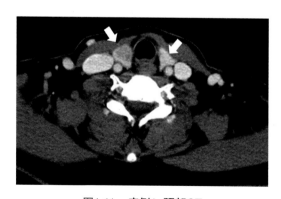

图1-11 病例1 颈部CT

1.CT描述 CT平扫示甲状腺左叶直径约5mm低密度结节，右叶见大小约11mm×11mm低密度结节，边界尚清，增强扫描左叶结节明显强化，右侧叶结节轻度强化，颈部未见肿大淋巴结。

2.CT诊断 甲状腺左叶直径约5mm低密度结

节，右叶大小约11mm×11mm结节，边界尚清，增强扫描轻度强化，警惕甲状腺癌；颈部未见肿大淋巴结。

3.CT解析　本例CT征象主要为甲状腺左、右叶结节平扫呈低密度，边缘清楚，形态较规则，不同之处为强化方式不同，左叶结节强化明显，密度均匀，边缘清楚，提示良性结节，结节性甲状腺肿可能性大。右叶结节轻度强化，边缘清楚，提示良性结节，结节性甲状腺肿囊变可能性大。需要注意右侧甲状腺结节前缘甲状腺轮廓似有不连，综合其他检查排除恶性结节可能。

七、甲状腺穿刺细胞学检查

甲状腺结节细针穿刺细胞学检查：左侧甲状腺结节考虑意义不明确的细胞非典型性病变，请结合

影像学及临床综合分析；右侧甲状腺结节倾向甲状腺乳头状癌。请结合影像学及临床综合分析。

八、甲状腺手术情况

1.手术名称　甲状腺右残叶全切除＋甲状腺左叶近全切＋右颈Ⅵ区淋巴结清扫术。

2.术中探查　见右侧甲状腺残叶约2cm×1cm×3cm，其上极有一肿物，直径约0.5cm，质硬，边界欠清，与周围无明显粘连。左叶甲状腺未见明显异常。综合术前右侧甲状腺FNA结果，遂切除右叶甲状腺残叶全部腺体，近全切除甲状腺左叶腺体，并清扫右颈Ⅵ区淋巴结。术毕。

九、甲状腺术后病理

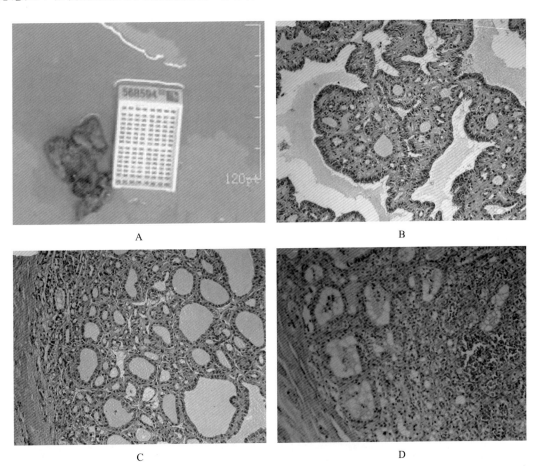

A

B

C

D

图1-12　病例1　甲状腺术后病理

1.术后石蜡病理　甲状腺右残叶符合结节性甲状腺肿伴腺瘤样增生；甲状腺左叶符合结节性甲状腺肿；右颈Ⅵ区淋巴结检出淋巴结3枚，呈反应性增生。免疫组化：CK19（局部＋）、TPO（＋）、

Galectin-3（假＋）、BRAF（－）。

2.病理解析　本例患者甲状腺残叶手术，常规病理形态符合结节性甲状腺肿并腺瘤样增生，肿瘤细胞有甲状腺乳头状癌核的特点，加做免疫组化后

排除甲状腺乳头状癌可能。同时，需要与滤泡性腺瘤和滤泡癌相鉴别。滤泡性腺瘤多是单发结节，与前者最主要的鉴别要点是有完整的纤维包膜，但没有包膜和血管侵犯，而滤泡癌肿瘤细胞形态多样可以从分化极好的滤泡到明显恶性的癌都可以出现，最典型的特点是包膜和（或）血管侵犯。本例乳腺部位的肿瘤形态虽然与甲状腺的结节性甲状腺肿伴腺瘤样增生没有明显差别，但是并不能完全否认分化极好的滤泡癌转移的可能性，因为患者有10年前甲状腺肿瘤手术病史，病理不详。高分化的甲状腺肿瘤可以在很长时间后发生肺、骨、乳腺等部位的转移，单发转移的患者比多发性转移的患者预后较好，因此该患者需长期随访。

十、最后诊断

①结节性甲状腺肿；②左乳房结节；甲状腺滤泡癌转移待排。

十一、病例小结

甲状腺癌并发乳腺转移的病例罕见，患者以乳房肿物就诊后行肿瘤活检考虑甲状腺癌转移可能性大，遂行甲状腺手术治疗，但甲状腺常规病理未见恶性肿瘤。既往患者行腔镜甲状腺手术治疗，无法找到原来的病理切片，不排除首次腔镜手术导致肿瘤种植并且当时病理漏诊的可能。

病例 2　甲状腺癌纵隔转移

一、简要病史

患者男，35岁。主诉：体检发现纵隔占位2个月。入住胸外科。

患者2个月前体检发现纵隔肿物，无胸闷、胸痛、咳嗽，无下肢水肿等表现。外院CT结果前纵隔右侧肿物，大小约60mm×78mm×84mm。考虑胸腺瘤与其他肿瘤相鉴别。

既往史：8年前因右侧甲状腺滤泡状腺瘤行右侧甲状腺全切除术。

查体：胸廓无畸形，肋间隙无增宽或变窄，剑突下无压痛。双肺呼吸运动对称，叩诊呈清音，呼吸音清，双肺未闻及异常呼吸音及干、湿啰音。心律齐，各瓣膜听诊区未闻及明显杂音。双侧锁骨上淋巴结未及。

二、影像学检查

胸部CT

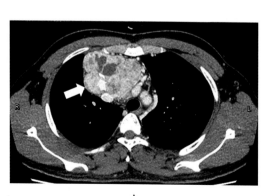

A

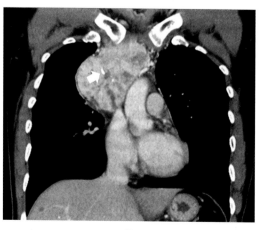

B

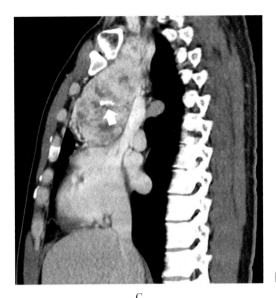

C

图1-13 病例2 胸部CT

1.CT描述 本例主要表现为右前上纵隔区肿物，动脉期呈明显不均匀强化（图1-13A），其内见低密度无强化坏死区（长箭）和粗大条状钙化（短箭），实性部分明显强化似血管密度，头臂干及左颈总动脉受压移位，静脉期冠状位及矢状位图像（图1-13B、C）示肿物实性部分持续强化，肿物范围上达胸廓入口，下至右心房上缘，边界较清，肿物与升主动脉、上腔静脉间脂肪间隙清晰。

2.CT诊断 前纵隔右侧可见一肿物影，大小约为60mm×78mm×84mm，肿物上至胸廓入口，下至右心房上缘，肿物似呈分叶状，边界较清，考虑多结节性甲状腺肿，并突入前纵隔。

3.CT解析 原发性前上纵隔肿瘤主要有胸骨后甲状腺肿瘤、胸腺瘤、淋巴瘤、生殖类肿瘤等，本例CT特点为前上纵隔明显强化的肿物伴坏死，强化程度与血管密度相似，胸腺瘤多为轻度强化，淋巴瘤多表现为轻度强化的多发肿大淋巴结并融合，生殖类肿瘤可见脂肪、粗大钙化，无强化或轻度强化，均与此例征象不符，应首先考虑来源于异位的甲状腺肿瘤。

三、初步诊断

纵隔肿物，胸骨后甲状腺肿待排。

四、CT定位下纵隔肿物穿刺活检

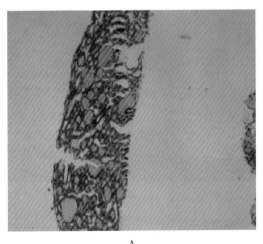

A

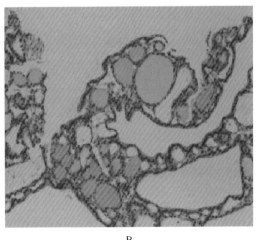

B

图1-14 病例2 纵隔肿物穿刺病理

穿刺病理结果：送检少量甲状腺组织，若临床取材部位为纵隔，则不除外为甲状腺异位至纵隔，未见恶性特征。

五、胸外科手术治疗

1.手术名称　正中开胸探查＋胸膜粘连松解术＋胸内异位甲状腺肿物切除术。

2.术中情况　探查见右侧胸腔巨大肿物，包膜完整，质软，肿物血供丰富，肿物上至胸廓入口，下至右心房上缘，呈分叶状，边界较清，沿甲状腺包膜内完整切除胸腔内肿物。

六、胸外科术后病理

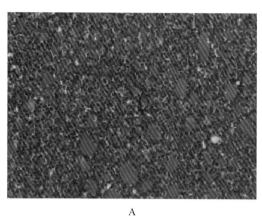
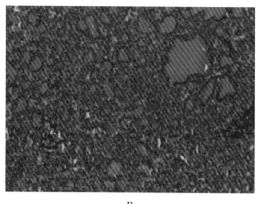

A   B

图1-15　病例2 胸外科术后病理

术后石蜡病理。大体：送检肿物大小10cm×7cm×5cm，包膜完整，切面灰白灰红呈多房囊实性，局部质硬。镜下：肿瘤边界较清，肿瘤组织由甲状腺滤泡构成，部分滤泡扩张，部分滤泡较小，其周围滤泡上皮明显增生略呈滤泡样结构，细胞形态较温和，核分裂象不易见。并见少许游离的胸腺组织。结合临床病史，并经科内会诊，病变考虑为甲状腺滤泡性癌右侧纵隔转移。

七、胸外科术后诊断

甲状腺滤泡性癌，纵隔转移。

八、胸外科术后1个月复查

甲状腺功能：TSH 0.139μIU/ml；TG-AB 0.15IU/ml；TPO-Ab 1.08IU/ml；TG 42.31ng/ml。

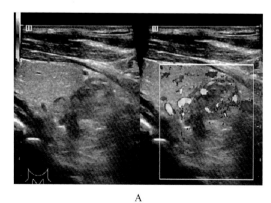
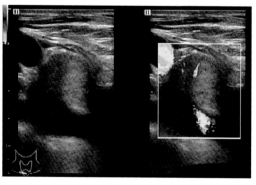

A   B

图1-16　纵隔肿物术后复查甲状腺超声

1.超声描述　左叶甲状腺大小5.0cm×1.8cm×1.7cm，形态规则，包膜平整，内部回声均匀，未见明确局灶性病变，血供正常。右叶甲状腺缺如。峡部厚度0.2cm。左叶甲状腺下方颈部Ⅵ区可见一病变，单个，大小2.2cm×2.4cm，混合回声，伴液化，内见多发钙化，边界欠清，血供丰富。右侧颈部Ⅵ区近颈根部可见一病变，单个，大小2.8cm×1.6cm，等回声，边界尚清，血供稍丰富。

2.超声解析　甲状腺滤泡性癌术后，颈部见等回声、低回声实性包块时，应考虑肿瘤转移的可能性。

九、甲状腺手术

1.手术名称　甲状腺全切除术＋Ⅵ区淋巴结清扫术。

2.术中探查　左叶甲状腺4.5cm×2.0cm×1.0cm，中下部可见一直径约0.5cm灰白色结节，边界欠清，质硬，未突破包膜。右叶甲状腺残余腺体2.5cm×1.6cm×1.3cm，未及明显肿物。探查Ⅵ区颈部淋巴结，探及多枚肿大淋巴结，质硬，融合，予以完整切除。

十、甲状腺术后病理

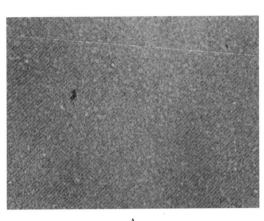 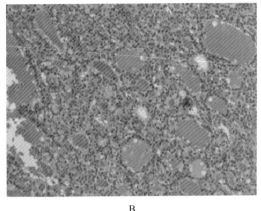

A　　　　　　　　　　　　　B

图1-17　病例2　甲状腺术后病理

1.术后石蜡病理　左侧甲状腺未见肿瘤，右侧残余甲状腺呈多结节状，部分可见厚包膜，由体积较小、排列密集的甲状腺滤泡构成，上皮细胞形态较温和，部分细胞核质比大，具轻度异型性，核分裂象不易见，标本经全埋制片，局部小灶包膜内可见甲状腺滤泡，但未见典型包膜侵犯及突破，未见典型血管侵犯。经科内会诊，病变符合（右侧）甲状腺滤泡来源肿瘤性病变，结合临床病史及胸外科病理诊断，考虑为甲状腺滤泡性癌。双侧中央区淋巴结未见肿瘤转移（0/13）。

2.病理解析　患者于8年前行甲状腺手术，术后病理结果为滤泡腺瘤（具体不详）。现纵隔巨大占位，纵隔穿刺病理，显微镜下见少量甲状腺滤泡结构，未见明显恶性特征。完整切除后病理检查见纵隔肿瘤包膜清楚，滤泡上皮明显增生略呈滤泡样结构，细胞形态较温和，核分裂象不易见。并见少许游离的胸腺组织，肿瘤周边未见正常的甲状腺

组织。虽然未见明显的包膜和血管侵犯，但结合临床及手术未见结节与颈部甲状腺相连的证据。转移性可能性更大。甲状腺全切术后，可见包膜完整的滤泡性肿瘤，肿瘤细胞轻度异型，未见明确血管和包膜侵犯，形态上符合非典型滤泡腺瘤，但结合两次手术病史及纵隔转移性病变，甲状腺癌复发的可能性更大，需借阅首次甲状腺手术病理切片综合评价。

十一、甲状腺术后复查

术后2个月：甲状腺功能TSH＞49.600μIU/ml；TG 172ng/ml（↑）。头颈部ECT示：唾液腺显像未见明显异常；甲状腺癌双叶甲状腺全切＋胸内异位甲状腺肿物切除术后复查，左侧甲状腺少量残留；胸骨后少量放射性浓聚考虑胸腔内甲状腺残留（图1-18）。

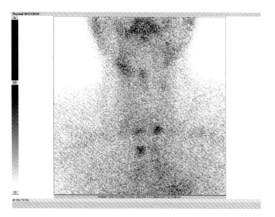

图1-18　甲状腺术后复查ECT

十二、病例小结

本例患者为甲状腺滤泡性癌右侧纵隔转移，无特殊临床表现，需与纵隔胸腺瘤、淋巴瘤、畸胎瘤、神经源性肿瘤、血管瘤等相鉴别。胸部CT对纵隔转移瘤的诊断价值较高，^{131}I扫描可辅助确定肿瘤是否来源于甲状腺。本例CT特点为前上纵隔明显强化的肿物伴坏死，强化程度与血管密度相似，与其他器官来源CT征象均不符，应首先考虑甲状腺来源肿瘤，穿刺病理证实纵隔肿物为甲状腺来源。建议治疗方案以外科手术为主，手术方式的选择以肿瘤的具体位置决定，术后辅助放疗并密切随访。

第三节　甲状腺癌复杂转移

病例1　甲状腺原发癌肺转移1

一、简要病史

患者女，29岁。主诉：咳嗽、咳痰、气促半个月。

既往史：无特殊病史。

二、影像学检查

（一）甲状腺彩超

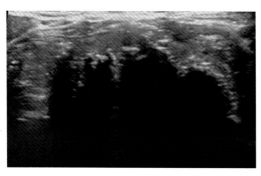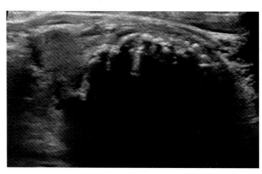

| A | B |

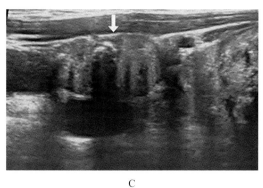
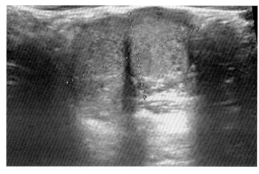

C   D

图1-19　病例1　甲状腺彩超

1.超声描述　甲状腺体积增大，正常甲状腺实质消失，左、右叶及峡部均见密集分布的强回声光点及光斑，双侧甲状腺仅腺体边缘未见钙化。双侧颈部与甲状腺下方气管周围探及多个低回声结节，颈部分布较密集，右侧大者约2.4cm×1.2cm，左侧大者约2.9cm×1.5cm，边界清，内回声不均匀，部分结节内见密集点状、块状强回声光斑及囊性暗区。

2.超声诊断　甲状腺实性占位，考虑癌；双侧颈侧区淋巴结多发肿大，考虑来源于甲状腺。

3.超声解析　弥漫硬化型甲状腺乳头状癌（diffusion sclerosing variant of papillary thyroid carcinoma，DSV-PTC）是甲状腺乳头状癌的一个亚型，约占甲状腺乳头状癌的1.8%，较常见于青少年，具有特征性的超声图像显示为甲状腺实质内弥漫或片状的区域内有大量簇状分布的微钙化（砂

砾体），一般无确切结节，一部分可伴有小片状低回声。病变可以局限于一侧甲状腺，也可累及双侧叶。本例超声表现为甲状腺体积增大，正常甲状腺实质消失，左右叶及峡部均见密集分布的强回声光点及光斑，双侧甲状腺仅腺体边缘未见钙化，具有DSV-PTC的超声声像图特征，超声诊断明确，提示恶性。颈部超声显示双侧颈部与气管周围可见多发肿大淋巴结，数目众多，淋巴结内可见密集点状及块状钙化，部分淋巴结内可见囊性变，符合甲状腺癌双侧颈部淋巴结转移性声像图。由于DSV-PTC侵袭力较强，预后较差，易发生淋巴结转移和远处转移，远处转移以肺转移最为常见，有研究显示双侧颈部淋巴结转移是甲状腺乳头状癌肺转移的唯一独立危险因素，CT检查可评价肺转移的情况。

（二）颈部CT

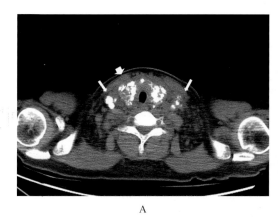
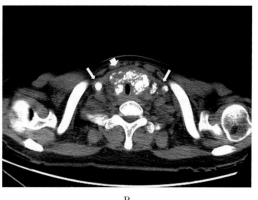

A   B

图1-20　病例1　颈部CT

1. CT描述　平扫示双侧甲状腺体积增大，边界不清，左、右叶及峡部均见密集分布的不规则片状、砂砾状、条状钙化（短箭），双侧颈部与甲状腺下方气管周围见多个肿大淋巴结，右侧大者约2.4cm×1.2cm，左侧大者约2.9cm×1.5cm，边界清，其内见圆形及不规则钙化，钙化边缘毛糙（长箭）。

2. CT诊断　甲状腺双侧叶结节，恶性可能性大，并双侧颈部淋巴结转移。

3. CT解析　本例病例CT特点为甲状腺及颈部淋巴多发结节状、簇状钙化。钙化是甲状腺病变最常见的影像学征象之一，其中良性病变占15.7%～38.7%，恶性病变占49.6%～78.8%，CT检查中，分析钙化的大小、形态及分布对其良、恶性的判断具有重要价值。以结节性甲状腺肿为主的良性病变，其钙化常位于病变边缘，呈弧形、环形或位于间隔呈条状，而以乳头状癌为主的恶性病变，钙化易发生于病变内部呈规则或不规则结节状。本例甲状腺内多发钙化性肿物并颈部淋巴结中心性钙化符合恶性肿瘤表现。

三、初步诊断

①双肺弥漫性病变，恶性肿瘤肺转移待排；②甲状腺结节，甲状腺癌待排。

四、治疗情况

行颈部淋巴结穿刺病理检查，结果示：不除外甲状腺癌浸润转移。患者拒绝手术，按期复查。

五、病理

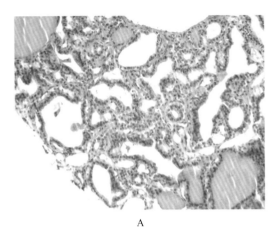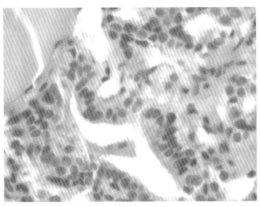

图1-21　病例1　淋巴结穿刺病理

A.颈部淋巴结穿刺100×；B.颈部淋巴结穿刺400×

1. 淋巴结穿刺病理　在右侧颈部淋巴结玻璃样变性的纤维结缔组织中见甲状腺滤泡样结构，部分滤泡上皮细胞核见轻度异型并见少量核沟，未见淋巴结组织，不除外甲状腺癌浸润或转移，请结合临床。

2. 病理解析　送检为淋巴结穿刺组织，显微镜下为玻璃样变性的纤维及甲状腺滤泡结构，部分滤泡上皮细胞核轻度拥挤，核膜轻度不规则，少量细胞核可见核构，偶见包涵体，细胞核未见明显磨玻璃感，组织内亦未见乳头样结构及砂砾体。结合组织学形态诊断甲状腺乳头状癌或乳头状癌滤泡亚型证据不足，但是由于取材部位为淋巴结，甲状腺影像学检查结果（B超和CT）均示恶性可能性大，并考虑双肺转移，倾向于甲状腺乳头状癌转移。最终确诊还需肿物切除或肺部转移灶穿刺后再送病理明确。

六、最后诊断

①双肺弥漫性病变，恶性肿瘤肺转移待排；②甲状腺结节，甲状腺癌待排。

七、病例小结

患者来我院就诊时29岁，穿刺病理为甲状腺癌，滤泡癌或乳头状癌可能性大，就诊时已出现双侧颈部、纵隔、双肺广泛转移，颈部淋巴结融合固定。当时患者未尝试手术，随访7年，未进行治疗，已产有一子。复查中原发灶较前增大，肺转移灶亦增多，但目前仍未危及生命。分化型甲状腺癌进展较慢，如果早期得到手术治疗，预后可能会更好。

病例2 甲状腺原发癌肺转移2

一、简要病史

患者女，62岁。主诉：甲状腺右叶近全切，左叶部分切除术后5个月余。

患者5个月前因体检发现甲状腺肿物于当地医院就诊，诊断甲状腺癌并肺转移，遂行"甲状腺右叶近全切＋左叶部分切除术"。为复查至我院。

喉镜检查示：双侧声带光滑，无新生物，左声带麻痹，固定于旁中位，右声带活动良好，声门闭合欠佳。声门下黏膜光滑。

实验室检查：TSH（0.56～5.91）0.4μIU/ml，FT3（3.81～6.91）5.2pmol/L，FT4（7.500～21.100）12.200pmol/L，TT3（0.880～2.440）1.403nmol/L，TT4（78.380～157.400）：131.600 nmol/L，TG-AB（≤3.99）1.00IU/L，TPO-Ab（≤9.000）60IU/L，iPTH（12.00～88.00）31.10pg/ml，TG（1.59～60）404ng/ml。

专科查体：颈部可见横行手术瘢痕，颈部外形对称，未见颈静脉怒张，未见血管搏动，气管居中。左侧甲状腺轻度肿大，扪及数个结节，最大直径3cm，质中，无压痛，随吞咽上下移动。颈部淋巴结扪及多个肿大淋巴结，质硬。突眼征（－），双手震颤试验（－）。

二、影像学检查

（一）甲状腺超声

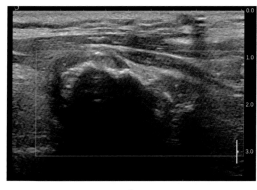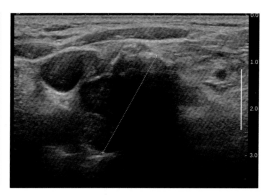

A   B

图1-22 病例2 甲状腺超声
A.肿物；B.淋巴结

1.超声描述 甲状腺部分切除术后，右叶及峡部缺如，余左叶甲状腺大小5.3cm×2.5cm×2.1cm，形态欠规则，包膜不平整，内部回声粗杂，内可见单个混合回声肿物，几乎占据整个残余甲状腺左叶，大小约4.7cm×1.9cm，内可见多发钙化回声，后方回声衰减明显。左侧颈部Ⅱ、Ⅲ、Ⅳ、Ⅵ区可见多发肿大淋巴结，大小1.0～2.4cm（最大者位于Ⅳ区），淋巴结门结构消失，内可见钙化回声，血流丰富。右侧颈部Ⅲ、Ⅳ区可见多个肿大淋巴结，大小0.9～2.2cm（最大者位于Ⅲ区），淋巴结门结构消失，内可见钙化回声，血流丰富。

2.超声诊断 甲状腺部分切除术后，余左叶甲状腺癌（ACR TR 5）；左侧颈部Ⅱ、Ⅲ、Ⅳ、Ⅵ区，右侧颈部Ⅲ、Ⅳ区肿大淋巴结，考虑转移。

3.超声解析 这是一例典型的甲状腺术后残余腺体内肿瘤复发病例。甲状腺右叶结节形态不规则，边缘不规整，内部回声较实、极低，回声不均，可见粗大强回声光斑。钙化是甲状腺结节非常重要的一个临床特征，如果超声提示细点状或砂砾样钙化，特别是合并边界不清，往往提示结节是恶性的。过去的证据常提示粗大钙化是良性结节的特征，但近年也有较多超声提示粗大钙化的结节最终诊断为恶性。因此，合并钙化的甲状腺结节应该积极处理，不易区分时可以做细针穿刺细胞学检查。

（二）颈部强化CT

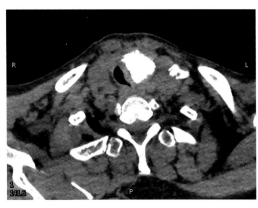 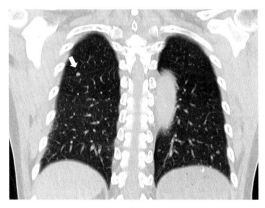

A   B

图1-23 病例2 颈部强化CT

1.CT描述　甲状腺左侧叶体积增大，内见大片状不规则高密度影，邻近气管受压向右推移并管腔变窄，脂肪间隙模糊，增强扫描病灶较明显强化，强化程度低于正常甲状腺，病变外侧包膜欠清。甲状腺右叶、峡部形态、大小正常，未见明显异常强化灶。左侧颈部Ⅱ、Ⅲ区、双侧Ⅳ区、Ⅴ区、Ⅵ区及上纵隔可见数个淋巴结，边界清楚，边缘钙化，较大者长径约18mm，增强扫描环形强化，可见坏死。其余颈部软组织结构对称，未见肿物影；各肌间间隙清晰，双侧咽隐窝形态正常、对称，咽侧壁无增厚，咽旁各间隙未见异常。双侧颈动脉间隙正常，未见受压移位。双肺野透亮度良好，双肺见弥漫分布的结节影，直径较大的约6.5mm，增强扫描可见强化。气管、支气管通畅，管壁光滑，未见狭窄、扩张或受压改变。双侧肺门无增大，纵隔未见占位性病变，无淋巴结肿大。心脏大小形态正常，各大血管强化均匀，未见充盈缺损。胸廓形态正常，胸壁无异常改变，胸腔未见积液。双侧腋窝未见肿大的淋巴结。所见之肋骨、胸椎未见明确骨质破坏。

2.CT诊断　甲状腺左侧叶病灶合并钙化，考虑甲状腺癌可能性大，并左侧颈部Ⅱ、Ⅲ区、双侧Ⅳ区、Ⅴ区、Ⅵ区及上纵隔淋巴结转移。肺内多发转移。

3.CT解析　本例CT征象特点为甲状腺左叶明显强化结节伴钙化，其钙化形态为斑片状，边缘毛糙，颈部多发肿大淋巴结部分亦可见边缘毛糙的不规则钙化，具有恶性肿瘤钙化的特点。病灶与气管间脂肪间隙消失，提示侵犯气管。

三、初步诊断

①甲状腺结节，甲状腺癌待排；②双肺结节，甲状腺癌肺转移待排。

四、手术情况

1.手术名称　侵犯气管残存甲状腺切除＋双侧中央区淋巴结清扫术＋双侧侧颈区淋巴结清扫＋人工生物膜颈前带状肌复合瓣修复气管缺损＋气管切开术。

2.术中探查　左侧颈部Ⅱ、Ⅲ、Ⅳ、Ⅴ区可扪及肿大淋巴结，直径0.5～2.5cm，质硬，部分融合成团。行左侧区颈淋巴结清扫术。完整清扫颈部Ⅱ、Ⅲ、Ⅳ、ⅤB区脂肪淋巴组织，注意保护副神经、膈神经、迷走神经、淋巴管和颈动、静脉。同法清扫右侧颈部Ⅱ、Ⅲ、Ⅳ、ⅤB区脂肪淋巴组织，注意保护副神经、膈神经、迷走神经、淋巴管和颈动、静脉。打开颈白线，内外入路结合横断颈前肌群，暴露左侧甲状腺肿物，质硬如石头，边界不清，与气管无法分开，上至环状软骨，侵犯4个气管环，双侧中央区可及片状肿大淋巴结，先找出左侧颈动脉，游离出左侧中央区外侧界，逐步游离肿物边界，肿物与食管关系密切，细心锐性游离，把食管从肿物游离下来，全层完整，无破损，游离中央区下界至左侧头臂干；从右外侧入路找到颈动脉，探查喉返神经，找到喉返神经，全层游离喉返神经，游离外侧及下界，原位保留右上甲状旁腺。切口下方皮肤做切口长约 1.5cm，肿物远端正常气管做气管切开，置气管导管，切开环甲膜，将环状软骨连同左侧甲状腺肿物及受累气管、双侧中央区完整切除。间断缝合气管 3 针，缩小气管缺损，颈前带状肌内衬生物补片低位修复气管缺损，大量蒸馏水冲洗切口，彻底止血，清点器械无误后，双侧侧颈区及甲状腺窝分别放置引流一条，更换气管套，间断固定 4 针，逐层缝合切口。

五、术后病理

病理报告：残叶甲状腺及气管肿物甲状腺乳头状癌，侵犯骨及支气管软骨环。左肌间淋巴结未见癌（0/1）；左侧Ⅲ/Ⅳ区淋巴结转移癌（2/3）；左侧Ⅴ区淋巴结转移癌（1/3）；左侧Ⅲ区淋巴结未见癌（0/1）；左侧ⅡB区淋巴结未见癌（0/2）；左侧ⅡA区淋巴结未见癌（0/5）；右侧肌间淋巴结未见癌（0/3）；右颈动脉三角淋巴结转移癌（1/5）；右侧Ⅲ区淋巴结未见癌（0/2）；右侧Ⅳ区淋巴结转移癌（2/6）；右侧Ⅴ区淋巴结未见癌（0/4）；右侧Ⅱ区淋巴结未见癌（0/5）；右侧ⅥB淋巴结转移癌（1/4）；左侧中央区为纤维脂肪及胸腺组织，未见淋巴结，未见癌。

六、最后诊断

①甲状腺乳头状癌；②双肺结节，甲状腺癌转移待排。

七、病例小结

患者甲状腺占位，行甲状腺右叶近全切、左叶部分切除术，病理示甲状腺乳头状癌，影像学检查发现伴肺转移。术后 5 个月后复查，残叶肿物并颈部淋巴结增大，支气管受挤压，手术切除残叶及受累支气管、清扫颈部淋巴结。甲状腺癌乳头状癌为分化型甲状腺癌，病情进展缓慢，细胞分化程度相对较高，恶性程度相对较低，早期易出现颈部淋巴转移，随病情进展可经血液途径出现肺、骨等部位转移。研究表明，分化型甲状腺癌患者的原发肿瘤类型、肿瘤病灶个数、肿瘤最大直径、是否侵犯甲状腺包膜、颈部淋巴结转移个数、纵隔淋巴结转移等均从不同程度影响着患者发生肺转移的风险。本例患者肿瘤较大并累及支气管壁，颈侧区淋巴结 5 枚有转移，这些都是远处转移特别是肺转移的高危因素，本例患者初次手术时即发现肺转移。临床诊疗过程中应密切关注患者以上相关指标，及早诊断和干预可能存在肺转移的患者，提高患者生存率。

病例 3　甲状腺复发癌肺转移

一、简要病史

患者女，69 岁。主诉：甲状腺肿物切除术后 34 年，颈部复发，双肺多发转移。

患者 34 年前于当地医院行甲状腺肿物切除术，术后诊断甲状腺癌，具体病理不详，术后规律服用左甲状腺素片治疗。术后 2 年颈部淋巴结复发，行颈淋巴结清扫术。术后 8 年再次复发于上级医院行左侧甲状腺癌联合根治术 + 右颈深上淋巴结切除术，术后病理：甲状腺混合型腺癌（乳头状腺癌、滤泡性腺癌），双侧颈淋巴结转移癌。术后 24 年在当地行 [131]I 治疗，规律口服左甲状腺素钠片（优

甲乐）。术后 27 年颈部增强 CT 示：①右上纵隔肿物，与甲状腺右叶下极关系密切，考虑胸内甲状腺肿可能性大；②甲状腺右叶肿大；③双肺野透亮度减低，不除外弥漫肺间质性改变，建议追踪复查。术后 32 年行 PET-CT，与 CT 比较无明显变化。入院（术后 34 年）甲状腺超声检查：甲状腺切除术后；甲状腺左叶及峡部缺如；残余甲状腺右叶结节，考虑癌复发（TI-RADS 5 类）；右侧颈部Ⅱ区肿大淋巴结，考虑转移性；左侧颈部未见异常肿大淋巴结。

入院实验室检查：TSH（0.56 ～ 5.91）54.316 μIU/ml，FT3（3.81 ～ 6.91）2.781pmol/L，FT4（7.500 ～ 21.100）9.949pmol/L，TT3（0.880 ～ 2.440）

0.689pmol/L，TT4（78.380 ～ 157.400）136.653 nmol/L，TG-AB（≤3.99）0IU/ml，TPO-Ab（≤9.000）0.17IU/ml，TG（1.59 ～ 60）393.1μg/L。

查体：颈软，气管居中，胸骨上窝附近见2条横行手术瘢痕，分别约为5cm、7cm，左颈见1条竖行手术瘢痕，约10cm，愈合良好。未及甲状腺、淋巴结。

二、影像学检查

（一）术后27年颈胸部强化CT

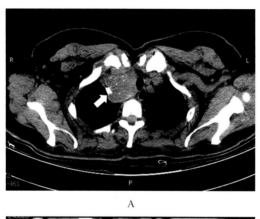

A

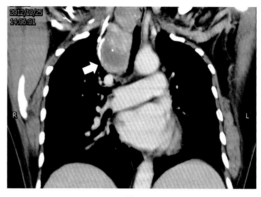

B

C

图1-24　病例3　颈胸部CT
右上纵隔内见圆形肿物病变，大小约45mm×48mm，密度不均匀，病灶周边见蛋壳样钙化，内部亦见散在点状钙化，上极和右侧甲状腺下极关系密切，增强扫描后病灶内部不均匀性强化，实性部分密度较高，其内低密度区无明显强化。右侧甲状腺体积增大，其内见低密度结节，边缘欠清，增强扫描轻度不均匀强化。两者关系密切

1. CT报告　右上纵隔内见圆形肿物病变，大小约45mm×48mm，密度不均匀，上极和右侧甲状腺下极关系密切，似乎相连，病灶周边呈蛋壳样钙化，内部亦见点状钙化。增强扫描后病灶内部不均匀性强化，强化部分密度较高。双侧肺野透亮度减低，可见弥漫淡薄的类似磨玻璃样密度阴影，以双下肺为明显，边界不清。双肺支气管血管束稍增多。气管、支气管通畅，管壁光滑，未见狭窄、扩张或受压改变。双侧肺门无增大，纵隔未见占位性病变，也无淋巴结肿大。心脏大小形态正常，各大血管强化均匀，未见充盈缺损。胸廓形态正常，胸壁无异常改变，未见胸腔积液。双侧腋窝未见肿大的淋巴结。所见之肋骨、胸椎未见明确骨质破坏。

2. CT诊断　右上纵隔肿物，与甲状腺右叶下极关系密切，考虑胸内甲状腺肿可能性大；甲状腺右叶结节；双肺野透亮度减低，不除外弥漫肺间质性改变，建议追踪复查。

3. CT解析　本例CT诊断较难。首先需明确前上纵隔肿物与甲状腺右叶的关系，冠状位CT示甲状腺右侧叶结节与纵隔肿物间可见脂肪间隙，提示甲状腺右叶结节与纵隔肿物并不相连，前上纵隔肿物实性部分明显强化，部分囊变伴钙化，需考虑的病变为异位结节性甲状腺肿和甲状腺癌转移。右叶结节较大，其内见点状钙化，增强扫描以轻度强化为主，甲状腺下缘轮廓中断，提示恶性结节的可能性大，患者既往有甲状腺癌切除病史，因此综合分析，应考虑此例为甲状腺癌复发并纵隔

转移。

（二）术后32年PET-CT

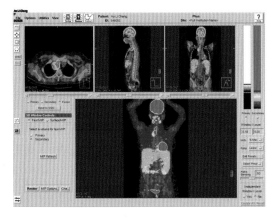

图1-25　病例3 PET-CT

PET-CT报告：①"甲状腺癌术后，^{131}I治疗后"，右前上纵隔至甲状软骨下缘气管右缘肿物（范围如上所述），代谢异常活跃，大小较5年前CT所见大致相仿，考虑肿瘤复发转移可能性大；双肺多发结节，部分代谢活跃，大小较5年前CT所见大致相仿，考虑转移可能性大。②巨脾，代谢轻度活跃；全身所见骨质密度普遍性不均匀性增高，骨髓代谢轻度活跃；肝体积增大，代谢轻度活跃；以上改变考虑血液系统疾病，请结合临床。③双肺散在纤维灶；肝内多发囊肿；胆囊结石。④余所见部位PET-CT显像未见异常高代谢病灶。

（三）术后34年甲状腺彩超

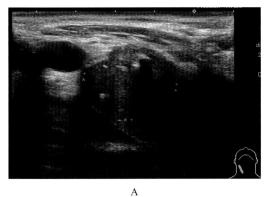
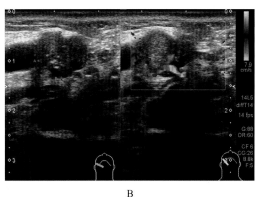

图1-26　病例3 甲状腺彩超
A.肿物；B.淋巴结

1.超声报告　甲状腺左叶及峡部缺如。残余甲状腺右叶大小2.9cm×1.5cm×2.1cm，形态失常，回声粗杂，局灶性病变：单个，大小2.3cm×1.9cm，低回声，形态不规则，可见多发点状及粗大钙化，边界不清，血供稍丰富。右侧颈部Ⅱ区可见单个淋巴结肿大，大小1.2cm×0.9cm，低回声，淋巴结门结构消失，不规则形，内部可见点状钙化，血流丰富。左侧颈部未见异常肿大淋巴结。

2.超声诊断　甲状腺切除术后。甲状腺左叶及峡部缺如。残余甲状腺右叶结节，考虑癌复发（TI-RADS 5类）。右侧颈部Ⅱ区肿大淋巴结，考虑转移性。左侧颈部未见异常肿大淋巴结。

3.超声解析　这是一例典型甲状腺癌术后残余甲状腺组织内肿瘤复发并颈部淋巴结转移的病例。甲状腺右叶结节形态不规则，边缘不规整，内部回

声较实、极低，回声不均匀，可见强回声光斑。右侧颈部Ⅱ区淋巴结也是典型的甲状腺癌转移性淋巴结，形态不规则，皮髓质结构消失，内部回声较低、杂乱，可见不规则钙化。

三、初步诊断

①甲状腺癌术后；②双肺结节，甲状腺癌转移待排。

四、治疗情况

患者拒行穿刺病理检查、拒绝手术及其他治疗，要求继续复查。

五、病例小结

患者34年前行甲状腺肿物切除术，术后诊断

"甲状腺癌"，术后2年复发后行颈淋巴结清扫术。术后8年再次复发行左侧甲状腺癌联合根治术＋右颈深上淋巴结切除术，术后病理示甲状腺混合型腺癌（乳头状癌、滤泡癌），双颈淋巴结转移癌。之后分别于术后24年复查CT检查考虑双肺和骨转移，术后27年复查B超考虑残叶甲状腺癌复发，均未行手术治疗。

本例患者甲状腺癌多次复发及淋巴结转移和远处转移病史。术后病理诊断为甲状腺混合型腺癌（乳头状癌、滤泡癌）。乳头状癌和滤泡癌虽然都是滤泡上皮的恶性肿瘤，但滤泡癌相对发生率低，并且更易远处转移，预后也较差，本例患者同时有乳头状癌和滤泡癌两种成分。肿瘤体积较大、滤泡癌成分、淋巴结转移、这些都是远处转移的高危因素。后期随访于30年后发生了复发和远处转移。目前，甲状腺肿瘤临床研究的未手术或术后随访时间多为10年，多数未手术或术后患者可以长期带瘤生存，但更长时间后的复发和转移情况尚缺乏循证医学证据。因此，回顾性研究的随访时间可相应增加，以免错过治疗的最佳时机。

参 考 文 献

赵静，夏婷婷，贾永胜，等. 甲状腺滤泡癌105例预后分析［J］. 中华普通外科杂志，2011，26（12）：977-980.

病例4　甲状腺原发癌术后2个月脑转移

一、简要病史

患者女，45岁。主诉：检查发现甲状腺肿物2周。

既往史：无特殊病史。

专科查体：颈部无抵抗，气管居中，颈前可及一肿物，直径约1cm，质中，边界清，无明显压痛，活动度可，可随吞咽可上下移动，未闻及血管杂音。颈部浅表淋巴结未触及肿大。

二、影像学检查

（一）甲状腺彩超

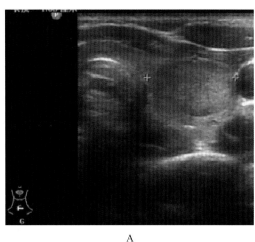

A

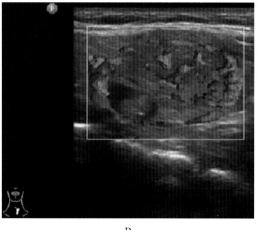

B

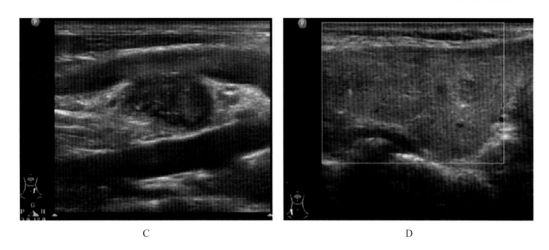

C

D

图1-27　病例4 甲状腺彩超

超声解析：我们常把甲状腺左叶这种低回声结节周边可见低回声晕和环形血流信号统一称为"滤泡状肿瘤样"结节。这类结节病理类型多样，包括结节性甲状腺肿、腺瘤样甲状腺肿、甲状腺腺瘤、桥本伴腺瘤样结节、滤泡癌、髓样癌、甲状腺乳头癌等。按照文献的分析结果，这类结节75%为良性，20%～25%为恶性或交界性。因此，我们常将这类结节定位TI-RADS 4类。

术前超声并未发现甲状腺右叶的可疑病灶，可能是由于病灶太小的原因。

左侧颈部淋巴结的超声图像显示该淋巴结形态不规则，回声极低，皮髓质分界不清，内部回声杂乱，转移性淋巴结应优先考虑。

（二）颈部CT

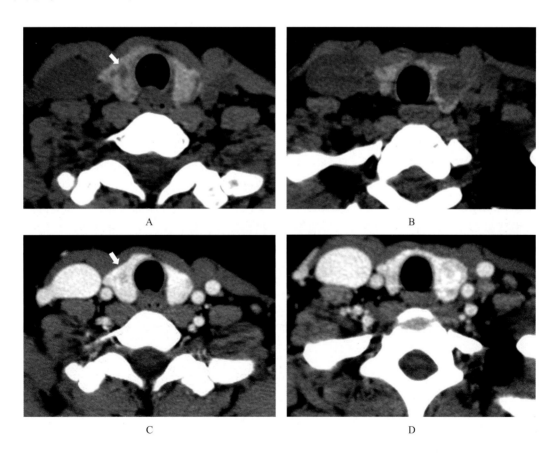

A

B

C

D

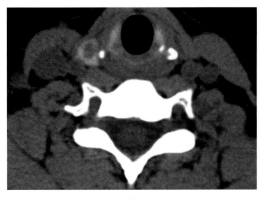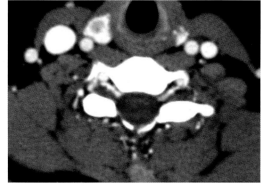

E   F

图1-28　病例4　颈部CT

1. CT报告　①甲状腺左叶下极见一大小约16mm×13mm稍低密度结节，增强后边界显示欠清，病灶较明显强化，邻近包膜欠完整。左侧颈部Ⅳ区见多淋巴结，较大者直径约8mm，边缘欠清。②甲状腺左右叶另见数个稍低密度结节，直径5～6mm，增强轻度不均匀强化，边界清晰，多考虑为结节性甲状腺肿。

2. CT诊断　考虑甲状腺左叶甲状腺癌并颈部淋巴结转移；双侧甲状腺结节性甲状腺肿。

3. CT解析　本例患者甲状腺存在多发结节，且颈部有多发强化的肿大淋巴结，分析时应每个结节全面观察，才能确定有无恶性结节的存在。回顾性分析，右侧叶结节平扫呈不规则形（图1-28A），边界清楚，增强扫描结节轻中度强化，边缘变模糊，具有恶性肿瘤征象。甲状腺左侧叶结节平扫时边界清晰（图1-28C），呈类圆形，其前缘甲状腺边缘似有中断，增强扫描后结节明显强化，部分区域强化程度高于甲状腺，且甲状腺边缘存在甲状腺组织，未见中断，此征象多见于甲状腺腺瘤或结节性甲状腺肿。甲状腺右叶下极结节平扫呈类圆形边界清楚的低密度结节（图1-28E），增强扫描其内部分区域明显强化，但边界依然清晰，应考虑结节性甲状腺肿。需要注意本例左叶高强化结节，易误认为甲状腺癌，部分结节性甲状腺肿或腺瘤样病变多以细胞或小滤泡为主，细胞和滤泡之间是丰富的毛细血管床，增强后瘤体明显强化，甚至高于周围甲状腺组织而呈高强化，而甲状腺癌强化程度多低于正常甲状腺组织。

三、初步诊断

甲状腺结节，甲状腺癌待排。

四、术中情况

1. 手术名称　双侧甲状腺全切除＋Ⅵ区淋巴结清扫术＋左侧颈Ⅱ、Ⅲ、Ⅳ、Ⅴ区淋巴结清扫术。

2. 术中情况　探查见甲状腺左叶内多发肿物，较大者直径约2cm，质中，边界清，与周围无明显粘连，甲状右叶内可及多发小结节，部分结节质地偏硬，边界欠清，与周围无明显粘连，仔细分离，予以切除双侧腺叶全部腺体，清扫Ⅵ区淋巴结，清扫左颈Ⅱ、Ⅲ、Ⅳ、Ⅴ区淋巴结。

五、病理

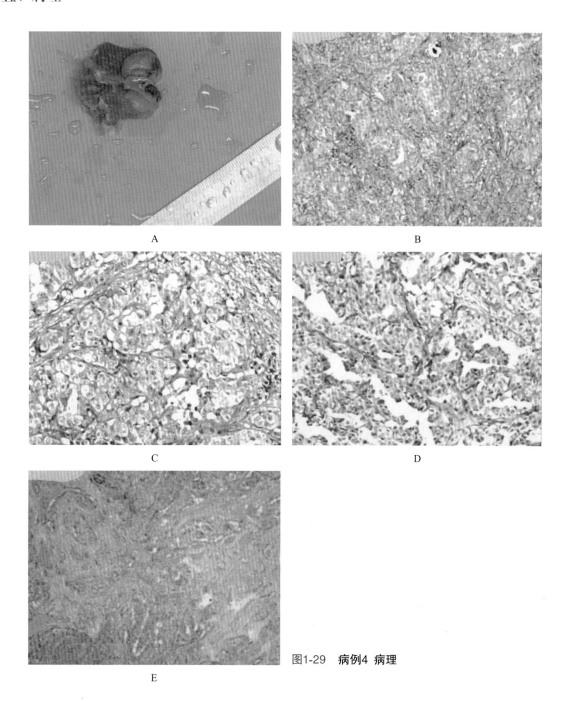

图1-29　病例4 病理

1.术后石蜡病理　右侧甲状腺符合甲状腺乳头状癌，滤泡亚型，伴结节性甲状腺肿。肿瘤最大径约0.5cm，未见脉管癌栓。送检淋巴结见癌，Ⅳ区淋巴结4/4；Ⅱ区淋巴结1/2；Ⅲ区淋巴结1/3；Ⅳ区淋巴结1/1；Ⅴ区淋巴结1/1。Ⅵ区淋巴结镜检为胸腺组织，未见癌。甲状腺左叶符合结节性甲状腺肿伴腺瘤样增生。

2.病理解析　肿瘤细胞排列成乳头状及滤泡状结构，并且呈现浸润性生长。肿瘤细胞核呈磨玻璃样核，可见核沟及核内假包涵体，并有核重叠现象，具有典型的乳头状癌细胞核特征。本例肿瘤在整体结构上未表现出以滤泡结构为主的特征，应诊断为甲状腺乳头状癌，非特殊类型。

六、最后诊断

①甲状腺滤泡亚型乳头状癌；②颈前皮下及颈

侧区淋巴结多发转移癌。

七、术后随访

1.术后1个月　患者于外院行[131]I治疗（具体剂量未知）。

2.术后2个月　家属诉患者出现异常行为（不自主把鞋子扔到床上，开车正常行驶中突然撞向其他车辆）。

颅脑CT（图1-30）：右侧颞叶直径9mm结节，顶叶17mm×19mm类圆形混杂密度结节，周围脑组织指状水肿，为脑转移瘤。中线轻度左移。①肺动脉CTA未见明显异常，未见明确栓子及栓塞征象。②左肺门肿大淋巴结，长径16mm。右肺下叶后基底段类圆形结节，直径11mm，多考虑为转移瘤。③较低层面示肝左、右叶包膜下数个类圆形结节，

最大者26mm，建议上腹部增强扫描进一步检查。

CT解析，患者甲状腺癌病史，颅脑CT示右侧颞叶及顶叶略高密度结节，周围见大片状低密度水肿带，呈现小病灶大水肿的特征，为典型的转移瘤征象。

后失随访。

八、病例小结

甲状腺乳头状癌属于分化型甲状腺癌，手术切除后预后较好。甲状腺癌主要通过血液传播到肺、骨、肝，只有不到1%的转移到颅内。甲状腺癌颅内转移发生率不高，但发展迅速，预后差，有文献显示脑转移为全身恶性肿瘤的晚期，病程短，自然病程的中位生存时间1～2个月，一旦确诊，除切除原发灶加[131]I治疗外，还可以考虑化疗、外放疗。

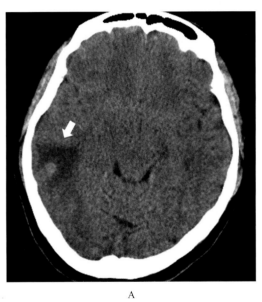 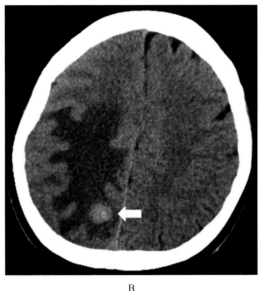

A　　　　　　　　　　　　　　　B

图1-30　病例4　术后2个月颅脑CT

病例5　甲状腺原发癌全身多发转移

一、简要病史

患者女，35岁。主诉：甲状腺癌术后7年余，CT示双肺多发结节较前增大3天。

患者于7年前在我院行"甲状腺癌根治术"，术后1个月行[131]I治疗一次，并长期服用优甲乐，后

定期规律复查，未见肿瘤复发。5年前复查颈部彩超时提示右侧颈部结节，考虑淋巴结转移癌，遂行颈部淋巴结清扫术，术后定期复查一般情况良好。2年前因咳嗽就诊查胸部CT提示：双肺多发结节，不能除外转移癌，颈部彩超提示：双侧颈部淋巴结肿大，遂再次行[131]I治疗4次。3天前复查胸部CT

提示：双肺多发结节，部分结节较前增大，颈部彩超提示：双侧淋巴结肿大。入院。

专科查体：颈软，外形对称，未见颈静脉怒张，未见血管搏动，气管居中，见颈部衣领样横、竖行手术切口瘢痕2条，长约5cm。颈前区未触明显结节。双侧颈部淋巴结可扪及肿大淋巴结。突眼

征（－），双手震颤试验（－）。

二、影像学检查

颈部CT

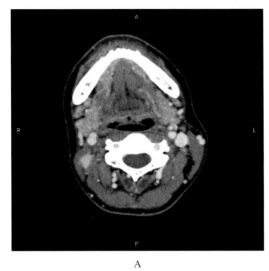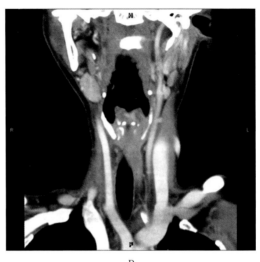

图1-31　病例5 颈部CT

A.CT增强轴位图像示右侧颈部软组织结节；B.CT增强冠状位图像示右侧颈部软组织结节

1.CT描述　甲状腺已切除，未见明确甲状腺组织残留，术区局部未见异常结节或肿物影，周围脂肪间隙清楚。右侧胸锁乳突肌萎缩，右侧胸锁乳突肌内侧见一大小约9mm×12mm×12mm的软组织结节影，边界尚清，增强后见显著均匀强化，CT值约142Hu。双侧颈部、颌下多发增大淋巴结影，最大短径不足10mm。气管未见塌陷。增强后右侧颈内静脉（枢椎～颈6水平）未见显示，右侧椎静脉丛较对侧扩张。

2.CT诊断　甲状腺呈全切术后改变，局部未见明确肿瘤残余或复发征象；右侧颈部软组织结节伴显著强化，转移淋巴结待排，建议MRI进一步检查；双侧颈部、颌下多发淋巴结增大；增强后右侧颈内静脉（枢椎～颈6水平）未见显示，右侧椎静脉丛较对侧扩张，考虑发育变异；所见左肺尖后段结节，考虑肺转移瘤，与7个月前片比较大致相仿。

3.CT解析　患者病史明确，右侧颈部胸锁乳突肌内缘见一明显高强化肿物，部分位于胸锁乳突肌内，与周围组织界线不清，应想到肌肉内转移可能。而转移性淋巴结多位于颈动脉鞘周围及脂肪

间隙内，周围肌肉多受压移位。另外，颈部淋巴结是否转移应从淋巴结的多个方面进行考虑。①大小：淋巴结的大小是评价颈部淋巴结的最基本的标准。CT在测量淋巴结大小方面具有优越性，尤其对强化明显的淋巴结。大多数学者以Ⅱ、Ⅲ、Ⅳ区肿大淋巴结直径≥15mm，其他区域直径≥10mm为诊断颈部淋巴结肿大的标准。有学者提出不论淋巴结的大小，只要淋巴结内部密度有改变且边缘较清晰者均应判定为转移淋巴结。②部位：颈部淋巴结转移癌为颈部最常见的淋巴结病变，以中、老年男性多发，可发生在单侧或多侧，双侧多见，颈部Ⅱ～Ⅳ区为好发区，甲状腺癌常见于Ⅲ、Ⅳ区，且可发生气管食管沟、上纵隔淋巴结转移。③形态：有学者提出增大淋巴结的最长径与短径之比＞2为正常反应性增生的淋巴结，而＜2时则提示为淋巴结转移。④边缘：转移性淋巴结轮廓一般清晰，当病变突破淋巴结向周围浸润时，轮廓变模糊。⑤强化特征：转移性淋巴结癌、淋巴结结核及化脓性淋巴结炎在CT图像上均易表现边缘强化，中央坏死呈囊状改变。文献报道，不规则环行强化伴中央低密度影为鳞癌转移淋巴结的CT特征性表现，如

有原发肿瘤时此征象的特异性几乎为100%。甲状腺乳头状癌的特征性改变为淋巴结囊性变及壁内明显强化的乳头状结节，而多环状强化或分房样强化、中心坏死，可伴有周围肌肉脓肿，周围脂肪层模糊，内部见点状钙化为颈部淋巴结结核的典型表现。化脓性淋巴结炎大多为单发，环状均匀强化、壁厚，无明显壁结节和钙化。淋巴瘤常为均匀强化、边缘环状强化少见。

三、初步诊断

甲状腺癌术后，颈部淋巴结转移待排，甲状腺癌肺转移待排。

四、术中情况

1.手术名称　右侧颈部淋巴结切除术。

2.术中情况　右侧颈部淋巴结，可探及Ⅱ区和Ⅳ区淋巴结肿大，直径约1.5cm，质硬，边界清，予以完整切除淋巴结及周围组织。彻底止血，清点器械无误，置胶管引流一条，依次关闭各层切口，术毕。

五、病理

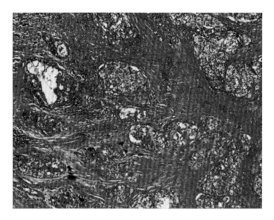

图1-32　病例5 病理（HE染色100×）
横纹肌及纤维组织内见甲状腺乳头状癌浸润，未见淋巴结

1.术后石蜡病理　右侧颈部淋巴结1（Ⅱ区）送检直径1cm组织一块，全埋制片。镜下：横纹肌及纤维组织内见甲状腺乳头状癌浸润，未见淋巴结。右侧颈部淋巴结2（Ⅱ区）送检直径0.6cm组织一块，全埋制片。镜下：纤维脂肪组织，未见淋巴结，未见癌。右侧颈部淋巴结3（Ⅳ区）送检直径0.4cm组织一块，全埋制片。镜下：淋巴结未见癌（0/1）。右侧颈部淋巴结4（Ⅳ区）送检直径

0.5cm组织一块，全埋制片。镜下：淋巴结未见癌（0/2）。

2.病理解析　患者甲状腺癌根治术后7年后，复查颈部彩超时提示右侧颈部结节，考虑淋巴结转移癌，遂行颈部淋巴结清扫术，术后常规病理：右侧颈部横纹肌及纤维组织内见甲状腺乳头状癌浸润，另见淋巴结（0/3）未查见癌。

甲状腺癌是头颈部及内分泌器官常见的恶性肿瘤，主要包括乳头状癌、滤泡癌、低分化癌及间变性甲状腺癌（2017版内分泌器官肿瘤病理学和遗传学WHO分类）及其他少见的类型。主要病理学特点和鉴别诊断：经典的甲状腺乳头状癌复杂的真性分支乳头结构，伴有纤维硬化的间质及钙化，乳头衬覆单层或多层柱状上皮，细胞核磨玻璃样，可见核沟和包涵体，细胞核的特点更有诊断特异性；滤泡癌缺乏乳头状癌的核特点，可以是分化极好的甲状腺滤泡到明显恶性的癌都可以同时出现，其诊断依据主要包括脉管和包膜浸润。相对于乳头状癌，滤泡癌更容易通过远处转移。转移性的甲状腺癌，根据病史及典型形态诊断并不困难，当肿瘤形态为特殊亚型或分化较差需借助免疫组织诊断。甲状腺癌表达TTF-1和TG，乳头状30%～90%有BRAF突变，有助于鉴别诊断。本病例结合病史及形态学肿瘤在横纹肌和纤维组织中浸润性生长，诊断甲状腺乳头状癌颈部转移。

六、最后诊断

①甲状腺癌术后，颈部肌肉组织转移；②双肺结节，甲状腺癌转移待排。

七、术后随访

1.术后3个月

（1）CT描述：双肺见多发结节影，部分结节密度欠均匀，边界尚清，较大者直径约19mm，增强后病灶轻度不均匀强化，部分结节较前增大。双上胸腔内壁局部见带状密度增高影，较前相仿。双肺门见肿大淋巴结影，增强扫描轻度均匀强化。气管、支气管通畅，管壁光滑，未见狭窄、扩张或受压。

（2）CT诊断：双肺多发转移瘤，较前无明显变化（图1-33）。

2.术后15个月　全身骨扫描ECT：胸骨、多条肋骨代谢异常活跃，考虑骨转移可能性大（图

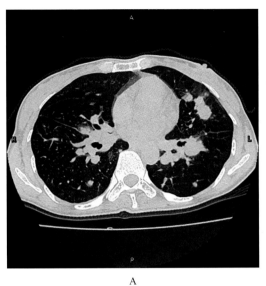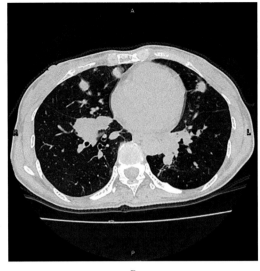

A　　　　　　　　　　　　　　　　　　B

图1-33　病例5　术后3个月胸部CT（双肺多发转移瘤）

1-34）。

　　胸骨、左侧第4、5前肋和左、右侧多条后肋见放射性浓聚，余骨放射性分布对称、一致，未见明显放射性分布稀疏、缺损区及浓聚区。双肾影清晰显示。

　　3. 术后22个月　PET-CT甲状腺癌术后：术区呈术后改变；双肺多发转移瘤；纵隔及双肺门多发淋巴结转移（左肺门淋巴结压迫邻近支气管）；右侧第3后肋、脊柱数个椎体及附件、双侧髂骨、左侧股骨颈、右侧股骨上段多发骨转移。上述病灶均代谢活跃。左侧中耳炎；子宫腔内少许低密度影，代谢未见增高，多为生理性改变，请结合临床（月经情况）；多个椎体轻度骨质增生；腰4椎体血管瘤；双侧多条肋骨陈旧性骨折；余所见部位PET-CT显像未见异常代谢病灶。

　　4. 术后25个月　颈部彩超：甲状腺切除术后，局部未见肿物。双侧颈部未见异常肿大淋巴结。

　　5. 术后27个月

　　（1）CT描述：双肺仍见多发结节影，部分融合，部分结节大小较前缩小，形态大致同前，增强后病灶轻度不均匀强化。左肺下叶肺组织局限性不张，可见充气支气管征，增强扫描不张肺组织明显强化。双上胸腔内壁局部见带状密度增高影，较前相仿。双肺门及纵隔见多发肿大淋巴结，部分淋巴结较前稍增大，病灶部分融合，增强扫描轻度不均匀强化。气管、支气管通畅，管壁光滑，未见狭窄、扩张或受压。

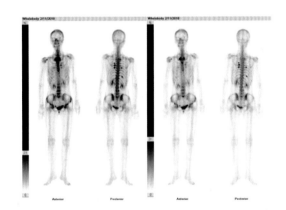

图1-34　病例5　术后15个月全身骨显像

　　（2）CT诊断：甲状腺癌术后双肺转移瘤复查，与2个月前胸部CT片比较，双肺多发转移瘤，部分病灶较前缩小；左肺下叶局限性肺不张，两侧肺门、纵隔及气管隆突下淋巴结转移，较前相仿；胸2椎体骨质密度改变，考虑转移；左侧第3、4前肋骨折，考虑病理性骨折，少量骨痂形成；左侧第6、7、8、9肋，右侧第10肋陈旧性骨折，较前相仿；双上胸膜局限性增厚，大致同前（图1-35）。

八、病例小结

　　甲状腺乳头状癌和滤泡癌又称分化型甲状腺癌，占甲状腺肿瘤的80%～90%，预后相对较好，10年生存率达93%。因甲状腺组织富含血管和淋巴管，易发生淋巴结和远处转移，以淋巴结更为常见，远处转移多以肺和骨常见。由于甲状腺癌的隐匿性，有些病例甚至以转移病灶为首发症状。回顾

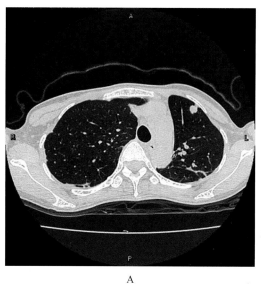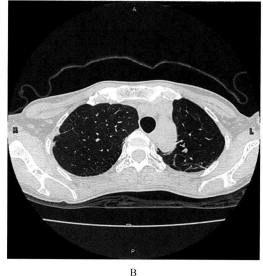

A   B

图1-35　术后27个月胸部CT（双肺多发转移瘤）

性研究发现肿瘤最大径、多灶、甲状腺外组织侵犯、颈侧区淋巴结转移及双颈侧区淋巴结转移是肺转移的高危因素，有显著相关性（$P < 0.05$）。因此基于这些危险因素，密切随访发现远处转移病灶，并积极治疗，10年生存率可达90%。后期随访发现双肺及骨占位，符合全身多发转移。

参考文献

陈盼，欧阳伟，冯会娟，等. 分化型甲状腺癌肺转移危险因素分析［J］. 广东医学，2015，9：1405-1407.

罗玲玲，程义壮，张然，等. 283例分化型甲状腺癌肺转移危险因素分析［J］. 牡丹江医学院学报，2017，38（3）：105-107.

吴江华，丁婷婷，潘毅，等. 以远处转移为首发表现的24例甲状腺滤泡癌临床病理特征分析［J］. 中国肿瘤临床，2016，43（13）：552-556.

2017版内分泌器官肿瘤病理学和遗传学WHO分类.

Garg A，Chopra S，Ballal S，et al. Differentiated thyroid cancer in patients over 60 years of age at presentation：a retrospective study of 438 patients［J］. J Gefiatr Oucol，2015，6（1）：29-37.

Ito Y，Nikiforov YE，Schlumberger M，et al. Increasing incidence ofthyroid cancer：Controversies explored［J］, Nat Rev Endocfinol，2013，9（3）：178-184.

Kalender E，ZEKI Celen Y，Elboga U，et al. Lung metastases in patients with differentiated thyroid carcinoma and evaluation of response to radioiodine therapy［J］. Rev Esp Med NuclImagen Mol，2012，31（6）：328-331.

第2章

甲状腺恶性肿瘤影像解析

第一节　乳头状癌

病例1　侵及气管

一、简要病史

患者女，70岁。主诉：发现甲状腺肿物1周。

既往史：无特殊病史。

专科查体：颈软，无抵抗，气管居中，未见颈静脉怒张，颈动脉搏动正常，未闻及明显血管杂音，甲状腺峡部偏左侧可触及肿物，大小约2.0cm，质硬，无明显压痛，与周围组织分界不清；颈部浅表未触及明显肿大淋巴结。

甲状腺肿物细针穿刺细胞学检查：考虑甲状腺乳头状癌。*BRAF*基因V600E检测：突变阳性。

二、影像学检查

（一）甲状腺超声

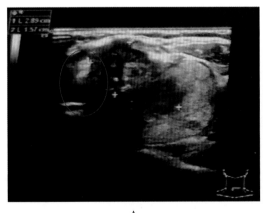 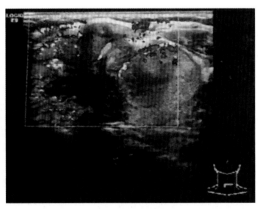

A　　　　　　　　　　　　　　　　B

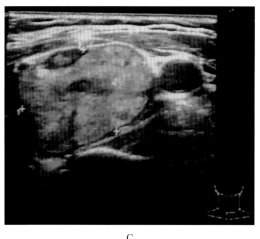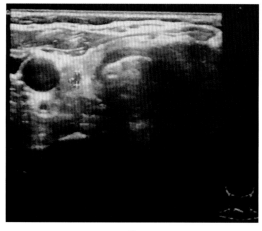

C   D

图2-1　病例1 甲状腺超声（红圈处为气管侵犯位置）

1.超声描述　甲状腺右叶厚1.1cm，峡部厚0.2cm，左叶厚2.6cm，甲状腺左叶可见一大小约2.9cm×1.6cm实性回声团块，形态不规则，边界不清，CDFI：其内可见穿支血流信号，该团块与气管分界不清，部分切面侵入气管内，范围约1.2cm×1.0cm，左叶下极另可见一大小约3.2cm×2.1cm高回声团块，形态规则界清，右叶另可见数个低回声结节，较大者0.4cm×0.3cm双侧颈血管旁及气管旁沟未见明显异常淋巴结回声。CDFI：双侧颈总动脉及颈内静脉未见明显受侵及压迫。

2.超声诊断　甲状腺左叶实性占位（侵及气管），甲状腺左叶高回声团块，甲状腺右叶多发低回声小结节。

3.超声解析　左叶实性低回声结节，形态不规则，边缘不规整，回声极低、不均匀，与前被膜及气管分界不清，做出甲状腺恶性结节的诊断并不难。

（二）颈胸CT

1.CT描述　甲状腺左叶体积增大，边缘不光滑，长径约4.32cm，内密度欠均匀，可见钙化，增强扫描呈明显不均匀强化，邻近气管左侧壁增厚，管腔变窄气管形态正左侧颈血管旁可见肿大淋巴结影，并明显强化胸廓结构无异常，气管及纵隔居

中，纵隔未见肿大淋巴结。气管及主支气管开口通畅，两侧肺门不大。肺纹理走行无异常，两侧肺野清晰，肺内未见占位征象心影不大。

2.CT诊断　甲状腺左叶肿物，考虑恶性病变，伴气管左侧壁受侵，左侧颈血管旁富血供肿大淋巴结，考虑转移，胸部CT扫描未见异常。

三、初步诊断

甲状腺结节，甲状腺癌待排。

四、手术情况

麻醉科医师看过患者，考虑患者气管内肿物已经造成气管腔狭窄，直接插管风险较大。

遂联系胸科，在全身麻醉下行气管镜下气管内肿物切除术。术中探查：气管与隆突距声门下约2cm处可见管腔内肿物，直径约1cm，表面黏膜粗糙，质脆易出血（图2-2A）。以电圈套器圈套部分瘤体并切除，冷冻后取出，表面止血后，分次切除部分瘤体，通畅部分气道，以利于择期手术气管插管（图2-2B）。

为避免局部水肿，再次造成气管腔狭窄，于术后第一天在全身麻醉下行甲状腺全切＋中央区淋巴结清扫＋气管部分切除术。

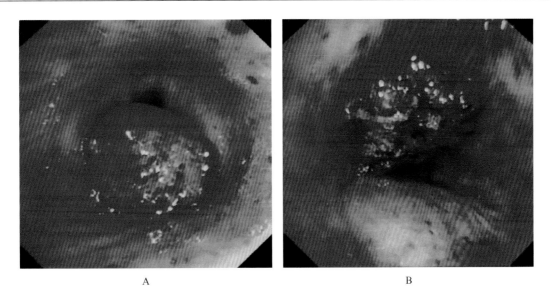

图2-2　病例1　术中探查

A.气管与隆突距声门下约2cm处可见管腔内肿物，直径约1cm，表面黏膜粗糙，质脆易出血；B.分次切除部分瘤体，通畅部分气道，以利于择期手术气管插管

五、术后病理

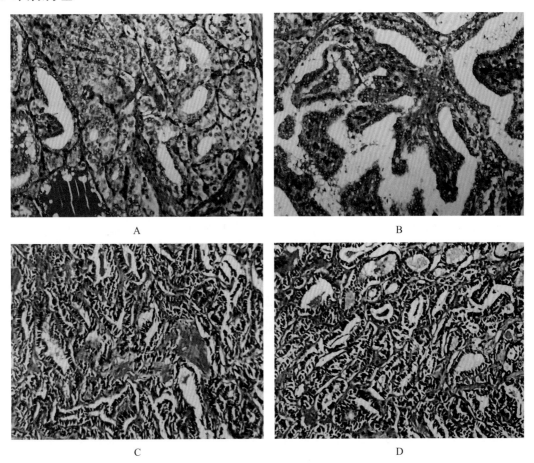

图2-3　病例1　术后病理

A.支气管内肿物，肿瘤细胞呈腺样排列，细胞核磨玻璃样（200×）；B.支气管内肿物，肿瘤细胞呈乳头样生长，细胞间见纤维血管轴心（200×）；C.甲状腺肿物，肿瘤细胞呈不规则腺样分布，细胞间为纤细的血管及玻璃样变的纤维间质（100×）；D.甲状腺肿物，腺体排列拥挤，细胞形态较一致（100×）

1.术后石蜡病理　气管内肿物病理：考虑乳头状腺癌；甲状腺左叶肿物病理：甲状腺乳头状癌，侵及被膜外纤维组织。

2.病理解析　PTC属于分化型甲状腺癌，是最常见的内分泌恶性肿瘤之一，占全部甲状腺癌的80%左右，表现为具有纤细血管轴心的乳头状生长模式，还具有典型的核特征，包括磨玻璃样核、核重叠、核沟及核内包涵体等。免疫组化标志物HBME-1及Galectin-3多表达阳性，TPO及CD56表达缺失。甲状腺乳头状癌生长缓慢且预后良好，侵犯气管相对少见，Honings等统计分析了10251例行手术治疗的甲状腺癌患者，发生气管侵犯的比例为5.8%。

根据甲状腺乳头状癌浸润气管的深度，Shin等将气管侵犯分为5级：0级为肿瘤局限于甲状腺腺体内；Ⅰ级为肿瘤突破甲状腺包膜，但未侵犯气管软骨膜；Ⅱ级为肿瘤侵犯气管软骨膜但未突破气管软骨环或软骨环之间纤维组织；Ⅲ级为肿瘤侵入气管黏膜固有层或黏膜下层；Ⅳ级为肿瘤侵犯气管壁全层，可在纤维支气管镜下看到腔内结节状或溃疡状肿物。

本病例气管与隆突距声门下约2cm处可见管腔内直径1cm的肿物，表面黏膜粗糙，质脆易出血，属于Ⅳ级范畴。显微镜下可见乳头状及腺管状生长的腺上皮，细胞大小较一致，排列拥挤，细胞核卵圆形，磨玻璃样，能够找到核沟和包涵体。免疫标记显示甲状腺来源的标志物TTF-1和TG阳性，支持甲状腺乳头状癌的标志物CK19、Galectin-3及HBME-1阳性，而TPO及CD56阴性，形态特征与免疫表型与甲状腺原发肿瘤完全一致。

鉴别诊断如下。①支气管腺癌：发生于主支气管的腺癌非常罕见，多位于肺内支气管，可表现为腺状、微乳头状、乳头状生长，腺上皮标记阳性，而甲状腺来源分子标志物阴性可资鉴别。②食管腺癌：支气管与食管解剖位置毗邻，食管腺癌可以直接侵犯气管及支气管，甲状腺来源分子标志物阴性可资鉴别。

六、病例小结

甲状腺毗邻气管，甲状腺癌外位置累及气管较常见，一般经过局部剥除或切除部分气管壁即可，该患者属于甲状腺癌晚期，肿瘤侵入气管腔内引起呼吸困难，术者先行于气管镜下切除部分气管内病变，目的在于为甲状腺癌手术麻醉插管做准备而非切除肿瘤。甲状腺癌侵犯气管涉及气管修复的问题，本例患者术中未行喉返神经监测。手术中切除部分环状软骨及第1～5气管环前侧壁，缺损较大，在保证手术安全的前提下，不宜行气管端端吻合，遂行局部气管造瘘2期取局部皮瓣修复瘘口。

参 考 文 献

Honings J，Stephen AE，Marres HA，et al. Themanagement of thyroid carcinoma invading the larynx or trachea［J］. Laryngoscope，2010，120：682-689.

Shin DH，Mark EJ，Suen HC，et al. Pathologic staging of papillary carcinoma of the thyroid with airway invasion based on the anatomic manner of extension to the trachea：a clinicopathologic study based on 22 patients who underwent thyroidectomy and airway resection［J］. Hum Pathol，1993，24：866-870.

病例2　甲状腺癌气管及纵隔侵犯

一、简要病史

患者男，63岁。主诉：咳嗽、活动后气促11个月余，发现右颈肿物2个月。

患者于11个月前无明显诱因出现咳嗽、气促，咳嗽以晨起时为主，伴咳痰，多为白痰，量中，偶有血丝痰咳出，咳痰后咳嗽明显好转，无出现大咯血，气喘以劳动、爬高、远行后明显，休息后可好转，无胸闷、胸痛，无声嘶、静息时呼吸困难、心悸、多汗等不适。于当地医院就诊，给予"止咳、化痰"等处理后症状稍有好转，后查胸部纵隔CT提示胸内甲状腺肿物并侵犯气管，行超声引导肿物穿刺活检病理结果提示甲状腺滤泡性腺癌。我院多科会诊后考虑患者甲状腺肿物较大，侵犯纵隔及气管，难以手术治疗，患者自行要求出院。1个月前于当地医院行"气管支架植入术"，术后6天因气管支架下移取出支架。现患者为求进一步诊治来我院就诊，门诊以"胸骨后甲状腺肿物、甲状腺恶性肿瘤"收住院。

专科查体：颈部无明显异常增大，无颈静脉怒张，无血管异常搏动，气管居中，右侧颈根部可触及肿物，大小约2cm×2cm，质地硬，固定，无压痛，随吞咽动作上下移动，表面皮肤稍潮红，左侧甲状腺未触及明显肿物，颈部无触及明显震颤，无闻及血管杂音。双侧颈部淋巴结未触及明显肿大。

胃镜：食管黏膜光滑，无肿物。贲门未见异常。慢性胃炎。

全身骨显像ECT：全身骨显像未见骨转移征象（图2-4）。

实验室检查：TSH（0.340～5.600）1.085μIU/ml，FT3（3.280～6.470）4.12pmol/L，FT4（7.500～21.100）10.837pmol/L，TG（2.40～90.70）8591.9pmol/L。

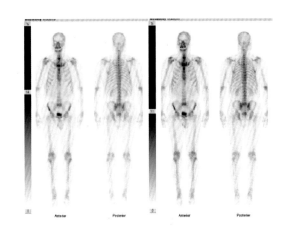

图2-4　病例2 核素显像

二、影像学检查

（一）甲状腺彩超

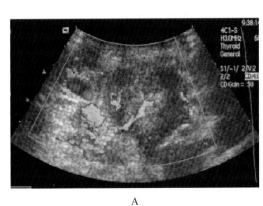
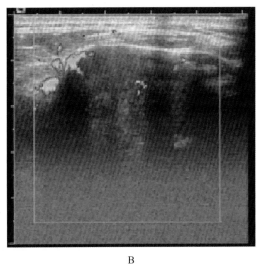

A　　　　　　　　　　　B

图2-5　病例2 甲状腺彩超（肿物）

1.超声描述　甲状腺右叶及峡部可见巨大肿物，突入胸骨后方，大小约5.7cm×4.2cm，位于右侧锁骨上动脉上方，部分包埋右颈总动脉，血供丰富，部分血供来源于右侧锁骨上动脉。残余右叶正常组织大小约3.7cm×1.3cm，内部回声均匀，未见明确异常回声，血供正常。Ⅵ区及右侧Ⅲ区可见多发肿大淋巴结，大小0.3～1.3cm，低回声，部分伴细小钙化，血供丰富。

2.超声诊断　甲状腺肿物，甲状腺癌待排；双侧颈部肿大淋巴结，甲状腺癌转移待排。

3.超声解析　甲状腺巨大占位性病变时，超声需结合CT、MRI明确占位与周围组织的关系。

（二）颈胸部CT

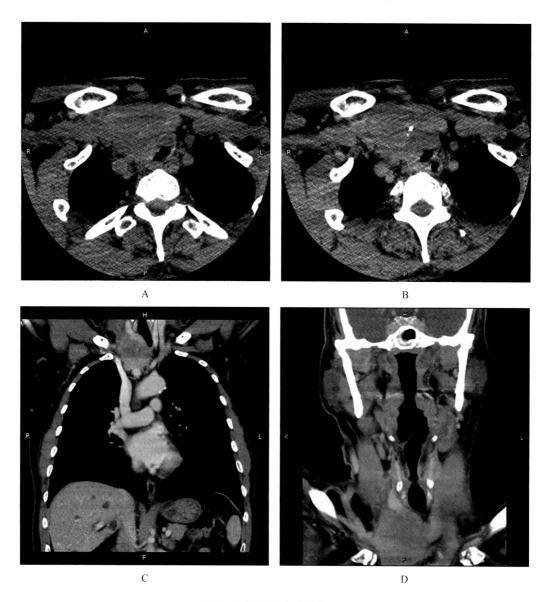

A   B

C   D

图2-6　甲状腺右叶肿物CT

1.CT描述　甲状腺右叶增大，见一不规则形软组织团块影，并向下突入纵隔达主动脉弓水平，大小约48mm×57mm，密度不均匀，内见斑片状低密度区及斑点状钙化。肿物边界清楚，增强扫描呈不均匀强化。气管受压变窄，向左侧移位，右侧颈动、静脉受推压向外侧移位。甲状腺左叶未见异常。双侧颈部颈动脉鞘周围见多个小淋巴结，最大直径约10mm。

2.CT报告　甲状腺右叶肿物并突入上纵隔，考虑为胸内甲状腺肿，相应气管受压左移；双侧颈部多发小淋巴结；左下肺肺大疱；右侧胸膜多发小结节，密度偏高，考虑良性病变。

3.CT解析　本例病变CT主要表现为甲状腺右侧叶肿物并突入上纵隔，其内可见大小不等的钙化，增强扫描明显不均匀强化，分析时需要注意肿物与周围相邻结构的关系，有助于判断肿物的性质，肿物与胸前壁肌肉界线不清，尤其是气管的改变，除受压变形外，尚可见肿物与气管壁界线不清，气管内壁不光整，有软组织密度灶突出，提示恶性肿瘤。而胸骨后甲状腺强化与甲状腺相似，合并结节性甲状腺肿时密度不均，与周围组织界线清楚，为单纯受压性改变。

三、初步诊断

甲状腺肿物，甲状腺癌待排，气管及纵隔侵犯待排。

四、术中情况

1. 手术名称　胸骨后甲状腺癌根治术＋气管切开术。

2. 术中探查　右叶甲状腺大量肿瘤组织浸润，甲状腺边界欠清，质韧，已突破包膜沿气管向下侵入胸腔内，并包绕气管、颈内静脉及喉返神经。左叶甲状腺大小约4.9cm×2.0cm×1.0cm，边界欠清，质韧。未见明显肿大淋巴结。遂决定先行左侧叶甲状腺全切除术。切断峡部，紧靠左叶甲状腺上极切断并结扎甲状腺上动静脉，于外侧切断结扎中静脉，于下极切断结扎下动静脉，完整切除左叶甲状腺，注意保护喉返神经，保留上下甲状旁腺。送冷冻病理。冷冻病理回示：甲状腺乳头状癌。紧靠右叶甲状腺上极切断并结扎甲状腺上动静脉，分离右

叶甲状腺，可见右叶甲状腺肿瘤组织，浸润并包绕气管、右侧颈内静脉、颈总动脉，右侧喉返神经，并向下蔓延至胸腔内。沿胸骨正中做切口，依次切开皮肤、皮下组织，暴露胸骨，电锯锯开胸骨，暴露纵隔，可见肿瘤组织包绕并侵入气管胸骨段。结扎右侧颈内静脉，小心分离包绕动脉及气管的肿瘤组织。探查见肿瘤侵入气管段长约4.5cm，无法分离。遂切除肿瘤包绕气管长约3.5cm后吻合气管，检查吻合口无漏气。分离右锁骨下动脉周围肿瘤组织，连同邻近部分肌肉切除。冷冻病理回示：甲状腺乳头状癌。分别在左侧胸骨上窝、右侧胸骨上窝及胸骨后放置3条引流管。彻底止血，清点器械无误，依次关闭各层切口。术中血压稳定，出血量800ml，输红细胞200ml，输血浆200ml，总输液量共4700ml，尿量400ml。术毕带气管插管转入SICU监护治疗。

五、病理

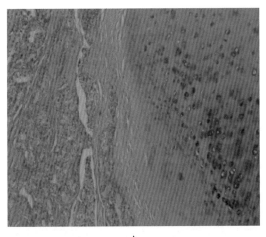
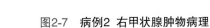
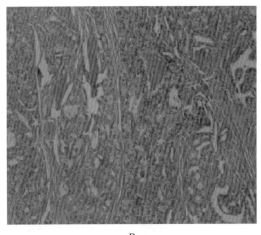

图2-7　病例2　右甲状腺肿物病理

A.HE染色：甲状腺乳头状癌浸润气管壁全层，可见神经侵犯（图片未能显示全层及神经）；B.HE染色：送检肿瘤组织，肿瘤细胞呈乳头状排列，间质广泛胶原化，玻璃样变；肿瘤细胞异型性明显，部分细胞胞质红染，部分透亮；细胞核大，呈磨玻璃样，可见核沟。形态符合（右）甲状腺乳头状癌

1. 术后石蜡病理　左甲状腺为乳头状癌，浸润甲状腺外横纹肌组织（大小6.5cm×5cm×3cm）。左侧甲状腺肿物结节性甲状腺肿，间质局灶钙化，未见癌（直径1cm）。右甲状腺为结节性甲状腺肿，未见癌（大小3cm×1.5cm×0.7cm）。右侧甲状腺肿物及支气管为甲状腺乳头状癌浸润气管壁全层，可见神经侵犯，另见淋巴结转移癌（1/4）；支气管

切缘见癌浸润（大小5.5cm×4cm×2.5cm）。右侧甲状腺肿物形态符合（右）甲状腺乳头状癌（大小3.5cm×2.5cm×1.5cm）。

2. 病理解析　本例甲状腺肿瘤组织学形态诊断甲状腺乳头状癌，并无特殊之处（病理学特点见第1章第三节病例5）。

六、最后诊断

甲状腺乳头状癌，气管侵犯，纵隔侵犯待排。

七、病例小结

本例患者肿瘤较大，侵透包膜，浸润甲状腺外横纹肌组织，侵及支气管壁全层，浸润并包绕气管、右侧颈内静脉、颈总动脉，右侧喉返神经，并向下蔓延至胸腔内，TNM分期为T4aN1M0。手术已尽量切除全部可见肿瘤，但由于纵隔侵犯范围无法全部确认，难以达根治程度，需密切随访，注意复发及转移风险。

病例3　巨大甲状腺乳头状癌

一、简要病史

患者女，88岁。主诉：发现颈前肿物10年，迅速增大半年。

患者于10年前发现颈前有一肿物，无局部红肿疼痛，无多食、消瘦、心悸、手颤、易怒、多汗，无面色潮红、腹泻等不适，当时未予以处理。10年来，患者肿物增大不明显，半年前肿物迅速增大，半个月前出现呼吸不畅并逐渐加重，有痰难以咳出，现患者为进一步治疗来我院就诊，建议患者手术治疗，遂收入我科。

既往史：30余年前曾在外院行甲状腺手术，具体不详。

专科查体：颈前可见一手术瘢痕，颈部无抵抗，气管居中，双侧颈前各及一肿物，右侧大小约5cm×4cm，左侧大小约6cm×4cm，质硬，边界欠清，无明显压痛，活动度较差，可随吞咽可上下移动，未闻及血管杂音。颈部浅表淋巴结未触及肿大。

二、影像学检查

（一）甲状腺超声

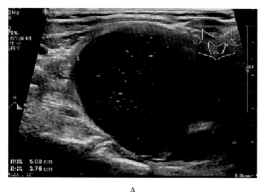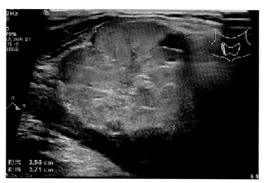

图2-8　病例3　甲状腺超声

1.超声报告　甲状腺双侧叶体积增大，超出声窗测量范围，被膜光滑，内散布多个大小不等的低-无回声结节，右侧叶最大37mm×36mm，左侧叶最大50mm×38mm，椭圆形，边缘清晰，内部回声不均，可见多个小灶无回声区，呈海绵样改变，部分病灶内见乳头状附壁结节及点状强回声伴"彗星尾"征，病灶后方回声稍增强。CDFI：上述较大结节内见点条状血流信号。双侧颈部未见明确异常回声淋巴结。

2.超声诊断　甲状腺右叶占位性病变，TI-RADS 5类；甲状腺多发结节，TI-RADS 3类。

3.超声解析　甲状腺恶性结节，特别是甲状腺乳头状癌的典型超声表现为极低回声、纵横比＞1，内部可见点状钙化；但是当甲状腺恶性结节体积比较大时，上述典型的超声表现往往不明显。如该例患者甲状腺右侧叶正常实质回声几乎未见，右叶内探及一较大结节，大小约3.6cm×3.7cm，边界清，形态饱满，边缘不规整、分叶，内部回声较实、不均质。甲状腺内良性结节多为网格状回声，对于回声较实、结构致密的结节要考虑到甲状腺恶性结节的可能，如果诊断困难，术前可行甲状腺结节的细针穿刺细胞学检查辅助明确诊断。

（二）颈胸CT

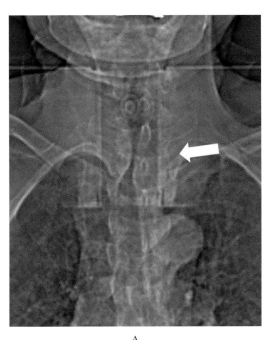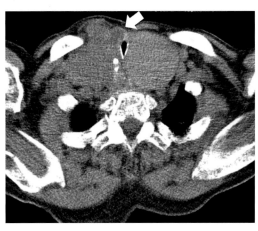

A　　　　　　　　　　　B

图2-9　病例3 CT定位像

定位像示颈段气管明显受压，向心性变窄（A），平扫示双侧甲状腺弥漫性肿大，包绕气管并与气管界线不清，气管受压左右径变窄并向前移位，甲状腺右侧叶见小圆形、不规则钙化灶，右侧叶前缘见低密度结节（B）边缘欠清，部分甲状腺右侧叶病灶向前突出，邻近筋膜增厚

　　1. CT描述　　定位像示颈段气管明显受压，向心性变窄（图2-9A），平扫示双侧甲状腺弥漫性肿大，包绕气管并与气管界线不清，气管受压左右径变窄并向前移位，甲状腺右侧叶见小圆形、不规则钙化灶，右侧叶前缘见低密度结节（图2-9B箭头），边缘欠清，部分甲状腺右侧叶病灶向前突出，邻近筋膜增厚。

　　2. CT诊断　　双上肺、右中肺散在少许纤维增殖灶，主动脉硬化；甲状腺弥漫性肿大并右侧叶结节、钙化，性质待排，颈部气管受压显著变窄。

　　3. CT解析　　本例CT平扫征象为甲状腺弥漫性增大并右叶低密度结节，应考虑到的病变主要包括桥本甲状腺炎合并甲状腺癌、桥本甲状腺炎合并结节性甲状腺肿、结节性甲状腺肿合并甲状腺癌等，

尽管此例未行强化扫描，但以下两个CT征象提示病变生物学行为不良：①甲状腺右侧叶内不规则钙化；②右叶病灶突破甲状腺包膜并向前突出。综上，弥漫增大的甲状腺内右叶存在恶性肿瘤可能性较大。

三、初步诊断

　　①甲状腺肿物结节性甲状腺肿待排，恶性肿瘤待排；②气管狭窄；③甲状腺术后。

四、手术情况

　　1.手术名称　　甲状腺右叶全切除＋左叶次全切除＋右颈Ⅵ区淋巴结清扫术。

　　2.术中探查　　见甲状腺右叶内一直径约6cm，

抽出暗红色血性液体，质硬，边界欠清，与周围明显粘连，紧贴并压迫气管，气管变窄，肿物包裹粘连右侧颈内动脉及静脉，侵犯并包裹右侧喉返神经，给予完整分离甲状腺右叶，完整保留右侧颈内动静脉，右侧喉返神经无法保留。送冷冻病理提示：右侧甲状腺为甲状腺乳头状癌。左侧囊实性肿

物，直径约4cm，质软，与周围组织界线清楚，次全切除甲状腺左叶。探查见右颈Ⅵ区肿大淋巴结，清扫右颈Ⅵ区淋巴结。术毕。

五、术后病理

1.术后石蜡病理　右侧甲状腺初步诊断为甲状

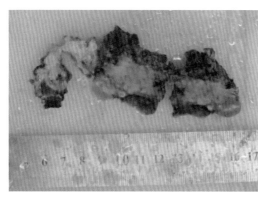
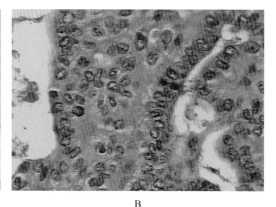

A　　　　　　　　　　　　B

图2-10　病例3　术后病理

A.肉眼观察肿物边界不清、呈灰白灰黄色质地较硬，侵犯甲状腺被膜；B.细胞排列紧密，细胞核磨玻璃样改变，可见清晰的核沟

腺乳头状癌，部分组织待脱钙处理后明确，肿瘤呈多灶，其中最大病灶最大径约3cm；左侧甲状腺为结节性甲状腺肿；右颈Ⅵ区淋巴结镜检为血管及脂肪组织，未见癌。

修正报告：右侧甲状腺乳头状癌，伴部分组织钙化。

2.病理解析　本例病例10年前即发现颈部肿物，迅速增大半年入院，肉眼观为囊实性肿物，大小约5cm×4cm，边界不清，切面灰白灰黄实性、质地硬，镜下为典型的甲状腺乳头状癌的特征。

六、最后诊断

①右叶甲状腺乳头状癌；②左叶结节性甲状腺

肿；③气管狭窄；④甲状腺术后；⑤支气管扩张并阻塞性肺通气功能障碍；⑥慢性咽炎。

七、病例小结

对于老年患者，长期甲状腺肿突然增大，需要临床医师有敏捷的思维能力，不排除恶性可能性。巨大甲状腺肿短期增大压迫气管需要特别注意，警惕呼吸困难，必要时需要急诊手术治疗。术前的充分评估非常重要，由于老年患者通常伴随一些基础疾病，应激能力也不如年轻患者，且此患者既往有甲状腺手术史，更需要充分评估，须使用喉返神经监测等相关新技术。

病例4　甲状腺癌消融术后侧颈转移

一、简要病史

患者男，28岁。主诉：甲状腺消融术后3年，发现颈前部肿物3个月余。

患者于3年余前无明显诱因发现右颈前无痛性肿物，直径约3cm，生长缓慢，随吞咽上下移动，无伴局部红、肿、热、痛，无吞咽困难、呼吸困难、声嘶、饮水呛咳等不适，无手抖、心悸、怕热、多汗、多食、多饮。至当地医院就诊，建议行手术治疗，患者拒绝，给予行"右侧甲状腺肿物消融术"，术后给予中药口服治疗（具体不详），自诉肿物消失，无明显吞咽困难及声嘶等不适。3个月

前，患者自觉右侧颈部可触及两处包块，直径分别约3cm，至我院门诊，彩超示：右叶甲状腺上极片状低回声区，结合病史，考虑消融术后改变。右侧颈部Ⅱ、Ⅲ区肿大淋巴结，考虑转移性。取右侧颈部Ⅱ区淋巴结活检提示：考虑为转移性甲状腺乳头状癌。

既往患"强直性脊柱炎"14年，规律服用药物治疗。

二、影像学检查

甲状腺彩超

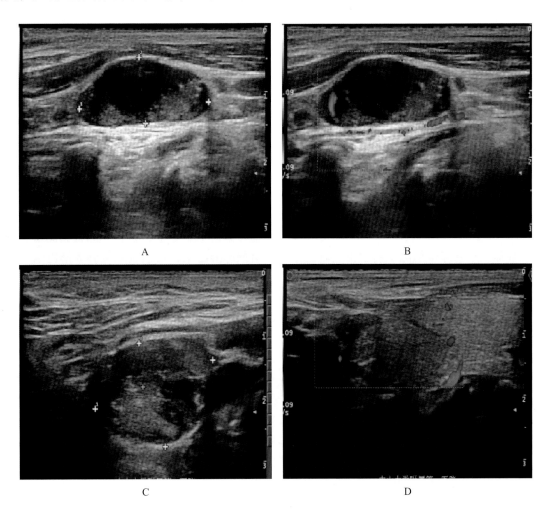

图2-11　病例4　甲状腺彩超

1.超声描述　右叶甲状腺可见片状低回声区，大小1.5cm×0.9cm，边界不清，未见明显血供。右侧颈部Ⅱ、Ⅲ区见2个肿大淋巴结，大小分别为2.4cm×1.7cm、2.5cm×1.1cm，椭圆形，边界清，伴液化及微小钙化，血供稀少。

2.超声诊断　①右叶甲状腺上极片状低回声区，结合病史，考虑消融术后改变；②右侧颈部Ⅱ、Ⅲ区肿大淋巴结，考虑转移性。

3.超声解析　当颈部淋巴结出现形态趋圆（纵横比≤2为圆形，纵横比＞2为椭圆形）和淋巴结门消失或出现以下至少一种可疑征象：囊性变、钙化、内部高回声及边缘或混合型血流信号，定义为可疑转移性淋巴结。

三、淋巴结穿刺病理

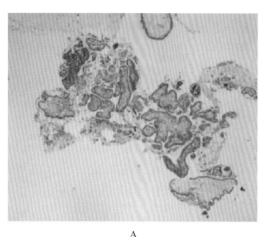 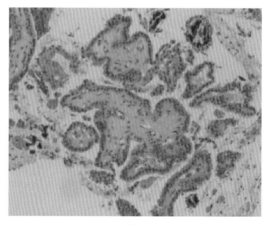

A　　　　　　　　B

图2-12　病例4　淋巴结穿刺病理

穿刺组织内可见排列成乳头状的异型细胞团，细胞核稍增大，可见核内包涵体，并可见砂砾体形成，结合临床病史，考虑为转移性甲状腺乳头状癌，未见明确淋巴结结构

四、初步诊断

①甲状腺消融术后；②右侧颈区淋巴结肿大，甲状腺转移癌待排。

五、术中情况

1.手术名称　甲状腺全切除＋右中央区淋巴结清扫＋右颈侧区淋巴结清扫术。

2.术中情况　探查：右叶甲状腺大小约5.0cm×4.0cm×1.5cm，左叶甲状腺大小约5.0cm×3.0cm×2.0cm，双侧甲状腺均未触及明显结节。右颈侧区可触及明显肿大淋巴结，大小约2.0cm×2.0cm，遂决定行甲状腺全切除术＋中央区淋巴结清扫＋右颈侧区淋巴结清扫术。切断峡部，紧靠左叶甲状腺上极切断并结扎甲状腺上动静脉，于外侧切断结扎中静脉，于下极切断结扎下动静脉，切除左侧甲状腺。注意保护喉返神经，保留上下甲状旁腺。同法包膜内全切除右叶甲状腺，注意保护喉返神经，探查并保留上、下甲状旁腺。探查右侧第Ⅱ、Ⅲ、Ⅵ组颈部淋巴结，可扪及多发肿大淋巴结，予以完整切除。切开右侧胸锁乳突肌筋膜，切断肩胛舌骨肌，暴露颈动静脉，分离、切除右颈内静脉旁淋巴、脂肪组织，上至下颌下腺，下至锁骨。注意保护舌下神经、副神经、膈神经、迷走神经。彻底止血，清点器械无误，于颈部置胶管引流两条，依次关闭各层切口，术毕。

六、术后病理

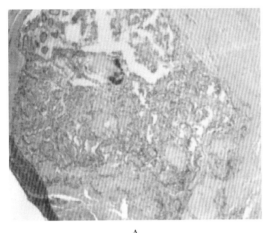
A

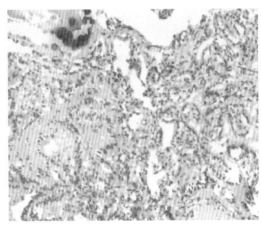
B

图2-13　病例4　术后病理

1. *术后石蜡病理*　左叶甲状腺未见癌，右叶甲状腺乳头状癌，病灶直径约0.6cm；中央区淋巴结转移癌（2/3）；ⅥB区淋巴结转移癌（5/5）；Ⅲ、Ⅳ区淋巴结转移癌（4/11）；Ⅱ区淋巴结转移癌（2/6）。

2. *病理解析*　病理形态比较典型，诊断为甲状腺乳头状癌。特殊之处在于患者射频消融后，虽然复发乳头状癌癌灶很小，但颈部淋巴结广泛转移，存在远处转移尤其是肺转移的风险。

七、最后诊断

①甲状腺消融术后；②甲状腺癌并侧颈区淋巴结转移。

八、术后复查

1. 术后2个月　TG 231.1ng/ml（↑）；TSH 17.95 μIU/ml（↑）。

ECT显像示：颈部左侧甲状腺位置见放射性浓聚，右侧甲状腺下极少量浓聚灶（图2-14）。

2. 术后6个月　TG 266.2ng/mll（↑）；TSH ＞ 100.000μIU/ml。

甲状腺超声：甲状腺切除术后，原甲状腺区未见占位病变。双侧颈部未见异常肿大淋巴结（图2-15）。

3. 术后12个月　TG 80.85ng/mll（↑）；TSH 0.03μIU/ml（↓）。

颈部ECT显像示：颈部甲状腺位置未见明显放

射性浓聚灶（图2-16）。

甲状腺超声：右侧颈部Ⅱ、Ⅲ区数个淋巴结，直径0.4～2.4cm，伴液化，血供丰富，淋巴结门未显示，最大者位于Ⅱ区，血供丰富，伴液化。左侧颈部未见异常肿大淋巴结（图2-17）。

九、病例小结

甲状腺射频消融术具有创伤小、操作简便及并发症少等优势。目前主要应用于治疗甲状腺功能正常或亢进的良性结节、囊性或囊性为主的良性结节、无法手术或无手术意愿的复发性甲状腺癌患者。对于恶性可能性大的甲状腺肿物患者，手术治疗仍为首选治疗方案。射频消融术处理早期原发性甲状腺癌的相关研究较少，其远期治疗效果尚不明确，对原发灶复发与淋巴结转移的治疗效果亦不明确。本例患者射频消融术后广泛淋巴结转移，有远

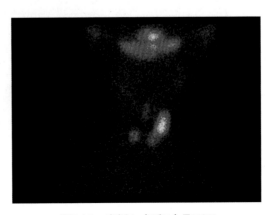

图2-14　病例4　术后2个月ECT

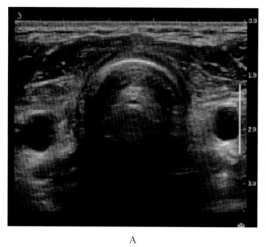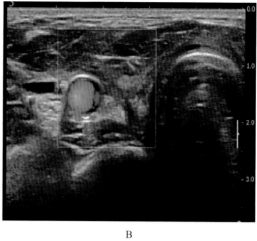

A   B

图2-15　病例4　术后6个月超声

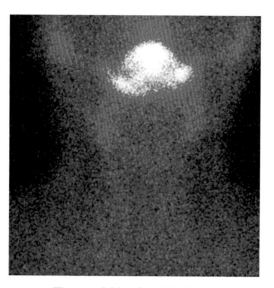

图2-16　病例4　术后12个月ECT

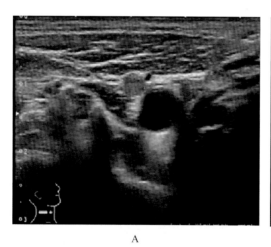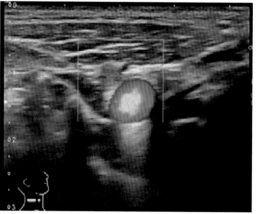

A   B

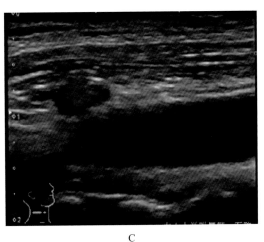

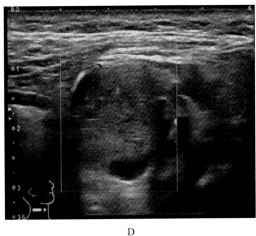

C   D

图2-17　病例4　术后12个月超声

处转移的风险，应密切随访。

参 考 文 献

Leenhardt L，Erdogan MF，Hegedus L，et al. 2013

European thyroid association guidelines for cervical ultrasound scan and ultrasound guided techniques in the postoperative management of patients with thyroid cancer ［J］. Eur Thyroid J，2013，2（3）：147-159.

病例5　甲状腺癌并双侧颈部、纵隔淋巴结转移

一、简要病史

患者女，25岁。主诉：查体发现甲状腺结节1个月余。

既往史：无特殊病史。

二、影像学检查

（一）甲状腺彩超

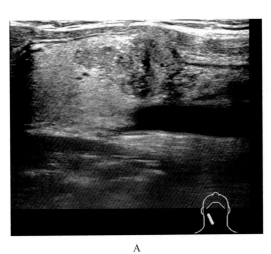

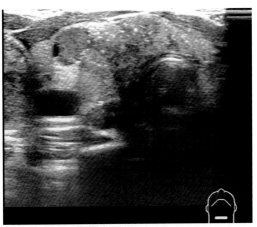

A   B

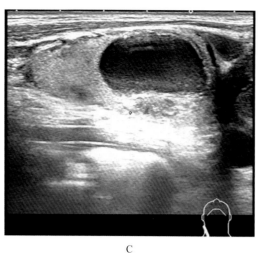

C

图2-18　病例5　甲状腺彩超

1. 超声描述　甲状腺右叶体积增大，形态不对称，右叶及峡部实质内低回声结节，大者近右叶峡部，大小约2.6cm×2.4cm×1.6cm，形态规则，边缘不规则，可见砂砾样强回声，另于实质内探及多个结节，大者约0.9cm×0.5cm，边界清，内呈网格状，余回声不均。气管周围探及数个淋巴结，大者约1.3cm×0.9cm，形态饱满，皮髓质分界清。双侧颈部Ⅳ区探及数个淋巴结回声大者约4.5cm×2.9cm×2.0cm，边界清，内呈囊实性。

2. 超声诊断　甲状腺双侧实性占位（右叶中上、左叶中下）TI-RADS 5类；甲状腺双侧叶结节TI-RADS 3类；甲状腺左叶钙化灶；颈部多发淋巴结肿大。

3. 超声解析　甲状腺乳头状癌是最常见的甲状腺肿瘤，占甲状腺癌的75%～80%。超声表现为实性低回声或极低回声结节；形态不规则或纵横比＞1；边缘毛糙或微小分叶状；伴有微小钙化或粗大钙化。本病例甲状腺右叶体积增大，形态不对称，

右叶及峡部实质内低回声结节，大者近右叶峡部，大小约2.6cm×2.4cm×1.6cm，形态不规则，边缘不规整，结节内可见砂砾样强回声。超声提示甲状腺右叶及峡部结节，符合甲状腺可疑恶性结节超声表现，TI-RADS 5类。甲状腺癌易发生淋巴结转移，文献报道，淋巴结转移率可达30%～80%。对于存在高危因素的患者，进行术前颈部淋巴结进行分区超声检测，对治疗方案的选择及患者预后有着重要意义。本病例显示双侧颈部Ⅳ及Ⅵ区多发淋巴结肿大，形态饱满，部分呈囊实性，考虑转移性淋巴结。有研究显示Ⅵ区淋巴结转移率较高的患者，易发生上纵隔淋巴结转移，本例患者双侧颈部Ⅵ淋巴结融合成团，并向胸骨后延伸，提示纵隔淋巴结转移可能性大。超声解析：甲状腺乳头状癌是最常见的甲状腺肿瘤，占甲状腺癌的75%～80%。

（二）颈部＋胸部CT

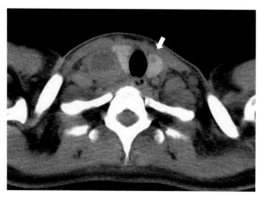

A

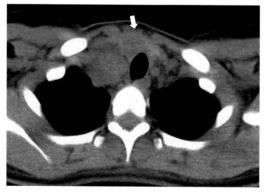

B

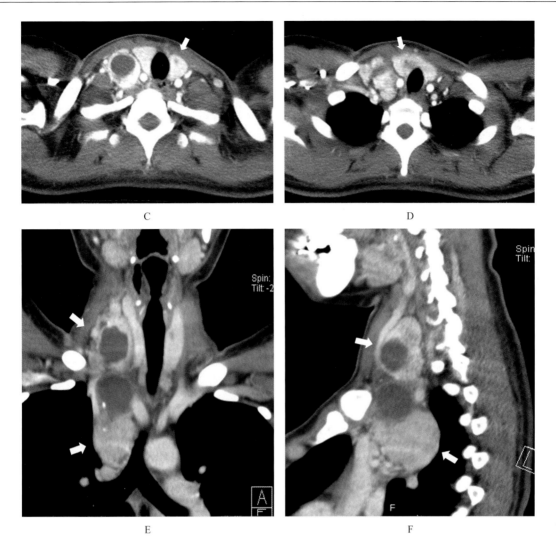

图2-19　病例5　颈部＋胸部CT

1.CT描述　甲状腺右叶体积增大，形态不对称，双侧甲状腺实质内见多发低密度结节，大者近右叶近峡部，大小约2.6cm×2.4cm×1.6cm，左侧叶结节大者约0.9cm×0.5cm，CT平扫边缘不清，增强扫描呈不均匀强化，边缘不清。双侧颈部Ⅳ区、上纵隔见多个肿大淋巴结，大者位于右侧，约4.5cm×2.9cm×2.0cm，边界清，邻近血管受压移位，颈部部分呈囊实性改变，增强扫描实性部分明显强化，与甲状腺强化程度相似。另双肺内见多发小结节灶，大者直径约1.5cm，增强扫描明显强化。

2.CT诊断　颈部及纵隔囊实性肿物，双肺多发结节灶，符合甲状腺恶性肿瘤并颈部、上纵隔淋巴结、双肺转移CT表现。

3.CT解析　本例CT表现较为典型，特点为平扫右叶近峡部、左叶结节边界相对清晰，增强扫描病灶边缘明显强化，使结节边缘变模糊不清，同时

伴有颈部明显肿大淋巴结，提示甲状腺恶性肿瘤。

三、初步诊断

①甲状腺结节，颈部淋巴结转移待排；②双肺结节，甲状腺癌肺转移待排。

四、手术情况

1.手术名称　甲状腺全切＋中央区及左颈部Ⅲ、Ⅳ、Ⅴ及右颈部Ⅱ、Ⅲ、Ⅳ淋巴结清扫术＋胸骨劈开纵隔淋巴结清扫术。

2.术中情况　探查见甲状腺右叶近峡部触及质硬结节，大小约2.0cm×3.0cm，无包膜，边界不清，突破甲状腺被膜浸润气管壁。双侧Ⅵ区淋巴结质硬，融合成团，向下延伸至胸骨后上纵隔内。右侧Ⅲ、Ⅳ区淋巴结融合，与颈内静脉及无名静脉粘连，向内下延伸至锁骨后上纵隔内。左侧Ⅳ区多发

淋巴结质硬。决定行甲状腺全切＋中央区及左颈部Ⅲ、Ⅳ、Ⅴ及右颈部Ⅱ、Ⅲ、Ⅳ淋巴结清扫术＋胸骨劈开纵隔淋巴结清扫术。自气管表面锐性切除肿瘤，完整切除甲状腺峡部，送检快速病理示（峡部）甲状腺乳头状癌。仔细分离双侧喉返神经，注意保护双侧喉返神经及双侧上甲状旁腺，完整切除甲状腺双侧叶。沿双侧喉返神经向下分离，清扫双侧Ⅵ区淋巴结，发现双侧下甲状旁腺被质硬融合转移淋巴结浸润，无法保留，无法移植。于胸骨上做纵行切口，劈开胸骨至剑突，切除剑突。探查上纵隔内见肿大融合淋巴结，大小约4.0cm×5.0cm。浸

润左右头臂静脉、右侧头臂干及右锁骨下动脉，与右侧Ⅵ区及Ⅳ区淋巴结延续。仔细分离上述解剖结构，并分离右侧喉返神经勾绕右锁骨下动脉处。完整切除纵隔内淋巴结。取双侧胸锁乳突肌前缘入路，打开血管鞘，仔细分离并保护双侧颈内静脉、迷走神经、膈神经、颈总动脉、副神经，依次清扫左颈部Ⅲ、Ⅳ、Ⅴ区及右颈部Ⅱ、Ⅲ、Ⅳ区淋巴结。术毕。

五、术后病理

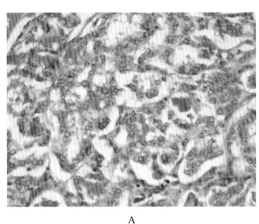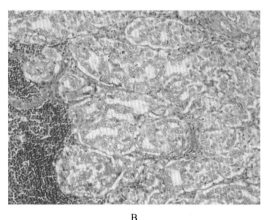

A	B

图2-20　病例5　术后病理

A.甲状腺内原发癌肿瘤细胞滤泡状排列，细胞核磨玻璃样，核膜清晰（200×）；B.淋巴结内转移癌灶呈滤泡状生长，细胞排列拥挤，染色质淡染，可见纤维血管分割。左下角见残存的淋巴组织（100×）

1.术后石蜡病理　"左叶"癌巢2处，直径0.4～0.5cm，"峡部"癌巢切面积2cm×1.8cm，"右叶"癌巢直径0.3cm，伴"左颈部Ⅲ、Ⅳ、Ⅴ区"淋巴结（3/28枚）、"右颈部Ⅱ、Ⅲ、Ⅳ区"淋巴结（3/8枚）、"中央区"淋巴结（2/2枚）及"纵隔"淋巴结（1/6枚）查见转移癌。

2.病理解析　本例为一名多灶性甲状腺乳头状癌病例，淋巴结内转移癌形态与甲状腺内病灶相同，滤泡、实性或梁状排列，分化好的区域可以观察到具有纤维血管轴心的乳头结构，细胞低柱状或立方状，胞质丰富嗜伊红，细胞核具有明显的乳头状癌核特征，表现为磨玻璃核、核增大、排列拥挤、核膜不规则，可见核沟及核内假包涵体等。免疫组化染色：HBME1、CK19、Galectin-3呈阳性表达，而TPO和CD56表达缺失。

鉴别诊断：①淋巴结内异位甲状腺滤泡。正常甲状腺滤泡分化较好，细胞核小圆形，位于基底部，

具有细腻的颗粒状染色质，核仁不明显，腔内充满胶质。若有砂砾体或者磨玻璃核的存在提示转移性癌可能。②淋巴结内其他类型转移癌。李小刚等对608例甲状腺癌进行了临床病理分析，发现乳头状癌、无具体分类腺癌、滤泡性甲状腺癌、髓样癌和未分化癌的淋巴结转移阳性率分别为56.3%、46.5%、45.5%、69.2%、37.5%，其中髓样癌最易合并局域淋巴结转移，因此在诊断淋巴结内转移癌时要仔细观察肿瘤细胞的形态，是否具有乳头状癌样核特征，能否观察到砂砾体或淀粉样变等亦有助于鉴别。

六、最后诊断

①甲状腺乳头状癌；②颈部淋巴结并纵隔淋巴结转移；③双肺结节，甲状腺癌肺转移待排。

七、病例小结

甲状腺乳头状癌转移至纵隔及双肺较为少见，

多数已无法手术，本例通过手术切除了除双肺转移灶外的其他病灶。术后复查两年半，肺的转移灶无进展，其他部位也未出现复发病灶。手术仍然是可切除的甲状腺癌的首选治疗方法，且在初次手术中尽量清除病灶，患者可获得较大受益。

参 考 文 献

李小刚，黄治虎，魏松峰，等. 608例甲状腺癌临床病理分析［J］. 当代医学，2020，26（1）：67-69.

病例6　甲状腺癌多次颈部淋巴结转移

一、简要病史

患者男，56岁，主诉：发现左颈部肿物10余天。既往无特殊病史。

二、影像学检查

甲状腺彩超

1.超声描述　甲状腺大小形态尚可，左叶实质回声不均，其内可探及混合型结节，大小约3.7cm×1.6cm×2.0cm，可见斑片状回声，后方伴声影，CDFI：内见较丰富血流信号，V_{max}16cm/s，RI 0.58。左侧颈部探及实性低回声结节，大小约2.8cm×1.9cm×2.5cm，边界清晰，内回声欠均匀，内可探及内见较丰富血流信号，V_{max}37.2cm/s，RI 0.89。右叶实质回升不均，可探及两个无回声信号，大者约0.3cm×0.2cm×0.3cm，形态规则，边界显示清，右侧颈部未探及异常结节回声。

2.超声诊断　①符合甲状腺左侧叶癌并左颈部淋巴结转移；②结节性甲状腺肿（右侧叶）。

三、初步诊断

甲状腺结节，甲状腺癌待排。

四、术中情况

1.手术名称　甲状腺全切＋中央区淋巴结清扫术＋左Ⅱ、Ⅲ、Ⅳ区淋巴结清扫术。

2.术中探查　甲状腺左叶触及质硬结节，大小约1.5cm×1.5cm，无包膜，边界不清，未突破甲状腺被膜；右叶触及质硬结节，大小约0.3cm×0.3cm，无包膜，边界不清，未突破甲状腺被膜。切除左叶甲状腺，清扫中央区淋巴结。切除物送快速冷冻病理，结果示：（左）甲状腺微小乳头状癌，"中央区淋巴结"查见癌。切除右叶甲状腺。做左颈部弧形延长切口，探查并清扫左侧颈部Ⅱ、Ⅲ、Ⅳ组淋巴结。探查右侧颈血管鞘，未探及明显肿大淋巴结。关闭切口，术毕。

五、术后病理

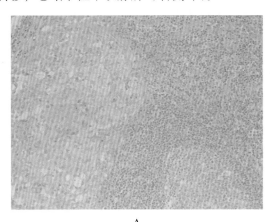

A　　　　　　　　　　B

图2-21　病例6 甲状腺术后病理

1.术后石蜡病理 左叶为甲状腺微小乳头状癌，切面积约0.9cm×0.7cm，伴纤维化及钙化；右叶为结节性甲状腺肿，未查见癌；Ⅵ区淋巴结（3/3枚）查见转移癌；"左颈部Ⅱ区"淋巴结（3/3枚）查见转移癌；"左颈部Ⅲ区"淋巴结（1枚）及"左颈部Ⅳ区"淋巴结（10枚）均未查见癌。

2.病理解析 甲状腺乳头状癌是最常见的甲状腺癌，约占90%，临床上肿瘤最大直径≤1cm的乳头状癌被称为甲状腺微小乳头状癌，其临床特点主要包括女性多发，青年患者（＜45岁）较多，多灶性生长倾向和易发生颈部淋巴结转移，组织学形态与甲状腺乳头状癌一致（参考第1章第三节病例5）。一项3607例的回顾性研究发现，甲状腺微小乳头状癌有淋巴结转移倾向，男性、年龄＜45岁、肿瘤直径≥0.7cm，肿瘤多灶性生长的患者中央区淋巴结转移风险较高，但是甲状腺微小乳头状癌总体10年生存率良好，淋巴结转移、年龄、性别、肿瘤直径、肿瘤多灶性与生存率无明显直接关系，足够的原发灶及淋巴结手术范围和术后内分泌抑制治疗，是保证PTMC患者良好生存率的基础条件。

六、最后诊断

甲状腺乳头状癌，颈部多发淋巴结转移。

七、术后随访

1.术后3个月、10个月行[131]I治疗两次，恢复可。

2.术后第4年外院行左颈部Ⅱ区淋巴结清扫术，术后行[131]I治疗两次；术后第5、6年外院行左颈淋巴结清扫两次；3次术后病理均证实为甲状腺乳头状癌转移。

3.术后第7年患者再次出现左颈部及颌下淋巴结转移，并逐渐破溃（图2-22）。我院行超声检查（见本病例第八部分）。至上级医院行第5次左颈部淋巴结清扫术，再次证实为甲状腺乳头状癌转移，术后经基因检测证实，对[131]I治疗不敏感，建议行乐伐替尼靶向治疗，因经济原因未行靶向治疗。

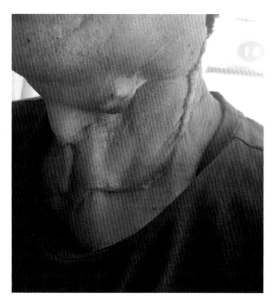

图2-22 术后第7年颈部结节

4.术后第8年，第5次左颈淋巴结清扫术后3个月余复查，再次发现怀疑转移颈部淋巴结，现患者准备行靶向药物治疗。

八、术后第7年颈部超声

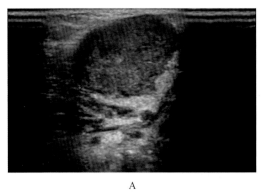

A

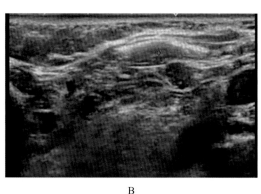

B

图2-23 术后第7年甲状腺超声

A.左侧颌下肿大淋巴结，形态饱满，皮髓质分界不清；B.左颈部Ⅳ区探及淋巴结回声，形态呈类圆形，皮髓质分界不清

1.超声描述　甲状腺全切术后，原甲状腺区域未探及结节回声，左侧颈部Ⅳ区探及数个淋巴结回声，大者位于近胸锁关节处皮下脂肪层内，大小约0.5cm×0.4cm，边界清晰，皮髓质分界不清；左侧颌下探及一低回声结节，大小约2.4cm×2.4cm×1.7cm，边界清晰，内回声不均，CDFI示边缘可见血流信号；右颈部未探及明显肿大淋巴结回声。

2.超声诊断　甲状腺术后；左侧颈部Ⅳ区淋巴结肿大；左侧颌下低回声结节，考虑肿大淋巴结。

3.超声解析　甲状腺乳头状癌经手术及辅助治疗后预后较好，但仍有30%的患者可再发生颈部淋巴结转移，转移淋巴结的特点包括形态饱满（淋巴结长径与短径的比值<2）、皮髓质分界消失、皮质内出现钙化、高回声、无回声及边缘型血流信号。有研究表明，手术时颈部淋巴结转移、年龄、甲状腺包膜侵犯等因素增加局部复发和远处转移的风险。Ⅲ、Ⅳ区淋巴结是最常见的转移部位，中央区淋巴结转移较少见，可能与手术过程中常规清扫中央区淋巴结有关。此患者甲状腺术后行两次颈部淋巴结清扫术，现再次出现颈部淋巴结转移，淋巴结转移的特点比较典型，但应和良性淋巴结增生、瘢痕相鉴别。良性淋巴结增生的特点包括形态呈椭圆形，皮髓质分界清楚，有淋巴结门结构，而转移淋巴结形态呈圆形，皮髓质分界不清，皮质内出现钙化、高回声及无回声；瘢痕组织回声较低，形态不规整，边界欠清，可伴有钙化灶，无明显浸润征象，CDFI示周边及内部血流信号较少或无血流信号，与甲状腺癌术后复发鉴别困难，可动态观察或进行FNA，瘢痕组织随时间推移低回声逐渐缩小、均匀，呈条索状，而复发者接近原肿瘤病理类型和组织回声，有浸润征象，短期内迅速生长，如果位于甲状腺床旁时应与残余腺体相鉴别，残余甲状腺腺体回声较低、分布均匀如有甲状腺炎者可欠均匀，彩色多普勒血流显像示残余腺体中血流信号略丰富或血流信号稀少。

九、病例小结

对于反复复发的甲状腺乳头状癌患者，术前要与患者家属充分沟通，防范医疗纠纷。乳头状癌是恶性程度较低的甲状腺癌病理类型，但有10%左右会变为复发、难治患者，反复出现复发、转移。其中约95%的复发转移都发生在颈部，侵犯重要结构少见。在疾病持续/复发的患者中，颈部或纵隔淋巴结转移占74%，甲状腺残叶的复发占20%，气管或邻近肌肉的受累占6%。复发转移后，因再次手术的难度、风险明显增加，所以选择再次手术时，始终要权衡手术风险和获益，在减少医源性损伤的同时降低肿瘤复发和死亡风险。应由具有丰富临床经验的甲状腺专科医师进行手术，有时需胸外科、血管外科、耳鼻喉科（头颈外科）、骨肿瘤科、整形外科、ICU的多科协作，尽可能切除肉眼可见的肿瘤对于控制肿瘤局部复发十分重要。对于不能手术者，可采取^{131}I治疗，但研究证实，这10%的患者中，^{131}I只能对1/3的患者起效，对剩余的2/3患者最多只能是短暂有效。

参考文献

徐乐，徐雅男，王家东. 甲状腺乳头状微小癌3607例淋巴结转移及生存率相关因素分析 [J]. 中华耳鼻咽喉头颈外科杂志，2017，52（4）：267-272.

Schneider DF, Chen H, Sippel RS. Impactoflymphnode ratio onsurvival inpapillary thyroid cancer [J]. Ann Surg Oncol, 2013, 20（6）：1906-1911.

病例7　甲状腺癌1个月后二期手术

一、简要病史

患者女，9岁。主诉：发现颈部肿物5个月余。

甲状腺FNA：见甲状腺滤泡上皮细胞，排列拥挤，呈片状、乳头状、团状排列，核不规则，见核沟及似见核内假包涵体；诊断倾向于甲状腺乳头状癌。

二、影像学检查

（一）甲状腺超声（初次手术前）

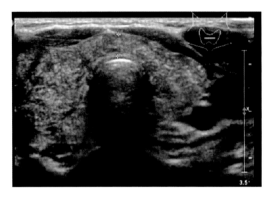

图2-24　病例7 甲状腺超声（初次手术前）

1.超声报告　左叶甲状腺大小约45mm×
14mm×14mm，右叶甲状腺大小约57mm×21mm×
19mm，峡部厚约5mm。双侧甲状腺回声不均匀，
光点粗大，可见散在强光点。右叶甲状腺中部内见
一个低回声团块，大小约6mm×6mm，边界欠清，
未见明显包膜，内部回声均匀，团块内未见明显强
光点，CDFI：团块内血供不丰富，双侧甲状腺探
及稍丰富的血流信号。甲状腺周围未探及明显肿大
淋巴结回声。

2.超声诊断　甲状腺实质弥漫性钙化，TI-
RADS5类，考虑甲状腺弥漫性硬化型乳头状癌可
能性大。

3.超声解析　声像图上是一例典型的甲状腺弥
漫性硬化型乳头状癌。甲状腺弥漫性硬化型乳头状
癌是甲状腺乳头状癌的一个亚型，约占所有甲状腺
乳头状癌的1.8%。弥漫性硬化型乳头状癌容易出现
淋巴结转移和远处转移，不过最新的研究发现，弥
漫性硬化型乳头状癌规范治疗后的长期预后与其他
亚型的甲状腺乳头状癌并没有显著差异。甲状腺弥
漫性硬化型乳头状癌主要发生在年轻女性。组织学
上，甲状腺弥漫性硬化型乳头状癌表现为致密的纤
维性硬化、大量鳞状上皮化生、片状密集的淋巴细
胞浸润、大量的砂砾体以及小的乳头状结构弥散分
布于扩张的淋巴管内。肿瘤可以累及一侧或两侧甲
状腺叶，通常不会形成一个肿物样结构。

甲状腺弥漫性硬化型乳头状癌的这些病理学特
征使其在声像图上具有显著的特征，通常显示为甲
状腺内弥漫或片状分布的区域内有大量簇状分布的
微钙化（砂砾体），但一般无明显的肿物感。也有
一部分的甲状腺弥漫性硬化型乳头状癌可以伴有小
片状的低回声，病变可以局限于一侧甲状腺内，也
可以双侧均累及。

（二）甲状腺超声（二期手术前）

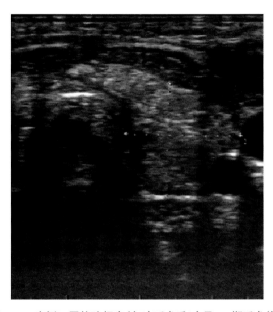

图2-25　病例7 甲状腺超声（初次手术后1个月，二期手术前）

1.超声描述　左叶甲状腺大小约41mm×
12mm×12mm，右叶甲状腺已切除。左叶光点增
粗，内部回声不均匀，内见散在多个砂砾状强光
点，充满全叶，内似见低回声灶。CDFI：上述团
块血流1级。双侧颈部区可见多个淋巴结回声，最
大约23mm×9mm，边界清晰，类圆形，皮髓质分
界不清，淋巴结门消失。CDFI：上述淋巴结内可
见混合型血流信号。双侧锁骨上区未探及明显肿大
淋巴结回声。

2.超声诊断　甲状腺左叶回声改变伴充满砂砾
状钙化灶，考虑弥漫硬化性甲状腺癌可能。右叶甲
状腺已切除。双侧颈部多发淋巴结，考虑转移性淋
巴结。双侧锁骨上区未见明显肿大淋巴结。

3.超声解析　左叶结节较1个月前无明显变化。

（三）颈部CT

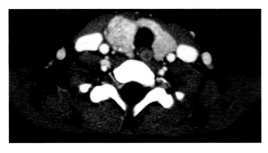

图2-26　病例7 颈部CT（初次手术前）

甲状腺右叶及峡部肿大并可见多个轮廓不清结节，双侧颈鞘（右侧明显）、锁骨上窝、甲状腺下极纵隔入口区域均可见多个肿大淋巴结，不均匀强化；气管轻度受压左移

1.CT报告　甲状腺右叶及峡部肿大并可见多个轮廓不清结节，双侧颈鞘（右侧明显）、锁骨上窝、甲状腺下极纵隔入口区域均可见多个肿大淋巴结，不均匀强化；气管轻度受压左移。

2.CT诊断　考虑甲状腺（右叶及峡部）癌并多发淋巴结转移。

3.CT解析　本例CT征象主要为甲状腺右叶边缘不清的结节，其内见多发点状微小钙化，增强扫描明显不均匀强化，病灶向前突出于甲状腺轮廓之外，伴有颈部多发肿大淋巴结，首先考虑甲状腺癌并颈部多发淋巴结转移。

三、初步诊断

甲状腺结节，甲状腺癌待排。

四、手术情况

（一）初次手术

1.手术名称　甲状腺右叶切除＋右Ⅱ、Ⅲ、

Ⅳ、Ⅴ区淋巴结清扫术。

2.术中探查　发现右颈Ⅲ、Ⅳ区多发肿大淋巴结，予以切除部分淋巴结，送术中病理：右颈Ⅲ区淋巴结未见癌（0/1）。右颈Ⅳ区淋巴结可见癌（1/2）。于颈白线切开并牵开舌骨下肌群，显露双侧甲状腺，见右叶甲状腺弥漫性质韧，其上极可及一小结节，直径约1cm，质硬，边界欠清，与周围无明显粘连，甲状腺左叶未触及明显异常。完整切除右叶甲状腺，打开右侧颈动脉鞘，将右颈Ⅱ、Ⅲ、Ⅳ、Ⅴ区淋巴结及脂肪组织一并清扫。于左侧胸锁乳突肌内缘切开，见左颈Ⅳ区一肿大淋巴结，切除送术中病理：左颈Ⅳ区淋巴结镜检淋巴结一枚，可见癌。因再行左颈清扫创伤较大，与家属讨论后决定二期处理。冲洗创口，彻底止血，置胶管引流后，逐层关闭切口。切除的腺体检查未见甲状旁腺。

（二）二期手术（1个月后）

1.手术名称　甲状腺左叶切除术＋左Ⅱ、Ⅲ、Ⅳ、Ⅴ区淋巴结清扫术。

2.术中探查　甲状腺左叶局部质地稍硬，未触及明显肿物，边界清，与周围无明显粘连，右叶甲状腺缺如。用超声刀分别切断左侧甲状腺上、下极和中静脉。分离暴露左侧喉返神经并保护，切除左叶甲状腺全部腺体，清扫左颈Ⅵ区淋巴结，打开左侧颈动脉鞘，将左颈Ⅱ、Ⅲ、Ⅳ、Ⅴb区淋巴结及脂肪组织一并清扫，冲洗创口，彻底止血，置胶管引流后，逐层关闭切口。切除的腺体检查未见甲状旁腺。

五、术后病理

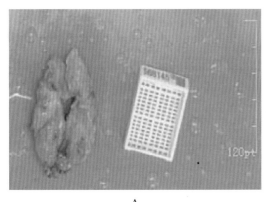

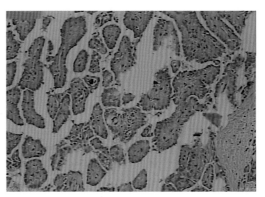

A

B

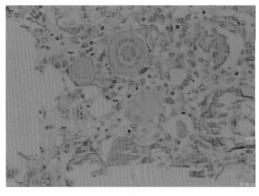
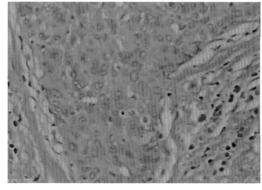

C   D

图2-27　病例7　术后病理

1. 术后石蜡病理

（1）第一次手术：右侧甲状腺、甲状腺右残叶结合免疫组化及形态，符合甲状腺乳头状癌。肿瘤呈多灶，最大径约1cm。脉管可见肿瘤。右颈Ⅳ区淋巴结（1/3）、左颈Ⅳ区淋巴结（1/1）冷冻送检可见肿瘤。右颈Ⅲ区淋巴结（0/1）冷冻送检未见肿瘤。气管前淋巴结（2/2）、右颈Ⅱa区淋巴结（3/10）、右颈Ⅲ区淋巴结（3/13）、右颈Ⅵ区淋巴结（4/5）送检淋巴结可见肿瘤。右颈Ⅴb区淋巴结未见肿瘤（0/5）。右颈Ⅳ区淋巴结镜检纤维结缔组织未见肿瘤。

（2）第二次手术：左叶甲状腺符合甲状腺乳头状癌，伴多灶钙化。镜下肿瘤呈散在多灶性，最大直径较难评估。可见脉管侵犯。另见淋巴结（4/4）可见癌转移。左颈Ⅱ区淋巴结（1/7）、左颈Ⅳ区淋巴结（2/13）、左颈Ⅵ区淋巴结（3/6）可见癌转移；左颈Ⅲ区淋巴结（0/11）、左颈Ⅴ区淋巴结（0/2）未见癌转移。

2. 病理解析　PTC是最常见类型的甲状腺癌，虽然甲状腺乳头状癌的整体生存率较高，但仍有部分患者可以发生复发、转移甚至死亡，其中多灶性是预后不良的重要因素。多灶性甲状腺乳头状癌（muhifocal papillary thyroid carcinoma，MPTC）在PTC患者中发生率较高，可达80%，其中甲状腺双侧叶均有病灶者可达60%。MPTC可以表现为一个较大的病灶伴发一些微小病灶，也可以全部都为微小病灶，与单灶性PTC相比MPTC更易于发生淋巴结转移、侵犯脉管和复发。关于双叶MPTC与单叶多灶性MPTC在年龄、性别、肿瘤体积、淋巴结转移及伴发桥本炎方面仍无统一意见，Qu等认为双叶MPTC比单叶MPTC具有更高的恶性潜能，邱贝等认为双叶MPTC是癌灶腺外浸润性生长、中央区和侧区淋巴结转移的独立相关因素，而Kim等认为两组之间并无差异。MPTC病理组织形态与单灶PTC相同，关于MPTC的发生目前有两种不同的理论，一种认为多发病灶在起源上是一致的，单个病灶在腺体内的转移产生多发病灶；另一种则认为多发病灶在起源上是各自独立的，然而无论MPTC起源如何，多灶性都与局部、远处转移和肿瘤复发密切相关。MPTC可以伴发结节性甲状腺肿及桥本甲状腺炎，目前认为RET/PTC基因重排对甲状腺乳头癌多灶性形成中具有积极的作用。本例患者为双叶MPTC，伴有腺内播散、脉管侵犯及多组淋巴结转移，需要严密随诊监测预后。

六、最后诊断

甲状腺乳头状癌，颈部多发淋巴结转移。

七、病例小结

小儿甲状腺癌一般是指发生在15岁以下的儿童中，与成年甲状腺癌患者比较，小儿甲状腺发展迅速、转移高，少数以淋巴结肿大为首发症状，易误诊为单纯性淋巴结肿大从而延误病情，临床上我们对小儿颈部肿物需要警惕甲状腺疾病，对小儿甲状腺结节优选FNA了解结节性质，对双侧甲状腺（多灶性）癌的手术方式选择尤为谨慎，并且对相关的功能保留尤为重要。

参考文献

基于倾向评分匹配分析甲状腺乳头状癌多灶性对不良预后的影响［J］. 中华医学杂志，2019，99（30）：2332-2336.

Chow SM，Law SC，Chan JK，et al. Papillary microcarcinoma of the thyroid-Prognostic significance of lymph node metastasis and multifocality［J］. Cancer，2003，98（1）：31-40.

Kim HJ，Sohn SY，Jang HW，et al. Multifocality，but not bilaterality，isa predictor of disease recurrence/persistence of papillary thyroid carcinoma［J］. World Journal of Surgery，2012，37（2）：376-384.

Qu N，Zhang L，Wu WL，et al. Bilaterality weighs more than unilateral multi focality in predicting prognosis in papillary thyroid cancer［J］. Tumor Biology，2016，37（7）：8783-8789.

Salter KD，Andersen PE，Cohen JI，et al. Central nodal metastases in papillary thyroid carcinoma based on tumor histologic type and focality［J］. Arch Otolaryngol Head Neck Surg，2010，136（7）：692-696.

Zheng X，Xia T，Lin L，et al. BRAFV600E status anclinical characteristics in solitary and multiple papillary thyroid carcinoma：experience of 512 cases at a clinical center in China［J］. World J Surg Oncol，2012，10：104.

病例8　甲状腺癌伴发气管腺样乳头状瘤

一、简要病史

患者男，50岁。体检发现右侧甲状腺结节3个月入院。

既往史：胃溃疡出血史。

甲状腺细针穿刺细胞学检查：（右侧甲状腺）甲状腺乳头状癌。

基因检测：BRAF V600E（1799T＞A）突变阳性。

二、影像学检查

（一）甲状腺超声及超声造影

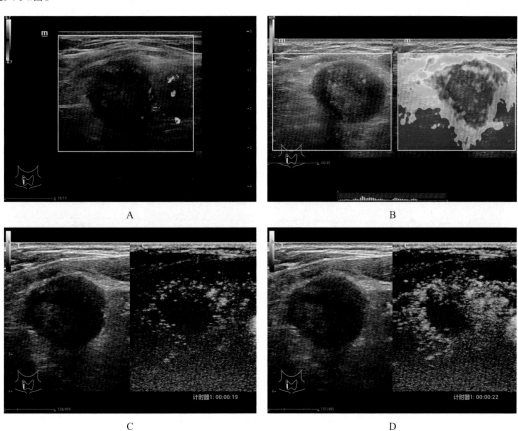

A

B

C

D

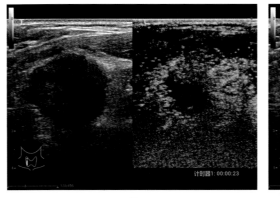 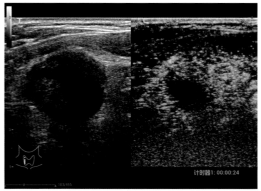

E   F

图2-28　病例8 甲状腺超声

1.超声描述　右侧甲状腺体积局限性增大，包膜光整，实质回声不均匀，在实质内见一个低回声结节，大小约1.8cm×1.8cm，位于下极，呈直立状，边界不清，内部回声不均，后方回声衰减，CDFI示结节周边可见血流信号。

2.超声诊断　右侧甲状腺结节TI-RADS 4C类，双侧颈部淋巴结探及。

3.超声解析　这是一例典型的甲状腺癌。超声特征有：①纵径大；②回声较实、极低；③边缘不规整，毛糙；④超声造影不均性低增强；⑤弹性评分4～5分。综上，该结节拟诊断为TI-RADS 4C类或者TI-RADS 5类。

（二）颈部强化CT

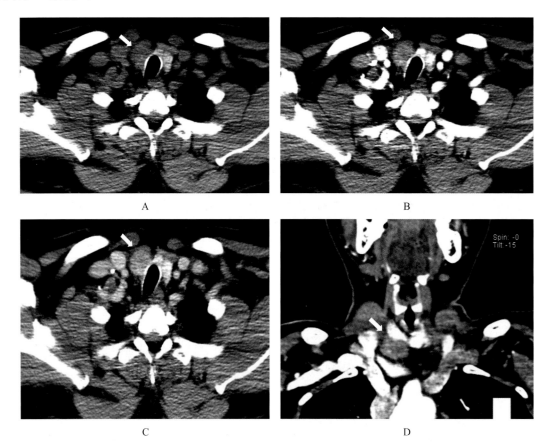

A   B

C   D

图2-29　病例8 颈部强化CT

甲状腺右侧叶下极结节，最大层面结节大小约21mm（左右）×23.9mm（前后）。病灶略分叶，边界模糊不清，其内见散在微小钙化，病灶外缘突破甲状腺包膜，增强扫描呈轻中度渐进性不均匀强化（平扫约46Hu，增强扫描早期74Hu，晚期约83Hu）。肿物与气管界线不清。颈部扫描层面未见明显肿大淋巴结

1.CT报告　甲状腺右侧叶下极结节，最大层面结节大小约21mm（左右）×23.9mm（前后）。病灶略分叶，边界模糊不清。病灶外缘突破甲状腺包膜；病灶平均密度，平扫约46Hu，增强扫描早期74Hu，晚期约83Hu。强化不均匀。甲状腺中央区及两侧颈部扫描层面未见明显肿大淋巴结。右上肺微小结节，考虑增殖钙化灶；纵隔多发细小淋巴结显影。

2.CT解析　病灶位于甲状腺右侧叶下极，平扫呈低密度，病灶突破甲状腺包膜并向周围生长，与邻近气管右侧壁界线不清，增强扫描不均匀强化。冠状位重建图像示结节源自甲状腺右叶下缘并向下突出至锁骨上水平。病灶具有一定侵袭性，需要注意病灶内散在微小点状钙化对本例诊断较有意义，需首先考虑乳头状癌可能。

三、初步诊断

甲状腺结节，甲状腺乳头状癌待排。

四、手术情况

1.手术名称　右侧甲状腺癌扩大根治术（右侧甲状腺叶及峡部切除＋右Ⅵ区淋巴结清扫＋右侧带状肌部分切除）＋左侧甲状腺近全切＋左Ⅵ区淋巴结清扫。

2.术中探查　右侧甲状腺包膜不光整，右侧甲状腺可触及一枚结节，最大径约2.5cm，肿瘤完全突破包膜，侵犯气管及右侧带状肌，剖面呈乳头状结构。颈部Ⅵ区可见多枚黑染的淋巴结。锐性分离峡部与气管壁，刀片仔细刮除气管壁受侵处，切除部分带状肌，全切除右侧甲状腺腺叶及峡部，全切除左侧甲状腺腺叶及峡部，术中冷冻病理提示右甲状腺乳头状癌，大小2.3cm×1.8cm。左甲状腺结节性甲状腺肿。

五、术后病理

1.术后石蜡病理　右侧甲状腺为乳头状癌，大小2.3cm×1.8cm，侵犯周围脂肪组织。左甲状腺为结节性甲状腺肿。右中央区淋巴结0/3阳性，另见癌结节1枚。右喉返神经后方淋巴结0/2阳性。左中央区淋巴结为纤维脂肪组织。喉前组织为甲状腺组织。

2.病理解析　甲状腺肿瘤，组织学形态诊断为甲状腺乳头状癌，诊断明确（图2-30）。但肿瘤较大，结合术中所见，累及气管和右侧带状肌。不易

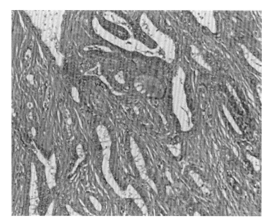

图2-30　病例8　术后病理（甲状腺）

完全切除干净，需注意复发风险。

六、最后诊断

甲状腺乳头状癌。

七、术后1个月发现气管肿瘤及治疗

术后1个月患者出现气急，于呼吸科就诊，支气管镜检查提示声门下2cm处见一新生物导致气管上段管腔狭窄，最窄处直径5mm，给予圈套切除部分新生物后管腔直径扩至约1cm，余未见明显异常，并于1周后再次行支气管镜置入支架：气管镜经鼻顺利插入，声门闭合可，气管环存在，气管上段开口见新生物堵塞管腔，开口狭窄，最窄处约为5mm，予以斑马导丝引导后置入ultraflex覆膜金属支架（18mm×40mm）1枚，气管膨胀良好，给予异物钳调整支架位置后，狭窄改善，隆突锐，活动可，余各叶段支气管未见明显异常。

1.支气管镜活检病理　（气管上段）混合性鳞状细胞及腺样乳头状瘤。免疫组化结果：CK（AE1/AE3）（＋），CK19（＋），TTF-1（基底细胞＋），Thyroglobulin（－），Ki-67（基底细胞＋），P63（＋），P40（＋）。

2.病理解析　显微镜检低倍镜下可见乳头样结构，可见实性片状和腺样结构，由多角形和柱状细胞，肿瘤细胞胞质丰富，核中等大小，异型性不明显，形态结合免疫组化诊断为混合性鳞状上皮及腺样乳头状瘤（图2-31）。需要与甲状腺乳头状癌复发和转移相鉴别。虽然都有乳头样结构，但后者浸润性生长，细胞拥挤，可见核沟和包涵体，可伴有钙化。免疫组化检测，表达TTF-1和TG，而不表达P40和P63。

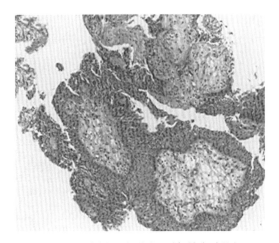

图2-31　病例8　术后病理（气管内肿物）

八、术后7个月病情变化及治疗

出院后患者定期放疗，半年后患者再次因"反复咽痛伴颈部肿胀"前来急诊。

颈部增强CT提示：右侧甲状腺癌扩大根治术后，会厌、喉咽侧壁、声壁软组织肿胀伴右侧会厌谷消失，声门狭窄；右颌下腺肿胀，颈部皮下软组织肿胀，较前有吸收，考虑放疗后改变伴炎症性病变可能，请结合喉镜检查，必要时活检除外肿瘤复发。

给予抗感染等处理后症状好转。

目前随访中。

九、病例小结

甲状腺乳头状癌是甲状腺恶性肿瘤中发展缓慢，预后最好的肿瘤。即使伴有局部的气管浸润性生长，如常规术前CT检查未见明显气管侵犯，或术中肉眼无明显残留，可行局部切除后[131]I治疗，大部分患者预后良好而且生活质量明显提高。而本例患者术后短期出现气管梗阻症状，因为合并有气管内腺样乳头状癌，而术前CT未见肿物，提示该瘤虽为良性，但生长迅速，且范围广，切除难度大，手术创伤大，可给予明确病理后局部放疗治疗。但仍有肿瘤进展、反复气管梗阻的风险。因为两种疾病原发部位较近，需与甲状腺术后气管复发进展相鉴别，以免造成误治，延误病情。

病例9　甲状腺癌（疑难MR影像）

一、简要病史

患者男，43岁。主诉：发现左侧颈前部包块1个月余。

二、影像学检查

（一）甲状腺超声

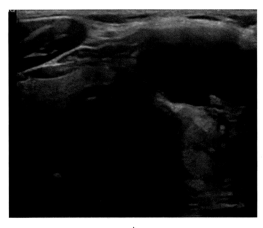
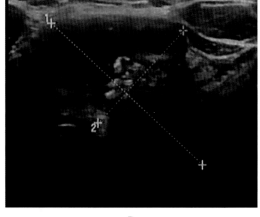

图2-32　病例9　甲状腺超声

1. 超声描述　甲状腺大小形态可，左叶中下实质内探及一低回声结节，大小约 2.0cm×1.7cm×1.3cm，形态欠规则，边缘毛糙，内回声不均，其下前方一囊性包块，3.4cm×3.4cm×2.5cm，实质内回声不均，可见多个点状强回声，二者紧邻，边界不清，相邻颈前肌群受侵，其余实质回升均匀。左侧颈部Ⅳ区淋巴结 1.3cm×0.4cm，皮髓质分界欠清，皮质内可见数处点状强回声。右侧颈部未探及肿大淋巴结。

2. 超声诊断　甲状腺左叶实性占位，TI-RADS 5 类；左侧颈部淋巴结肿大。

3. 超声解析　本病例超声显示左叶中下实质内可见一低回声结节，大小约 2.0cm×1.7cm×1.3cm，形态欠规则，边缘毛糙，内回声不均，其下前方一囊性包块，3.4cm×3.4cm×2.5cm，可见多个点状强回声，二者紧邻，边界不清，相邻颈前肌群受侵。左侧颈部Ⅳ区淋巴结 1.3cm×0.4cm，皮髓质分界欠清，皮质内可见数处点状强回声。根据超声特征符合甲状腺恶性结节合并左侧颈部淋巴结转移超声表现，TI-RADS 5 类。PTC 典型超声特征为实性低回声或极低回声结节，形态不规则或纵横比＞1，边缘毛糙或微小分叶状，伴有微小钙化或粗大钙化。体积较大、形态不规则及靠近被膜的病灶易发生甲状腺外侵犯，超声表现为甲状腺被膜连续性中断，病灶突出于被膜外，侵及周围组织，与之分界不清。PTC 易发生淋巴结转移，文献报道，淋巴结转移率可达 30%～80%，肿大淋巴结超声表现为淋巴结门消失，结构不清，可伴有钙化，高回声光团或囊性变。对于存在高危因素的患者，进行术前颈部淋巴结进行分区超声检测，对于甲状腺对治疗方案的选择及患者预后有着重要意义。

（二）颈部 MRI

1. MRI 描述　甲状腺左叶及峡部见分叶状肿物，内可见囊状略短 T_1 信号及不均匀 FS-T_2WI 稍高信号，局部外凸，边缘欠清，与左侧胸锁乳突肌间脂肪间隙模糊病变内侧与气管壁分界欠清，局部气管受压变形；后方与食管（图 2-33D，星号）间脂肪间隙（白箭）及外侧与颈血管鞘间脂肪间隙清晰。DWI 示病变实性部分表现为不均匀较高信号，囊性部分内亦呈较高信号。

2. MRI 诊断　甲状腺左侧叶囊实性占位性病变，不除外甲状腺癌。

3. MRI 解析　本例从 MRI 信号特点可以判断其为囊实性混合占位性病变，其囊性部分 T_2WI（图 2-33A）为明显高信号，部分囊壁可见明显低信号（图 2-33C），T_1WI（图 2-33D）为稍高信号，提示可能存在出血。实性部分呈现出较明显的异质性，且与内侧的气管壁及左前方胸锁乳突肌均分界欠清，提示可能存在粘连。DWI 病变实性部分弥散受限，一般恶性肿瘤由于细胞异型性大、细胞间质少，可导致水分子扩散运动受限，表现为 DWI 较高信号，因此本例不能除外恶性肿瘤的可能性。

三、初步诊断

左侧甲状腺结节，甲状腺癌待排。

四、手术情况

1. 手术名称　甲状腺全切＋中央区淋巴结清扫术＋左侧Ⅱ、Ⅲ、Ⅳ、Ⅴ组淋巴结清扫术。

2. 术中情况　术中见颈前肌群与甲状腺组织粘连重，分离困难，遂切除颈前肌群，充分显露双侧甲状腺。甲状腺左叶质地韧，可触及多发质硬结节，大者约 2.0cm×2.0cm 大小，实性，边界不清。左叶前下方可触及单发质硬结节，4.0cm×3.5cm 大小，囊实性，边界不清，相邻颈前肌群受侵。气管前、气管周围及左侧血管鞘中下段可触及多发肿大淋巴结，大者约 1.0cm×0.5cm 大小，质硬，部分融合。右侧血管鞘未及明显肿大淋巴结。切除左叶及峡部、右叶，送检快速冷冻病理。回报：左叶及峡部甲状腺乳头状癌，2.0cm×1.6cm；右叶结节性甲状腺肿。讨论后决定行甲状腺全切＋中央区淋巴结清扫术＋左侧Ⅱ、Ⅲ、Ⅳ、Ⅴ组淋巴结清扫术。完整切除甲状腺右叶。清扫中央区淋巴脂肪组织。将颈部切口向左延长至约 10cm，在颈深筋膜浅层分离皮瓣，探查左侧颈血管鞘多发肿大质硬淋巴结，较大者有 3 枚，位于胸锁乳突肌上缘近颅底处，约 1.0cm×0.5cm 大小，实性，质硬，边界不清，相互融合，与颌下腺、颈总动脉、颈内静脉关系密切。仔细分离颈总动脉、迷走神经、颈内静脉，由下至上依次清扫Ⅳ、Ⅲ、Ⅱ组淋巴结，切除部分粘连颌下腺。注意保护膈神经、胸导管，结扎小淋巴管。探查Ⅴ组区域，未见明显肿大淋巴结，清扫Ⅴ区淋巴结。术毕。

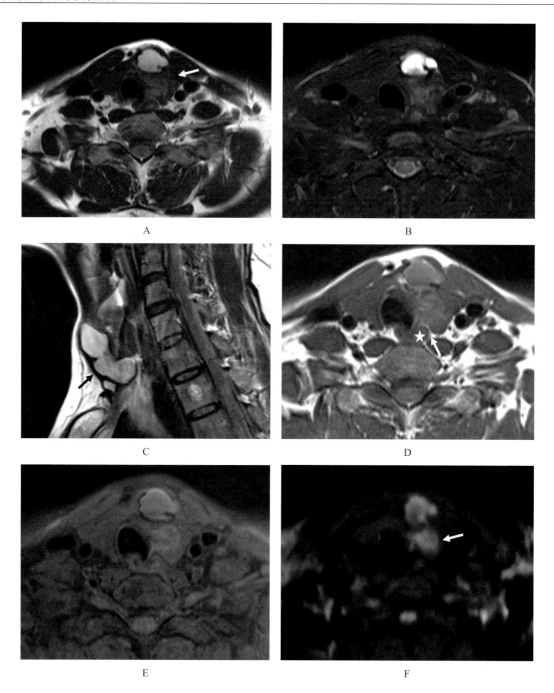

图2-33 病例9 颈部MRI

五、术后病理

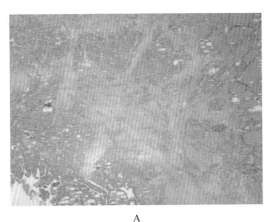
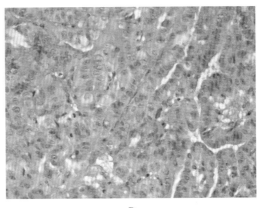

A　　　　　　　　　　　　　　　　　　　　　B

图2-34　病例9　术后病理

A.肿物被纤维间隔分割为分叶状结构，侵入周围正常甲状腺滤泡；B.癌细胞呈梁状、腺泡状排列，可见纤细的纤维血管轴心，细胞排列拥挤，磨玻璃样，可见核沟和包涵体

1.术后石蜡病理　左叶及峡部甲状腺乳头状癌，2.0cm×1.6cm；右叶结节性甲状腺肿。中央区淋巴结（2/2）；左侧第三组淋巴结（1/7）查见转移癌。左侧第二组（0/11）、左侧第四组（0/5）、左侧第五组（0/8）均未查见癌。

2.病理解析　本病例病理诊断为甲状腺乳头状癌，形态特点如前所述。

六、最后诊断

①左叶及峡部甲状腺癌乳头状癌；②右叶结节性甲状腺肿。

七、病例小结

磁共振检查对颈部软组织具有较高分辨能力，能够客观准确地显示甲状腺病灶的部位、数量、大小、形态、边界、信号均匀程度、包膜及MRI信号特征和强化方式，从而对病灶的定性提供科学可靠的影像学依据。MRI鉴别良、恶性甲状腺肿瘤的关键在于相邻结构受侵与否。MRI可以从多方位、多层面显示病灶，有助于了解甲状腺病变侵犯周围组织器官情况，血管在MRI上为流空低信号，这可区别血管与肿大的淋巴结，因此MRI对甲状腺癌及转移淋巴结的定性诊断有较高的灵敏度。目前MR功能成像对甲状腺癌的临床应用主要有MR灌注成像PWI、MR扩散加权成像DWI、MR波谱成像MRS等。由于MR无须碘造影，对甲状腺术后放射性碘治疗无影响，其对甲状腺结节尤其是对颈部淋巴结的定性能力不弱于CT检查，我们期待大样本甲状腺MR影像资料与病理结果对比的临床研究，以增加MR在甲状腺术前检查中的权重。

病例10 甲状腺癌不典型超声

一、简要病史

患者女，37岁。主诉：查体发现甲状腺结节1年余。

二、影像学检查

甲状腺超声

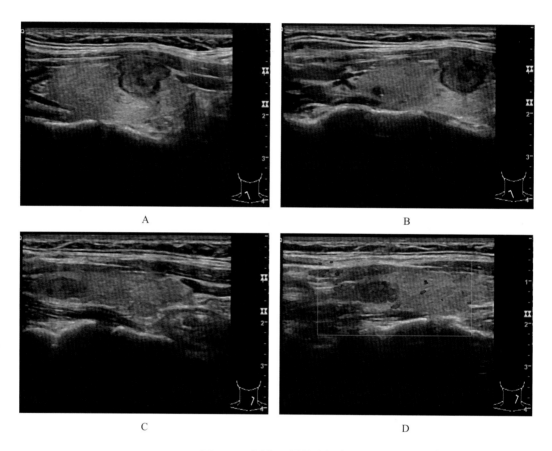

图2-35 病例10 甲状腺超声

1.超声描述 甲状腺右叶两处低回声结节，上极一处低回声结节，大者约0.3cm×0.3cm×0.3cm，中下腹侧被膜下一处，1.44cm×1.4cm×1.0cm，左叶中下腹侧被膜下探及一低回声结节，大小约0.8cm×0.6cm×0.6cm，形态不规则，边缘不规整，内部回声略低，欠均，左叶中下结节周边可见毛刺样回声，各结节均与被膜关系密切，左叶上极实质内低回声结节1.0cm×0.8cm×0.6cm，椭圆形，边界清，内回声较实，均质，另于实质内探及多个低回声结节，大者右叶上极，0.3cm×0.2cm×0.2cm，边界清，呈囊性。

2.超声诊断 甲状腺多发结节，TI-RADS 4类。

3.超声解析 甲状腺内见多发实性结节，右叶两处，左叶一处，大小为0.3～1.4cm，各结节形态不规则，较大结节边缘规整，周边可见低回声晕，无明显毛刺样回声。各结节恶性征象不典型，与甲状腺滤泡状病变回声相似，超声不易确诊，提示甲状腺多发结节，TI-RADS 4类。

三、初步诊断

甲状腺结节，甲状腺癌待排。

四、手术情况

1.手术名称　甲状腺全切+中央区淋巴结清扫术。

2.术中探查　甲状腺左右侧叶扪及多个结节，左侧大者位于中部，大小约0.9cm×0.8cm，与颈前肌稍粘连；右叶大者位于右叶中部，大小约1.5cm×1.0cm，向前与部分颈前肌粘连；另于甲状腺右叶上极探及大小约直径0.3cm结节，未突出甲

状腺被膜。完整切除双侧甲状腺及峡部、切除粘连的颈前肌组织。术中探查并保护双侧喉返神经及甲状旁腺。仔细检查切除甲状腺组织，腺内可见少量甲状旁腺组织，就近移植包埋。切除组织送检快速冷冻病理。术中冷冻快速病理报告：左叶甲状腺微小乳头状癌，直径0.7cm；右叶及峡部甲状腺乳头状癌，两处，直径0.2～1.4cm。遂决定行甲状腺全切+中央区淋巴结清扫术。清扫气管前及气管旁淋巴脂肪组织。术毕。

五、术后病理

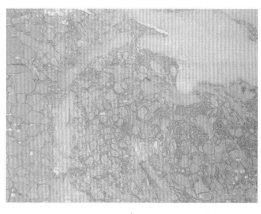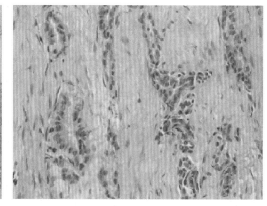

图2-36　病例10　术后病理

A.右侧肿瘤区域被纤维包膜包裹，可见滤泡穿透纤维间隔进入周围正常甲状腺滤泡内（40×）；B.肿瘤细胞排列密集，腺样分布生长于纤维间质内，因受纤维挤压磨玻璃核特点不明显，但可见核沟（200×）

1.术后石蜡病理　左叶、右叶及峡部甲状腺乳头状癌，"左叶"直径0.7cm，"右叶及峡部"为两处，直径0.2～1.4cm；"中央组淋巴结"为脂肪组织内查见少许淋巴组织，未查见癌。免疫组化：CK19（+）、Galectin-3（灶+）、MC（灶+）、TPO（-）。

2.病理解析　本病例病变镜下可见粗大的不规则的纤维包膜，肿瘤细胞呈大小不一滤泡样结构，部分突出于纤维包膜，肿瘤内亦可见纤维化，细胞保留了甲状腺乳头状癌核的特征，具有明显的核沟和包涵体。

六、最后诊断

①（右叶及峡部）甲状腺乳头状癌；②（左叶）甲状腺微小乳头状癌。

七、病例小结

超声下，对甲状腺结节的特征描述主要包括内部结构、形态、边界、边缘和钙化。实质性肿物，不规则形，纵径大于横径，边缘呈毛刺状，以及结节内部或边缘伴有微钙化的甲状腺结节均怀疑为恶性。另外，部分甲状腺结节周围存在由纤维结缔组织、受压甲状腺实质、慢性炎症组织和周围血管组成的假包膜，声像图上显示为均质完整的低回声晕。晕征是良性结节的征象，但7%～20%的甲状腺乳头状癌和36%甲状腺滤泡癌的肿瘤包膜也可表现为完整或不完整的低回声晕。本例甲状腺内见多发实性结节，右叶两处，左叶一处，大小为0.3～1.4cm，各结节形态不规则，较大结节边缘规整，周边可见低回声晕，无明显毛刺样回声，各

结节恶性征象不典型，与甲状腺滤泡状病变回声相似，超声不易确诊；镜下可见粗大的不规则的纤维包膜，细胞保留了甲状腺乳头状癌核的特征，具有明显的核沟和包涵体，可确诊甲状腺乳头状癌。本例是超声与病理不完全相符的代表性病例，因超声

在甲状腺疾病诊断中的重要地位，该类病例较易出现延误治疗，对这类患者进行大样本研究，为穿刺细胞学检查及基因检测提供更多的循证医学证据，是当前亟待解决的临床问题。

病例11　术中冷冻疑诊包膜内乳头状癌

一、简要病史

患者女，49岁。主诉：查体发现甲状腺结节9个月余，迅速增大2个月。

二、影像学检查

甲状腺超声

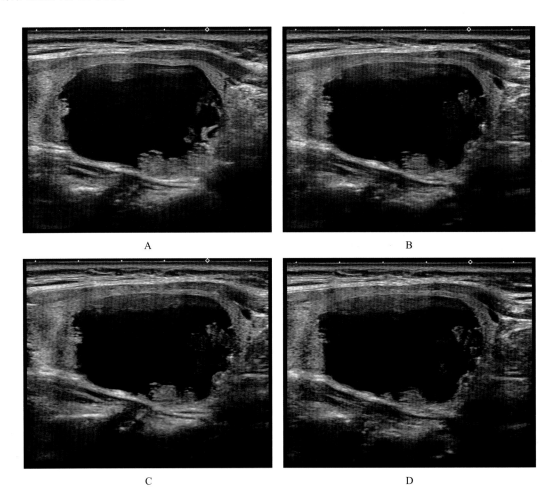

A

B

C

D

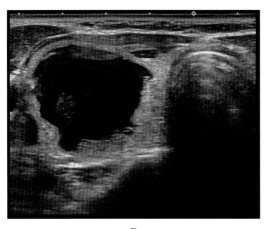
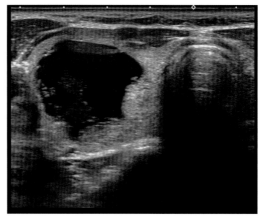

E　　　　　　　　　　　　　　　　　　F

图2-37　病例11　甲状腺超声

1.超声描述　甲状腺右叶体积增大，形态饱满，左叶大小，形态尚可，实质内探及多个结节，右叶大者约4.3cm×3.6cm×2.5cm，边界清，内呈囊实性，以囊性为主。左叶大者位于中部，大小约0.4cm×0.3cm，边界清，内呈网格状，其余实质回声尚均。

2.超声诊断　结节性甲状腺肿。

3.超声解析　当甲状腺结节内出现液性回声时，总体表现为两种形态.即实性为主型和囊性为主型。文献报道，囊实性甲状腺癌多以实性为主，实质部分多偏于中央，囊性部分位于周围，实性部分多具有甲状腺癌的超声特点：低回声或极低回声，伴有砂砾样钙化。而囊实性结节性甲状腺肿和囊实性甲状腺腺瘤囊性部分多位于结节中央，实质部分位于周围。

该病例的甲状腺囊实性结节，以囊性为主，边

缘可见少量实性回声，结构疏松，无囊实性甲状腺癌的声像图特点。

三、初步诊断

甲状腺结节性质待查。

四、手术情况

1.手术名称　甲状腺右叶切除术。

2.术中探查　甲状腺右叶囊实性结节，有包膜，给予减压。完整切除甲状腺右叶，送检快速冷冻病理。术中冷冻快速病理报告：右叶为结节性甲状腺肿伴腺瘤样增生及囊性变，部分呈乳头状结构，可见核沟，待石蜡进一步检查排除包膜内乳头状癌。讨论后决定行甲状腺右叶切除术。术毕。

五、术后病理

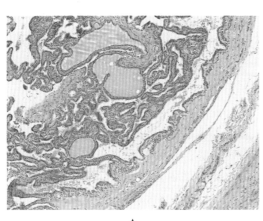
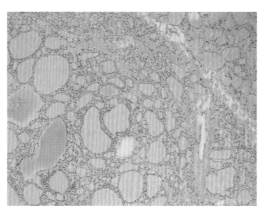

A　　　　　　　　　　　　　　　　　　B

图2-38　病例11　术后病理

A.乳头状增生区域，可见纤细的血管轴心及外周包裹的纤维包膜（100×）；B.结节内滤泡大小不等，含不等量的胶质。滤泡上皮扁平、立方或柱状（40×）

1.术后石蜡病理 右叶为结节性甲状腺肿伴腺瘤样增生及囊性变，局灶滤泡上皮呈非典型增生，建议随访。免疫组化：CK19(灶＋)，Galectin-3（－），MC（＋），TPO（＋）。

2.病理解析 甲状腺肿是临床上甲状腺的常见病和多发病。可分为有结节的结节性甲状腺肿和无结节的弥漫性甲状腺肿两大类，结节性甲状腺肿是甲状腺肿发展到后期的表现，前期有增生期和胶质储积期结节，可单发或多发。肉眼观甲状腺结节较为规则，呈近圆形，有薄而完整的纤维包膜，镜下腺上皮细胞染色深，较密集，纤维组织较少，且滤泡大小不等，腔内充满胶质，滤泡上皮萎缩，呈立方或扁平，部分小滤泡内含增生的上皮乳头，体积较大者常发生出血囊性变。本例冷冻切片中可见含纤维血管轴心的复杂分支状乳头，被覆单层柱状上皮，部分细胞上皮核呈磨玻璃样，可见核沟与核内包涵体，与甲状腺乳头状癌很难鉴别。石蜡切片行免疫组化结果显示TP0阳性，Galectin-3（－），支持结节性甲状腺肿伴腺瘤样增生的诊断。

六、最后诊断

①甲状腺结节，包膜内乳头状癌待查；②结节性甲状腺肿伴腺瘤样增生及囊性变。

七、病例小结

包膜内型甲状腺乳头状癌（encapsulated papillary thyoid carcinima，EPTC）是PTC的特殊组织学亚型之一，其特点为肿瘤被纤维性包膜完全包裹，并具有乳头状癌特征性的细胞核，占PTC的3.4%～14%，该亚型按照病理组织学成分的不同分为包膜经典乳头型（encapsulatede classical papillary thyroid carcinomas，E-CPTC）和包膜滤泡型（encapsulatde follicular variant papillary thyroid carinomas，E-FVPTC）。EPTC多为惰性生长，较少发生淋巴结转移和复发。不同病理亚型的PTC预后如下：包膜内型优于包膜外型（侵出包膜但局限在腺内）优于腺外型（侵及腺体周围软组织或腺周器官）。

E-CPTC的超声及细胞学表现均与经典乳头状癌相似，术前诊断准确率较高。E-FVPTC超声诊断困难，其超声表现与滤泡性腺瘤相似：由于E-FVPTC细胞具有完整的纤维包膜，超声下多为圆形或椭圆形、边缘光整；由于癌细胞完全或几乎完全为滤泡结构，缺乏纤维成分，多表现为中等或中高回声；由于压迫正常组织，肿瘤周围可见低回声晕。E-FVPTC的细胞病理学表现为大量的滤泡和胶质，一般看不到乳头状癌的细胞核，因此，细针穿刺细胞学诊断E-FVPTC亦较困难。EPTC的推荐手术方案为单纯腺叶切除术±中央区淋巴结清扫术。

参考文献

蔡明霞，嵇学仙. 甲状腺乳头状癌与结节性甲状腺肿100例临床病理特征研究［J］. 中国基层医药，2016（1）：133-136.

陈双和，王华，王文平，等. 囊实性甲状腺癌的超声诊断［J］. 中华超声影像学杂志，2012，21：359-360.

病例12 良性肿物腔镜术后颈部结节甲状腺滤泡亚型乳头状癌

一、简要病史

患者女，20岁。主诉：发现颈前区肿物3年。

既往病史：3年前于当地医院行腔镜下左侧甲状腺部分切除术，自诉术后病理为良性病变，具体不详。

查体：气管位置居中，双侧甲状腺大小正常，质中，表面粗糙，可触及多发结节，边界清，无明显压痛，随吞咽可上下移动，听诊未闻及连续性收缩期增强血管杂音。颈部浅表淋巴结未触及肿大。

二、影像学检查

（一）甲状腺彩超

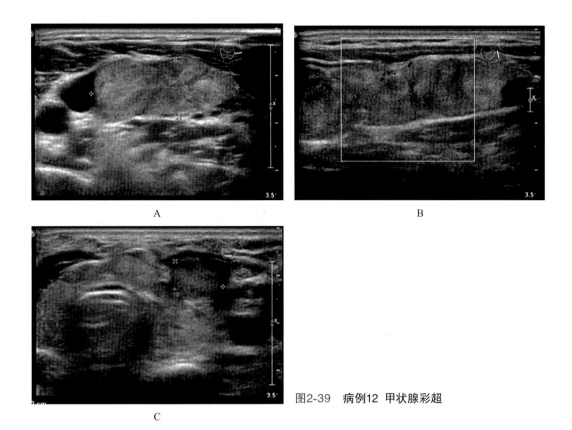

A

B

C

图2-39　病例12　甲状腺彩超

1.超声诊断　甲状腺术后改变。甲状腺左叶多发等回声为主结节。甲状腺右叶可疑低回声为主结节。左侧颈部Ⅲ区等回声团块。

2.超声解析　患者3年前行腔镜下左侧甲状腺部分切除术，术后超声下探及左侧颈部多发的淋巴结，体积增大，边界不清，形态不规则，部分呈融合状，皮髓质结构消失，多呈中高回声，内部血流丰富，可见细小钙化或液化。这些都是典型的甲状腺癌颈部淋巴结转移征象。所以术前超声可以诊断左侧颈部淋巴结转移，且首先考虑来源于甲状腺癌的淋巴结转移。需与下列疾病相鉴别：①颈部淋巴结结核。患者往往有结核病史，淋巴结外形更大、数目较多，且可发生融合，淋巴结内常见粗大钙化。抗结核治疗后可出现干酪样坏死而液化。②淋巴瘤。异常肿大的淋巴结回声偏低呈囊性感，皮髓质分界不清，有时呈网络状回声；彩色多普勒显示血供极为丰富，血流信号充满淋巴结，呈不规则的树枝状和紊乱型。③炎症引起颈部淋巴结肿大。常位于颌下，往往有疼痛感，双侧较常见，回声偏低，血供也较丰富，抗炎治疗后淋巴结缩小甚至消失。至于此例患者甲状腺内的结节，由于原超声图片提供的资料较少，不足以判断结节良、恶性。

（二）颈胸部强化CT

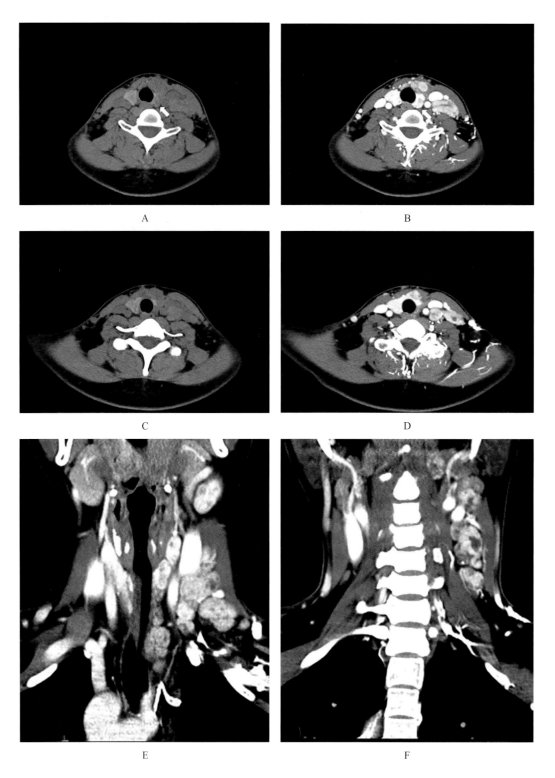

图2-40　病例12 颈胸部强化CT

1.CT报告　甲状腺左叶部分缺如，左叶保留甲状腺及峡部不规则低密度结节，边界不清，增强扫描结节明显强化，甲状腺边缘中断，峡部结节前凸，与经前软组织界线不清，左侧颈鞘见多发肿大淋巴结，部分有融合趋势，增强扫描不均匀明显强化（较大截面范围达23mm×15mm）。

2.CT诊断　考虑甲状腺癌并左侧颈部多发淋巴结转移。

3.CT解析　本例影像学表现比较典型，左叶及峡部结节明显强化、边界不清、甲状腺边缘中断、与颈部软组织界线不清、多发肿大不均匀强化淋巴结均提示恶性肿瘤。需要注意FVPTC是除甲状腺乳头状癌经典型外最常见的亚型，占甲状腺乳头状癌的9%～22.5%。有研究指出相比经典型乳头状癌，FVPTC的颈部淋巴结转移率较低，肺和骨等远处器官转移率较高。单纯甲状腺FVPTC具有较多良性结节的影像学表现，例如可表现为类圆形态、边缘光整和特征性钙化的缺失，这些特征一般都提示良性，很容易造成误诊。

三、初步诊断

①甲状腺结节，结节性甲状腺肿待排，甲状腺腺瘤待排；②腔镜甲状腺术后。

四、术中情况

1.手术名称　甲状腺左残叶近全切除术＋颈前皮下结节切除术＋左Ⅱ、Ⅲ、Ⅳ、Ⅴ区淋巴结清扫术。

2.术中情况　分离甲状腺叶，见左侧甲状腺多发结节，最大直径约1.5cm，质硬，右侧甲状腺未触及结节。分离左侧甲状腺中静脉，寻找并保护喉返神经，结扎切断甲状腺左叶上下极动静脉及中静脉后完整切除甲状腺左叶近全部腺体，送病理检查，喉返神经入喉处保留少许正常甲状腺。左侧Ⅵ区见多枚肿物，怀疑淋巴结，切除一并送检。送快速病理检查，术中病理提示：①左侧甲状腺结节性甲状腺肿伴滤泡性腺瘤结节。②左侧Ⅵ区淋巴结结节性甲状腺肿。向患者家属告知病情，同意行左侧侧颈多发肿物切除。继续延长切口至斜方肌前缘，切口整体呈"J"形，于胸锁乳突肌上中1/3皮神经浅出处分离副神经，并保护，显露颈横动脉及肩胛舌骨肌并结扎切断，清扫Ⅴ区脂肪、淋巴结组织。游离胸锁乳突肌，保护颈外静脉、颈动脉、静脉及迷走神经。见多发肿大淋巴结，最大直径约3cm，质地软，边界欠清，活动度一般，与周围粘连，自下至上行Ⅳ、Ⅲ、Ⅱ区淋巴脂肪组织清扫。完整切除颈前皮下结节。术毕。

五、术后病理

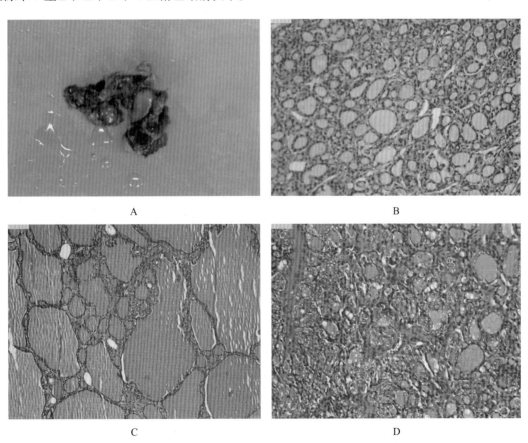

A

B

C

D

图2-41　病例12　术后病理（第一次手术）

1.术后病理提示 ①左侧甲状腺镜检甲状腺组织结节性及腺瘤样增生，部分区域滤泡增生密集，结合免疫组化、形态学及淋巴结情况，考虑为滤泡癌，待上送会诊进一步明确。②（颈前皮下结节、颈Ⅱ区淋巴结、左颈Ⅲ区淋巴结、颈Ⅳ区淋巴结、左侧Ⅵ区淋巴结）未排除为甲状腺滤泡癌转移，待上送会诊进一步明确。③颈Ⅴ区淋巴结未见肿瘤（0/2）。

2.上级医院病理会诊 ①颈前皮下结节：纤维、脂肪、肌肉组织中见滤泡亚型乳头状癌侵犯。②左甲状腺：滤泡亚型乳头状癌。③左颈Ⅲ区淋巴结：切片所示为滤泡亚型乳头状癌，未见淋巴结组织。④左颈Ⅵ区淋巴结：淋巴结转移癌（3/4）。⑤颈Ⅱ区淋巴结：淋巴结转移癌（4/5）。⑥颈Ⅲ区淋巴结：淋巴结转移癌（2/2）。⑦颈Ⅳ区淋巴结：

淋巴结转移癌（3/3）。⑧颈Ⅳ区淋巴结：淋巴结未见转移癌（0/2）。⑨免疫组化：甲状腺组织CK19（＋），TPO（＋），BRAF（－），Gal-3（－）。免疫组化：淋巴结组织CK19（＋），TPO（＋），Gal-3（－），BRAF（－）。

3.病理解析 肿瘤细胞均排列成大小不一的滤泡状结构，呈浸润性生长，未见乳头状结构，而肿瘤细胞核则表现出乳头状癌细胞核特征：磨玻璃样核、核沟、核内假包涵体。本例应诊断为甲状腺乳头状癌，滤泡亚型。

六、第二次手术及病理

讨论后，于术后1个月再次行甲状腺右叶切除术＋右颈前皮下结节切除术。手术顺利。术后患者行^{131}I治疗后失随访。

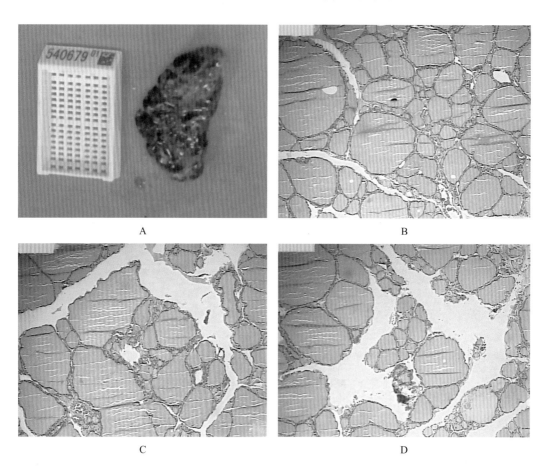

A   B

C   D

图2-42 病例12 术后病理（第二次手术）

术后病理：甲状腺右叶符合结节性甲状腺肿；右颈前肿物镜检为纤维脂肪及骨骼肌组织中见少许甲状腺组织，滤泡扩张，部分区域出血、囊性变，请结合临床。

七、最后诊断

①甲状腺滤泡亚型乳头状癌；②颈前皮下及颈侧区淋巴结多发转移癌。

八、病例小结

自1997年Hüscher等完成首例腔镜甲状腺切除术以来，由于其具有传统开放手术无法比拟的美容、痛苦轻等优点，并且随着腔镜技术在甲状腺外科领域不断探索和进步，现开展逐渐广泛，手术适应范围也越来越大，包括甲状腺癌中央区及颈侧方淋巴结清扫、胸骨后甲状腺肿等复杂腔镜甲状腺手术均有报道。当然腔镜甲状腺切除术也存在传统手术没有的并发症，如皮下气肿、积液、皮肤灼伤、术中残余甲状腺等，虽然随着腔镜手术技术的日益进步并发症已大大减少，但腔镜术后肿瘤种植转移的病例报告较前增多。

经胸腔镜甲状腺切除术术后种植目前报道多为个案报道，尚未有经胸腔镜甲状腺术后种植的发生率的数据，但也必须引起医师的关注，腔镜术后肿瘤种植，无论良、恶性肿瘤一旦发生绝大多数患者均需要再次甚至多次手术处理，造成患者心理、经济负担增加。

研究表明，腔镜手术种植转移与肿瘤病理类型、手术医师经验、标本破碎等相关。本例为甲状腺滤泡亚型乳头状癌，而文献报道的国内发生腔镜术后种植的病例的病理类型多为甲状腺滤泡癌，这可能与二者的病理特点有关。FVPTC的病理学特征主要是组织学瘤体几乎全部由滤泡构成，缺乏乳头状结构；尽管术前超声检查是术前评估甲状腺结节的良恶性的主要方法，但FVPTC结节和良性结节有较高的共同性，故彩超检查对此类甲状腺癌难以做出准确判断，并且术中冷冻病理也难以确诊。同样，甲状腺滤泡癌病理诊断的唯一标准是肿瘤侵犯血管或（和）侵犯包膜；细针穿刺在术前是鉴别甲状腺良、恶性结节比较有效的方法，但细针穿刺不能灵敏地发现有无血管或包膜的侵犯，因此术前确诊甲状腺滤泡癌比较困难，且在超声表现上与甲状腺滤泡腺瘤相似，且其缺乏典型的恶性肿瘤的特征，并且对于甲状腺滤泡性肿瘤，术中快速冷冻病理符合率低。综上，这种术前及术中确诊困难的病理类型较易导致在术中操作无瘤意识降低使术后肿瘤种植发生的概率增加。为了防止腔镜术后肿瘤的

种植首先要遵循无瘤原则，手术过程中应全程动作轻柔、避免扯破肿瘤或分块/分次切除，术后用坚实而不易破裂的标本袋一次将标本完整取出，而且需要反复用无菌蒸馏水冲洗手术空间及隧道，无论是良性或者恶性的患者都应常规进行。

总之，甲状腺腔镜手术在完成手术的同时能够有效地保护患者的颈部外观和功能，具有美容效果好的优点，但其存在创伤较大的不足，严格上不能称之为无创手术，而应是美容手术，并且存在着传统手术所没有的并发症，因此在选择开展对象是主要是有美容需求的患者，而且需要严格按照目前共识选择患者，严格把握手术适应证，充分发挥腔镜甲状腺手术的优势。

参 考 文 献

刘文，程若川，闫雪晶. 腔镜甲状腺切除术后肿瘤种植并多次复发一例［J/CD］. 中华腔镜外科杂志：电子版，2016，9（5）：310-311.

潘悦，罗雪莹，刘宝儿. 甲状腺癌腔镜术后胸壁种植转移1例报告［J］. 罕少疾病杂志，2018，25（1）：87-88.

王平，项承. 经胸前入路腔镜甲状腺手术专家共识（2017版）［J］. 中国实用外科杂志，2017，37（12）：1369-1373.

杨飞城，唐巍，何徽，等. 经胸乳入路腔镜下甲状腺切除术后乳腺种植1例［J］. 诊断病理学杂志，2019，26（7）：472-473.

殷德涛，唐艺峰. 甲状腺滤泡癌的诊断和治疗热点［J］. 西安交通大学学报（医学版），2019，40（3）339-342.

朱励民，钱毓贤，陆鉴. 腔镜甲状腺手术标本破碎导致误诊及皮瓣下肿瘤种植1例［J］. 中国微创外科杂志，2011，11（8）：740.

Hüscher CS，Chiodini S，Napolitano C，et al. Endoscopicrightthyroid lobectomy［J］. Surg Endosc，1997，11（8）：877.

Kim JH，Choi YJ，Kim JA，et al. Thyroid cancer that developed around the operative bed and subcutaneous tunnel after endoscopic thyroidectomy via a breast approach［J］. Surg Laparosc Endosc Percutan Tech，2008，18（2）：197-201.

第二节 滤 泡 癌

病例 甲状腺滤泡癌气管侵犯并术后气管吻合口裂开

一、简要病史

患者女，56岁。主诉：甲状腺癌术后8年余，气促3天。

既往史：患者8年余前体检时发现甲状腺肿物，在当地医院行双侧甲状腺切除术，术后病理提示甲状腺滤泡状癌，3天前出现气促，咳嗽时明显，至我院就诊。

查体：颈部外形对称，未见颈静脉怒张，未见血管搏动，气管居中。双侧甲状腺切除术后。颈部淋巴结未扪及肿大淋巴结。突眼征（－），双手震颤试验（－）。

实验室检查：TSH 10.168μIU/ml（↑）；CT＜2.00ng/L；PTH 29.10pg/ml。

二、影像学检查

（一）甲状腺超声

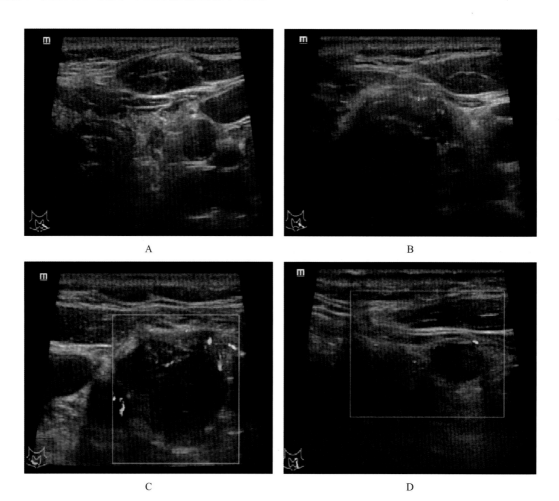

A

B

C

D

图2-43 病例 甲状腺超声

1.超声描述　甲状腺全切术后。右侧气管旁Ⅵ区可见低回声区，大小2.6cm×2.1cm，形态不规则，血供丰富。左侧颈部Ⅳ区可见多个低回声区，大小0.4～1.2cm，部分内见钙化，部分血供丰富。

2.超声诊断　甲状腺全切术后。右侧气管旁Ⅵ区及左侧颈部Ⅳ区多发病变，考虑转移的可能。

3.超声解析　甲状腺滤泡性癌术后，颈部见等回声、低回声实性包块时，应考虑肿瘤转移的可能性。

（二）颈部CT

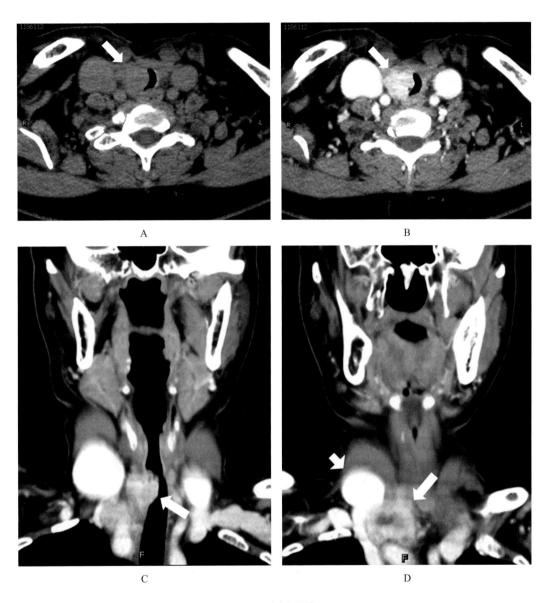

A　　　　　　　　　　　　B

C　　　　　　　　　　　　D

图2-44　病例　颈部CT

CT平扫及增强示气管上段周围（Ⅳ、Ⅵ区）多发结节及肿物影，右侧为著，肿物侵犯气管壁并突入气管腔内，管腔变窄，增强扫描明显强化（图A、B、C箭头），其下缘见大小约34mm×31mm的肿物，增强扫描病灶呈明显不均匀强化，内部可见无强化低密度（图D长箭），右侧头臂静脉受压，右侧颈内静脉扩张（图D短箭）

1.CT描述　气管上段（颈7～胸2水平）周围多发结节及肿物影，以右侧明显，较大者位于右上纵隔，大小约34mm×31mm，增强扫描病灶呈明显不均匀强化，内部可见无强化低密度。肿物边界不清，侵犯气管壁并突入气管腔内，气管受压并左侧移位，管腔狭窄。

2.CT诊断　符合转移瘤CT表现。

3.CT解析　本例CT特点为颈部多发肿大淋巴结及肿物并侵及气管，提示恶性病变，增强扫描明显强化，强化程度与甲状腺相似，患者既往有甲状腺癌病史，应首选考虑甲状腺癌术后转移。其他肿瘤颈部转移性淋巴结强化程度多为轻中度强化。

三、初步诊断

甲状腺癌术后，颈部淋巴结转移待排，气管侵犯待排。

四、手术情况

1.手术名称　气管内肿瘤切除、部分气管切除＋气管端端吻合＋右颈部淋巴结清扫术。

2.术中情况　气管右侧肿物，大小约7cm×3cm×3cm，质硬，内侧紧贴气管，在第2～3气管环水平浸润至气管内，下端达锁骨水平，考虑淋巴结转移癌。在右颈动脉内侧旁探查到喉返神经，保护并沿其内侧分离右侧中央区肿物，下极能够完全游离，内侧段除了侵入气管段能够游离清楚。并同时清除右颈2、3、4区淋巴结，显露右颈

内动静脉、迷走神经、右喉返神经、右侧中央区肿瘤。自切口中点向胸骨切迹上方切开2cm皮肤、皮下，进一步暴露气管，游离气管左侧旁组织，探查到左喉返神经入喉处，避开喉角，沿右侧浸入气管处肿瘤边缘切开气管，探查发现肿瘤突入气管内大小约1.5cm×1cm，其下方2cm×1cm突入气管但未突破气管黏膜，沿气管病变边缘切除气管内肿瘤及浸入等转移淋巴结（气管旁肿瘤），缺损大小约3.5cm×2cm，游离气管，垫高头枕部，评估气管能够断端吻合，遂在横断面缺损最宽处楔形切除靠左侧气管组织约1cm，上下段气管以2-0普理灵不吸收缝线间断吻合气管，检查无明显漏气，遂将部分游离等颈前肌肉覆盖吻合处，两侧吻合口旁留置引流管负压引流。

五、术后病理

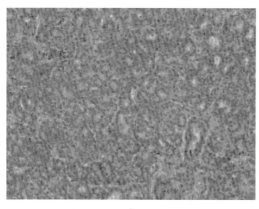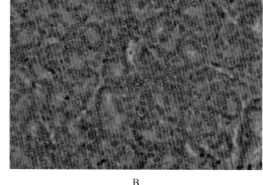

图2-45　病例　术后病理

1.术后石蜡病理　右侧颈部Ⅲ、Ⅳ区淋巴结未见肿瘤（0/4）；部分气管及旁肿瘤由纤维组织包裹，部分区域纤维组织较薄，外缘光滑，部分区域肿瘤呈不规则结节状突向纤维组织；肿瘤由形态较一致的甲状腺滤泡构成，滤泡内未见明显胶质形成，细胞形态较一致，核稍增大，核分裂象较易见，局部可疑脉管侵犯，病变考虑甲状腺滤泡性癌复发与生物学行为未定的滤泡性肿瘤相鉴别，建议借原手术切除标本全部玻片来我科会诊，以明确诊断。送检组织内可见小块甲状腺及少许甲状旁腺组织。免疫组化：肿瘤细胞P53约40%弱（＋），Ki-67约5%（＋）；气管前淋巴结未见肿瘤（0/4）。

2.病理解析　患者8年前甲状腺全切手术，术后病理诊断为甲状腺滤泡癌（具体不详）。现气管旁肿物，术后病理可见弥漫一致的甲状腺滤泡，轻度异型，核分裂易见，局部可疑脉管侵犯。周围并未见正常的甲状腺组织，可参阅并结合8年前甲状腺滤泡癌病理，符合气管甲状腺滤泡癌复发，甲状腺滤泡癌间质富含血窦，因此通过血道远处转移更为常见，因此颈部及气管周围淋巴结内未见转移。

六、最后诊断

甲状腺癌，甲状腺滤泡癌复发待排。

七、气管损伤及处理

术后第7天，患者突然从气管插管内咳出大量鲜血性痰，烦躁不安，立即给予镇静后好转。耳鼻喉医师查看患者后建议停用抗凝药物至拔管后。血压118/54mmHg，昨日出入量情况：液体平衡＋876ml；尿量2075ml（需间断利尿）；右侧气管旁引流管30ml，淡红色；左侧气管旁引流管引流10ml。查体：颈部肿胀较前加重，触诊有皮下捻发音，考虑存在皮下气肿，引流管在位通畅。急诊行CT检查。

急诊CT示：原气管上段及邻近肿物已切除，现颈部结构紊乱、双侧颈部、前胸壁、右侧腋窝广泛皮下积气，术区气管局部缺损并与皮下软组织积气相通；右侧颈根部团块状异常密度影，考虑血肿并积气、积液。

遂于急诊全身麻醉下行颈部血肿清除＋颈前带状肌瓣加补片修补气管＋气管切开＋颈部血管神经探查术。可见颈部气管端端吻合处裂开，呈部分缺损，约2.5cm×2.0cm，气管周围及右侧颈部血管区域大量陈旧性血块。给予清理，并3%过氧化氢冲洗术腔。将气管残端部分拉拢缝合、减张，余下缺损予补片修补，四周间断缝合。将颈前带状肌缝合于补片之上加固。于气管下端做直切口，并将切口周围气管与颈部皮肤缝合固定，置入6.0号气管导管，气囊充气。观察未见活动性出血，放置引流管（右侧2条，左侧1条），给予间断缝合皮下组织及皮肤，加压包扎后，术毕。

患者于术后第14天带气管套管出院。

八、术后随访

1.术后5个月复查　TG 85.12ng/ml（↑）。

甲状腺超声：甲状腺全切术后。左侧颈部气管旁见一个低回声淋巴结，大小1.3cm×0.9cm，低回声，未见淋巴结门，血供丰富。考虑转移的可能。

颈胸部CT：气管左侧旁及双侧Ⅱ区淋巴结肿大，考虑转移可能性大。双肺多发结节，纵隔及左肺门多发肿大淋巴结，均考虑转移，病灶较前增大。

2.术后7个月复查　TG 1345ng/ml（↑）。

ECT显像示：颈部气管左侧旁部位和左侧颈部偏下方部位见放射性浓聚灶。甲状腺位置未见明显放射性浓聚灶（图2-46）。

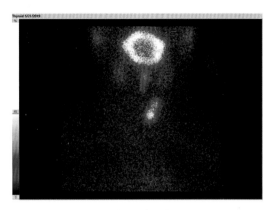

图2-46　术后7个月复查ECT

3.术后11个月复查　TG 390.4ng/ml（↑）。

CT：甲状腺癌术后（气管内肿瘤切除、部分气管切除＋气管断端吻合＋右颈部淋巴结清扫＋喉返神经探查术）＋大剂量^{131}I治疗后复查：①气管左侧旁及双侧Ⅱ区淋巴结肿大，考虑转移性。②双肺多发结节，纵隔及左肺门多发肿大淋巴结，均考虑转移性。③项韧带钙化（部分病灶较前次CT缩小，部分病灶无明显变化）。

九、病例小结

甲状腺滤泡癌（follicular thyroid carcinoa，FTC）是滤泡细胞衍生的一种甲状腺癌，属于分化型甲状腺癌，其发病率仅次于甲状腺乳头状癌，是甲状腺癌第二常见的组织学类型。甲状腺滤泡癌占所有甲状腺癌的10%～15%。手术是FTC的主要治疗方式。在最新指南中，对于PTC及FTC的手术建议并无区别。早期诊治和密切随访是改善预后、延长术后生存期的主要手段。颈部淋巴结转移是影响FTC预后的危险因素，对cN0的FTC，笔者建议预防性中央区颈部淋巴结清扫。喉、气管和食管是甲状腺癌常见的受侵部位，发生率占甲状腺癌外侵患者的35%～60%，且喉、气管受侵是甲状腺癌术后复发或导致死亡的主要原因。分化型甲状腺癌患者建议以手术为主的综合治疗方案，手术范围包括肿瘤切除、甲状腺全切或次全切、喉、气管、食管部分切除，其他综合治疗方法包括辅助性左旋甲状腺素治疗、放射性^{131}I治疗、颈外放射线治疗等。晚期分化型甲状腺癌50%的围手术期死亡原因与呼吸道并发症有关，以肿瘤侵犯气管致出血窒息最常见，因此对甲状腺癌气管浸润的处理需谨慎。气管的小范围侵犯，可行气管开窗肿瘤切除，3～5mm的创面可直接拉拢缝合或邻近带状肌覆盖缝合；较大的气管缺损直接缝合可能发生气管狭窄，可以采取先气管造瘘，二期行气管缺损修复，临床常采用颈部邻近皮瓣或胸锁乳突肌锁骨瓣修补；对于气管侵犯广泛的病例，袖套状切除断端吻合是可选的手术方法。

第三节 髓样癌

病例1 家族性髓样癌

一、先证患者

（一）简要病史

患者男，53岁。主诉：体检超声检查发现甲状腺肿物10天。

查体：甲状腺左侧叶可触及一大小约2.0cm×1.0cm肿物，右侧叶可触及一大小约1.0cm×1.0cm肿物，肿物均质硬，活动度差，边界尚清，表面光滑，无压痛，随吞咽上下活动。降钙素为36.1pg/ml（参考值：0～18.2pg/ml），甲状腺功能、癌胚抗原正常。

（二）甲状腺超声

甲状腺双侧叶多发肿物，考虑甲状腺癌可能，双侧颈部淋巴结肿大。甲状腺细针穿刺（FNA）：左、右侧甲状腺甲状腺髓样癌，不排除合并甲状腺乳头状癌（图2-47A）；左右侧颈部淋巴结见髓样癌细胞，未见乳头状癌细胞（图2-47B）。左、右颈外侧淋巴穿刺洗脱液甲状腺球蛋白浓度分别为300ng/ml和23ng/ml（血清中甲状腺球蛋白浓度为20ng/ml）。

（三）初步诊断

①甲状腺结节，甲状腺髓样癌待排，甲状腺乳头状癌待排；②左、右颈侧区淋巴转移。

（四）手术情况

行甲状腺全切除＋中央区淋巴结清扫＋双侧颈侧区淋巴结清扫术。手术顺利，无特殊情况。

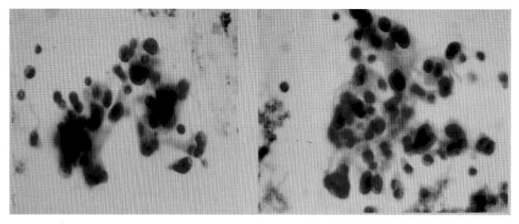

A

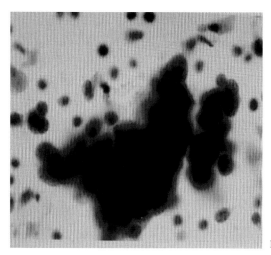

B

图2-47　病例1　甲状腺细刺穿刺（FNA）

A.甲状腺结节FNA：甲状腺髓样癌；B.颈部淋巴结FNA：淋巴结见甲状腺髓样癌转移

（五）术后病理

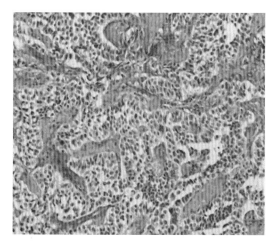

图2-48　病例1　术后病理（甲状腺髓样癌）

1.术后石蜡病理　左、右侧甲状腺髓样癌（图2-48），合并左侧甲状腺乳头状癌；右中央区、左颈中央区淋巴结（2/7、1/5）甲状腺髓样癌转移；右颈外侧、左颈外侧淋巴结（4/26、5/43）甲状腺髓样癌转移，其中左颈外侧一枚淋巴合并甲状腺乳头状癌转移。

2.病理解析　甲状腺组织中查见结节性肿物。肿瘤细胞呈片状、巢状排列，细胞形态部分为多角形，细胞核小、类圆形，细胞质颗粒状、嗜双色性。肿瘤间质可见大量淀粉样物质沉积、并伴有灶性钙化。本病例组织形态学支持甲状腺髓样癌的诊断。

（六）最后诊断

①左、右侧甲状腺髓样癌；②左侧甲状腺乳头状癌。

（七）基因检测

因术后病理确诊为甲状腺髓样癌，建议患者行甲状腺髓样癌遗传基因检测，经我院细胞分子中心RET基因检测：RET基因P.C618S错义突变NM_020975.4：C.1853G＞C（P.CYS618SER）5-致病变异（图2-49）。该位点的突变证实该患者为遗传性甲状腺髓样癌。建议患者对其家族成员进行相

外周血DNA样本：NM_020975.4(RET):c.1853G＞C(p.Cys618Ser)，杂合突变型

外周血DNA样本：NM_020975.4(RET):c.1853G＝，野生型

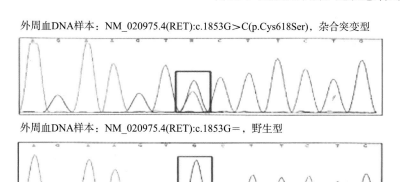

图2-49　RET变异基因（上）与正常基因（下）

关基因检测。

二、家族情况

以先证患者为中心，我们建议其家族成员进行相关基因突变检测，以先证患者为中心的家族图如下。

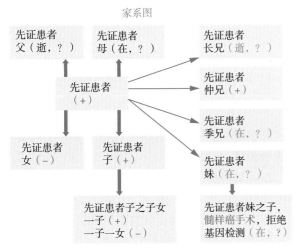

图2-50　先证患者家族家系图

因各种原因，家族成员仅6人参与基因检测，其中4人发现了同一位点的基因突变（4/6），其中三人血清降钙素升高、影像检测发现了病灶并经FNA证实甲状腺髓样癌的存在，进行了手术治疗。第4位出现基因突变者为5岁孙辈，但影像学检查及血清降钙素检测均无异常，在告知亲属预防性甲状腺切除术的利弊后选择了观察随访。另有一位家族成员，影像学及FNA细胞检查发现了甲状腺髓样癌的存在并进行了手术治疗，但该患者拒绝进行基因检测。

先证者诊断为甲状腺髓样癌的并进行了手术，但是在术前，我们并未针对甲状腺外器官给予系统的筛查。先证者术后及其兄术前肾上腺MRI、骨病二项（骨碱性磷酸酶、25-羟维生素D）、骨病三项（β胶原降解产物、N端骨盖素、总Ⅰ型胶原氨基端前肽）未见异常，儿茶酚胺定量检测正常；先证者其子发现肾上腺增生，但无肾上腺嗜铬细胞瘤；先证者妹之子通过影像发现并经细针穿刺证实甲状腺髓样癌，经检查发现左肾上腺嗜铬细胞瘤，符合MEN2A诊断，并在嗜铬细胞瘤术后才进行甲状腺癌手术。

三、讨论

甲状腺髓样癌（medullary thyroid carcinoma，

MTC）起源于甲状腺滤泡旁C细胞，是一种可以分泌包括降钙素在内多种生物活性物质的神经内分泌肿瘤。MTC的临床表现有单侧或双侧甲状腺肿物、呼吸不畅、吞咽困难、声嘶等甲状腺病变。除了甲状腺病变，还可能合并肾上腺嗜铬细胞瘤和甲状旁腺增生等腺外病变。据文献统计，甲状腺髓样癌预后较差，早期易发生转移。超声、CT、MRI、骨显像具有一定的诊断价值。降钙素具有诊断特异性，而癌胚抗原有助于评估病情进展。

根据是否具有遗传性，MTC可分为散发性和遗传性两大类。其中，遗传性甲状腺髓样癌占MTC的20%～25%，一个家族中可以同时或先后有多人患病。遗传性甲状腺髓样癌又细分为以下3种类型：多发性内分泌腺瘤2A型（MEN-2A）、多发性内分泌腺瘤2B型（MEN-2B）、家族非多发性内分泌腺瘤性MTC（familial MTC，FMTC））。遗传型MTC如多发性内分泌腺瘤2A型（MEN-2A；MTC，嗜铬细胞瘤，甲状旁腺增生症）是遗传性MTC最常见的变异。其中嗜铬细胞瘤占50%，甲状旁腺增生症占15%～30%；多发性内分泌腺瘤2B型（MEN-2B；嗜铬细胞瘤，黏膜和消化道的神经瘤，马方综合征）；FMTC占遗传型MTC的10%～20%，常以家族出现，家族至少有4人患有MTC，并且无其他内分泌疾病。

当出现单侧或双侧甲状腺肿物、呼吸不畅、吞咽困难、声嘶、手足抽搐、类癌综合征等症状应警惕甲状腺髓样癌的发生。同时，有甲状旁腺及肾上腺肿瘤家族史的人群是甲状腺髓样癌易患人群，应注意防范。

对于有明显甲状腺结节或颈部局部淋巴结转移的患者，影像学检查特别是颈部和上纵隔B超检查有助于明确诊断，颈胸部、肝脏CT检查和ECT骨扫描亦有助于MTC的诊断。

此外，MTC的血清学及基因学改变是诊断的重要线索和关键点，降钙素及RET基因的改变具有较高的特异性。但是由于MTC仅占甲状腺恶性肿瘤的一小部分（占3%～10%），病理科医师也应熟悉和加强认识，以免遗漏MTC的诊断。

MTC发病主要原因是RET原癌基因突变。致癌基因RET是在1985年由Takahashi和他的同事发现。研究发现约95%遗传性MTC和70%散发性MTC是由位于10q11.2原癌基因RET突变所致。RET原癌基因突变后，导致甲状腺C细胞内、外区蛋白构象的改变，进而诱导细胞增生过度而发生髓样癌；RET 原癌基因定位于 10 号染色体长臂，含 21 个外显子，编码一种属于酪氨酸激酶受体超家族的跨膜蛋白；目前发现与 MTC 有关的 RET 基因突变位点共有 20 余个，这些突变可以分别导致胞外区和胞内区蛋白构象的改变，此类构象的改变可增强 RET 的转化能力，激发酪氨酸激酶自动磷酸化，诱导细胞增生过度以致癌变。随着对 RET 基因突变研究的深入，DNA 检测在部分发达国家已被列为 MTC 的常规检查，其结果不但可以作为遗传性 MTC 和 MEN2 的诊断依据，并可用于指导临床治疗工作。目前主要通过对患者正常细胞 DNA 序列的直接测序分析来对 RET 基因种系突变进行检测。

临床诊断 FMTC，家系中需至少 4 人以上患有 MTC，且 MTC 为其唯一临床表现而不伴其他内分泌腺肿瘤。本组家系中先证者外甥经临床和病理诊断为甲状腺髓样癌、肾上腺嗜铬细胞瘤；先证者儿子经临床和病理诊断为甲状腺髓样癌、肾上腺增生，不符合 FMTC 的临床诊断标准，仅符合遗传性 MTC 临床诊断标准，分型为 MEN-2A。

MTC 对放疗（包括 ^{131}I 内放疗）、化疗均不敏感，手术是目前治疗 MTC 最有效的方法。最近，北美神经内分泌肿瘤学会、美国国家综合癌症网络、美国甲状腺协会（ATA）分别发布指导方针管理散发 MTC 和遗传 MTC 患者。4 个指南均描述与特定 RET 突变遗传相关的 MTC 疾病表型和基于特定的 RET 突变而推荐早期甲状腺切除术的时机。三个团体均使用美国癌症联合委员会（AJCC）指定 TNM 分期，或称为 Ⅰ、Ⅱ、Ⅲ 3 级，或用"高""较高""最高"来描述 MTC 的分级进展。其侵袭性是基于 MTC 发展在早期的，常与转移性疾病相关。原 ATA 指南使用 A、B、C 和 D 来分级定义 RET 基因突变与 MTC 侵袭性递增的关系（从 A 到 D）。由于 ATA 的风险分级混乱，因此，工作组建议类别 D 改到一个新的类别最高风险（HST）；类别 C 改到一个新的类别高风险（H）；A 和 B 类组合成一个新的类别中度风险（MOD）。

ATA-HST 类别包括 MEN2B 患者和 RET 密码子 M918T 突变患者；ATA-H 类别包括患者 RET 密码子 C634 突变和 RET 密码子 A883F 突变患者；ATA-MOD 类别包括 RET 密码子除了 M918T、C634、A883F 以外突变患者。

MIC 的手术治疗，在甲状腺全切除术＋双侧中央区淋巴结清扫术治疗有症状 MTC 的基础上，同时或及时地再次行至少转移侧颈部淋巴结清扫术或可提高疗效；另一方面，如何真正做到甲状腺全切除术和提高处理 MTC 的 pN ＋尤其 pNlb ＋（包括上纵隔淋巴结转移灶）的清除能力，减少 MTC 潜在的残留和转移病灶，以期提高患者 MTC 的远期存活率是当前重要而急迫的课题。

有关指南均根据特定 RET 突变遗传相关的 MTC 疾病表型和基于特定的 RET 突变而推荐早期甲状腺切除术的时机。目前已有充分证据表明，常规放化疗对 MTC 疗效有限，仅在无有效控制手段下作为一种姑息治疗方法。另外，由于甲状腺滤泡旁细胞不具备摄碘能力，内放射 ^{131}I 治疗也无效。在肿瘤细胞突破腺体发生转移之前行全甲状腺切除术被认为是最为有效的治疗方法。通常认为，MEN2 患者由甲状腺滤泡旁细胞增生发展到髓样癌进而出现区域淋巴结转移和远处转移的过程具有明显的年龄相关性。在临床未发现 MTC 发生之前进行预防性全甲状腺切除术可极大提高治愈率，由于此时极少发生颈淋巴结转移，也可免除颈清扫手术给患者带来的较大创伤。MEN2B 或者有 RET 883、918 或 922 密码子基因突变的儿童，危险度为 3 级，需要在其 6 个月大时行甲状腺切除术。在 RET 611、618、620 或者 634 密码子突变的儿童，危险度为 2 级，需在 5 岁前行甲状腺切除术。在密码子 634 突变的病例中，早期甲状腺切除术已经发现 2 岁儿童的微小 MTC 病变及 5 岁儿童的淋巴结转移。一般来说，这些位点突变的病例 MTC 生长比较缓慢。一些学者建议在 5 岁时行甲状腺切除术，另一些则建议 10 岁进行。本家系有一名 5 岁儿童发现基因突变，但降钙素正常而且影像检查无特异发现，根据其突变位点，我们建议患者及其家属考虑行预防性甲状腺切除术，但患者家属拒绝了该建议，选择了随访。

综上所述，MTC 具有典型的基因学及血清学特点，通过 RET 基因和降钙素检测等有利于早期诊断，同时应详细询问家族史。如果 MTC 诊断成立，应建议患者行规范手术治疗，改善预后；对未发展成肿瘤灶的 RET 原癌基因突变携带者，可根据其降钙素水平，选择恰当的手术时机和手术方式，应实施个体化的预防性甲状腺全切除术或严密随访观察。一旦发现患者有基因突变，应进行分型并建议其进行家族成员的基因检测。

病例2　腔镜髓样癌开放二次

一、简要病史

患者女，22岁。主诉：甲状腺肿物2个月余。
既往史：无特殊病史。

二、影像学检查

甲状腺彩超

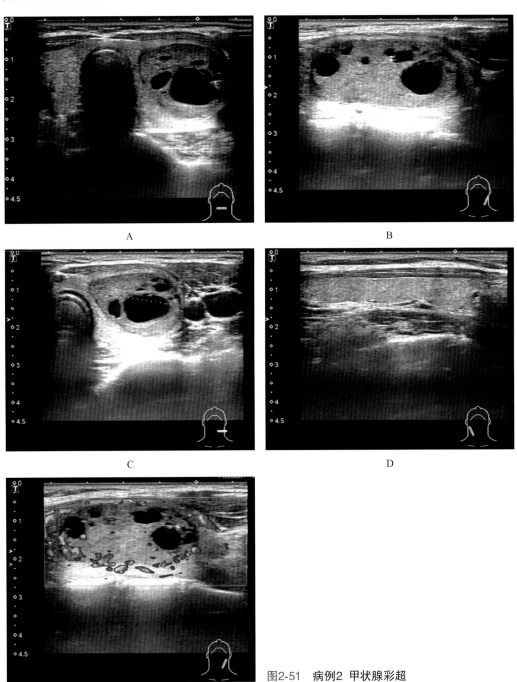

A

B

C

D

E

图2-51　病例2 甲状腺彩超

1.超声描述　甲状腺左叶体积增大，形态不对称，不规整，左叶实质内探及一囊性结节，4.2cm×2.7cm×1.8cm，边界清，CDFI：结节周边见血流信号，其余实质回声均；双侧颈部未探及肿大淋巴结回声。

2.超声诊断　甲状腺左叶结节，TI-RADS 3类。

3.超声解析　甲状腺髓样癌发生于甲状腺滤泡旁细胞（又称C细胞），占甲状腺癌的3%～5%。20%病例为家族性，常伴有MEN-2综合征（多发性内分泌肿瘤病），常为多中心和双侧。80%为散在单发，多位于上极或中部。超声表现实性低回声结节，通常边缘规则，呈卵圆形，可伴有粗大钙化，极少发生囊变，结节内部血流信号丰富、杂乱。因恶性程度较高，易发生颈部淋巴结转移。本病例患者左叶甲状腺实质内探及一囊实性结节，4.2cm×2.7cm×1.8cm，边界清，形态规则，呈卵圆形，边缘规则，周边可见环绕血流信号。超声声像图不具有甲状腺恶性结节超声特征，倾向于良性结节表现，容易误诊、漏诊。此类结节易与滤泡状肿瘤结节相混淆，滤泡状肿瘤是来源于滤泡上皮的肿瘤，分为滤泡腺瘤和滤泡癌，超声很难鉴别甲状腺滤泡肿瘤的良、恶性，通常依靠病理诊断。滤泡状肿瘤常以单发病灶为主，超声表现为类圆形或卵圆形结节，呈低回声或中等回声，边界清，可伴有均匀的低回声晕环，内部回声均匀或不均匀，可出现囊性变、钙化或出血。周边可见环绕血流信号，呈"花环"征。由于MTC多边界清晰，形态规整，易被诊断为良性，在日常工作中对于实性，尤其是低回声，形态呈圆形或卵圆性的甲状腺结节，应该除外髓样癌的可能，血清降钙素、CEA及FNA的检查可以协助诊断。

三、初步诊断

甲状腺结节，结节性甲状腺肿待排。

四、术中情况

（一）第一次手术

1.手术名称　腔镜下甲状腺左叶近全切除术。

2.术中探查　全乳晕腔镜入路，显露双侧甲状腺。探查见甲状腺左叶扪及单发结节，实性，质韧，边界清，有包膜，约4.0cm×3.0cm大小，右叶未及明显结节。使用超声刀切断甲状腺上、下动

脉，甲状腺中静脉，显露左侧喉返神经，保护喉返神经及甲状旁腺。行甲状腺左叶近全切除术，仅在喉返神经入喉处保留约1g甲状腺组织。送检快速病理示：（甲状腺左叶）组织图像符合甲状腺髓样癌，待石蜡切片及免疫组化进一步确诊。讨论后决定待石蜡进一步确诊后再决定是否进一步手术。

术后石蜡病理：甲状腺左叶甲状腺髓样癌2.5cm×2cm；免疫组化：CK（＋）、TTF-1（＋）、Syn（＋）、gA（＋）、PTH（－）、CT（＋）、TP（灶性＋）、TG（散在＋）、S-100（弱＋）、CK8/18（＋）、Ki-67（5%＋）；特染：刚果红（＋）。

（二）第二次手术

1.手术名称　甲状腺左残叶切除术＋甲状腺右叶切除术＋中央区淋巴结清扫术＋左Ⅲ、Ⅳ区淋巴结清扫术。

2.术中探查　带状肌水肿，甲状腺峡部缺如，左侧甲状腺入喉处残余约0.3cm，甲状腺右叶未触及明显结节。完整切除甲状腺左叶残余及甲状腺右叶，显露右侧喉返神经，注意保护右侧喉返神经、甲状旁腺。切除右叶过程中，发现右上甲状旁腺缺血，给予剪除1/2去顶减压，剪除部分剪碎后种植于右侧胸锁乳突肌内。清扫中央区淋巴结。取左侧胸锁乳突肌前缘入路，打开左侧血管鞘，注意保护左侧迷走神经、颈内静脉、颈动脉、胸导管，清扫Ⅲ、Ⅳ区淋巴结。切除物送检快速病理示：右叶甲状腺组织内未见癌浸润。左侧Ⅲ、Ⅳ区淋巴结（0/3）未见转移癌；中央区淋巴结（0/3）未见转移癌。

五、术后病理

术后石蜡病理：（右叶）结节性甲状腺肿（左侧Ⅲ、Ⅳ区）淋巴结（0/3）未见转移癌；（中央区）淋巴结（0/3）未见转移癌。

六、最后诊断

甲状腺髓样癌。

七、病例小结

1.流行病学　甲状腺髓样癌（medullary thyroid carcinoma，MTC）来源于分泌降钙素的甲状腺滤泡旁细胞，是临床上较少见的甲状腺恶性肿瘤。根据疾病的遗传特征，MTC可分为散发型（70%～

80%）和遗传型（约占25%）。遗传型甲状腺髓样癌又可根据临床特点分为多发性内分泌腺瘤2A型（multi-ple endocrine neoplasia type 2A，MEN2A，55%～60%），多发性内分泌腺瘤2B型（multiple endocrine neoplasia type 2B，MEN2B，5%～10%）以及家族MTC（familial MTC，FMTC，35%～40%）。

散发型遗传学病因表现为瘤体RET基因突变；遗传型发病年龄较散发性MTC早，不同性别间发病率无差异，同一家族中可以同时或先后多人患病，其遗传学病因主要表现为生殖细胞RET基因的不同突变。遗传性MTC中MEN2A型患者主要表现为甲状腺髓样癌，部分患者伴有单侧或双侧嗜铬细胞瘤，少部分患者伴有甲状旁腺功能亢进或甲状旁腺瘤，该型患者年龄多＜20岁。MEN2B型则以甲状腺髓样癌伴黏膜多发性神经瘤和（或）嗜铬细胞瘤，不伴甲状旁腺疾病；其外在多表现为马凡体型、漏斗胸、肠和口腔黏膜神经瘤病等，发病年龄更早，多在10岁以下。研究表明，MEN2B比MEN2A发病更早，侵袭性更强。家族非多发性内分泌腺瘤性MTC（FMTC）型则仅表现为患有MTC，但无嗜铬细胞瘤和甲状旁腺增生，因此是三型中恶性程度最低的一型，但根据2015年美国甲状腺学会（American Thyroid Association，ATA）指南所认为家族非多发性内分泌腺瘤性MTC（FMTC）与多发性内分泌腺瘤2A（MEN2A）型在基因变异上为同一类型，因此将其归于MEN2A变异型。

相对于分化型甲状腺癌（differentiated thyroid cancer，DTC），MTC相对少见，淋巴结转移更早，侵袭性更强，预后更差，占所有甲状腺癌相关死亡的13%。

2.诊断 大部分MTC具有典型的甲状腺癌的超声特点，不易漏诊及误诊，但是在临床诊断中发现有一部分MTC与甲状腺腺瘤（thyroid adenoma，AN）很相似，极易误诊，影响患者的进一步治疗。

周黎光等报道，MTC结节表现为实性（100%），低或极低回声（97.4%），结节内伴钙化（63.1%），其中微小钙化（28.9%），粗大钙化（34.2%），结节多表现为边缘规则（57.9%），呈圆形或卵圆形（63.2%），合并肿大颈部淋巴结20例，占52.6%，表现为形态饱满，皮髓质结构消失，部分淋巴结内可见钙化。规则的边缘的和呈圆形或卵圆形一般是

甲状腺良性病变的声像图指标，因而对具有规则边缘、呈圆形或卵圆形的MTC结节，应结合回声、钙化情况，是否有淋巴结转移等其他声像图表现综合判断，怀疑恶性时可行细针穿刺协助诊断，提高检出率。

MTC可特异性表达Ctn及CEA，因此二者的升高对识别MTC患者较高的诊断意义。然而，我国2012版的指南对于常规筛查甲状腺结节患者的降钙素水平并未持完全的支持态度，对于评估结节时是否需要检测血清降钙素水平也存在争议，主要原因在于筛查发现的甲状腺结节中出现MTC的概率较低，筛查项目中加入血清降钙素的性价比不高。但是血清降钙素的筛查确实有助于早期发现MTC并改善预后，而通过影像学等检查手段发现的髓样癌一般均处于较为为晚期，预后较差。

3.手术特点 高达30%的散发性MTC及所有的遗传性MTC患者存在双侧或多灶性病变。在一项101例的MTC病例研究中，散发性（n=54）和遗传性（n=47）组患者均有约50%病例可见中央区淋巴结转移。因此，大部分学者主张所有MTC或可疑MTC患者均应进行甲状腺全切除术，并根据术前超声结果、降钙素水平等指标决定具体的颈部淋巴结清扫范围。术前基础血清Ctn水平有助于判断淋巴结转移程度，术前血清Ctn水平＜20ng/L（正常参考值＜10ng/L）时，无淋巴结转移危险，血清Ctn水平超过20ng/L、50ng/L、200ng/L、500ng/L时分别与同侧中央区、同侧颈、对侧中央区、对侧颈和上纵隔淋巴结转移有关。因此，ATA指南推荐当超声提示无颈部淋巴结转移，无远处转移证据时，应进行全甲状腺切除＋中央区淋巴结清扫术，但对是否可基于Ctn水平加行同侧颈清扫术存在争议；如超声提示同侧颈显像阳性，对侧颈阴性时，若基础血清Ctn水平＞200ng/L，指南推荐行全甲状腺切除＋中央区淋巴结清扫＋双侧颈清扫术。NCCN指南甚至提出当原发肿瘤＞1cm或存在中央区转移时即进行侧颈清扫术。

对于遗传性MTC，及时行全甲状腺切除术可有效改善MTC的发生率和病死率。因此，均采用预防性全甲状腺切除术加或不加中央区清扫术，难点首先在于手术时机的选择，根据不同类型遗传性MTC特点指南中给出了明确的推荐，临床医师需要结合指南推荐与患者家属充分协商；其次与成人相比，由于在婴儿或儿童甲状旁腺小且透明，很

难辨认区分，即使是经验丰富的外科医师，甲状腺切除术的并发症尤其是甲状旁腺损伤发生率更高。因此，对于除MEN2B和RET密码子M918T突变（ATA-HST）的患者须在生命早期进行甲状腺切除术外，可酌情推迟手术时间至2岁以后；此外，当年龄较小且术前基础血清Ctn＜40ng/L时，中央区转移很少见，不进行中央区清扫的策略可以减少甲状旁腺和喉神经受损的风险。

2015年ATA指南将遗传型MTC划分为最高风险（highest risk，HST）、高风险（high risk，H）及中等风险（moderate risk，MOD）3个等级。HST等级患者中包含MEN2B患者或RET基因M918T突变患者，H等级患者含有634位点上的所有突变及A883F突变，MOD患者包含除上述之外的其他基因突变患者。依据分级不同干预策略也有所不同。

MEN2B患者通常在1岁时即可有MTC相关临床表现并多伴有淋巴结转移，因此在ATA指南中分级为HST级的患儿在1岁内即进行甲状腺全切除术，根据是否有淋巴结转移及能否保留甲状旁腺功能决定是否行中央组淋巴结清扫术。婴儿的甲状旁腺很小且经常被突出的颈部胸腺组织覆盖，给辨认带来了很大困难，因此尤其强调应由有经验的外科医师进行手术。如果术中不能够确定保存了甲状旁腺，应暂不行中央组淋巴结清扫，视病情适当推迟

手术时间，在2岁内进行手术。除MEN2B和RET密码子M918T突变（ATA-HST）的患者须在生命早期进行甲状腺切除术外，余可酌情推迟手术时间至2岁以后。H及MOD等级的患儿一般建议在5岁前行预防性甲状腺全切除术，依据降钙素水平及影像学依据决定是否行中央组淋巴结清扫术。

4.本病例特点 本例患者术前甲状腺超声囊实性结节，结节周边见血流信号，超声提示为TI-RADS 3类。术前未行降钙素检查。术中快速病理为可疑髓样癌，石蜡病理确诊，因此第一次手术仅行患侧叶切除。术后16天患者降钙素正常，但CEA还未降至正常。根据髓样癌治疗指南，于第一次术后18天行二次手术治疗，切除对侧叶、清扫中央区，预防性清扫了患侧侧颈区。术后病理证实对侧叶及中央区、侧颈区淋巴结均未查见癌。

5.结论 MTC出现淋巴结转移早、对化疗不敏感等生物学特性决定了其手术为治疗方案的首选。术前尽可能明确诊断并全面评估病情有助于选择手术策略，所有甲状腺结节待手术患者，无论术前是否为可疑恶性，均应行CEA及降钙素检查，必要的实验室检查是避免术前误诊的有力工具。选择合适的随访或者治疗方式有助于改善MTC患者的生存时间和生活质量。

病例3 甲状腺髓样癌术后颈部复发

一、简要病史

患者女，21岁。主诉：发现左侧甲状腺肿物20余天。

患者于20余天前无明显诱因发现左侧无痛性甲状腺肿物，无伴局部红、肿、热、痛，无吞咽困难、呼吸困难、声嘶、饮水呛咳等不适，无手抖、心悸、怕热、多汗、多食、多饮，无手足抽搐，无面部潮红、腹泻、消瘦等。遂至我院就诊。

既往史：无特殊，无家族史。

专科查体：颈部未见颈静脉怒张，未见血管搏动，气管居中。左侧甲状腺Ⅲ度肿大，扪及多个融合结节，直径6cm×2cm，质硬，无压痛，活动

度差。右侧甲状腺Ⅱ度肿大，未扪及结节。左侧颈后扪及多个肿大淋巴结。突眼征（-），双手震颤试验（-）。

实验室检查：降钙素＞2000ng/L，癌胚抗原1540.11μg/L。

穿刺病理：高度怀疑恶性肿瘤，不排外甲状腺髓样癌可能。

PET-CT：①甲状腺左叶片状低密度影，代谢活跃，考虑甲状腺癌，左侧颈部Ⅱ区、Ⅲ区、Ⅳ区、Ⅴ区肿大淋巴结影，代谢活跃，考虑淋巴结转移。②甲状腺右叶片状低密度影，代谢活跃，考虑结节性甲状腺肿可能性大；右侧颈部淋巴结影，代谢轻度增高，考虑反应性改变可能性大；右肺下叶

小结节影，代谢未见异常，建议随访。③右肾囊肿。④余全身PET-CT未见异常高代谢灶。

ECT：15分钟显像示：甲状腺体积增大（左叶明显）、位置正常，形态不规则，甲状腺放射性分布不均匀，左叶下极呈异常放射性摄取聚集灶，同时见左叶外侧及双叶下部各两处团片状异常放射性分布聚集区。120分钟显像示：甲状腺影变淡，原左叶下极异常放射性聚集灶仍存在，余同15分钟相。

二、影像学检查

（一）甲状腺彩超

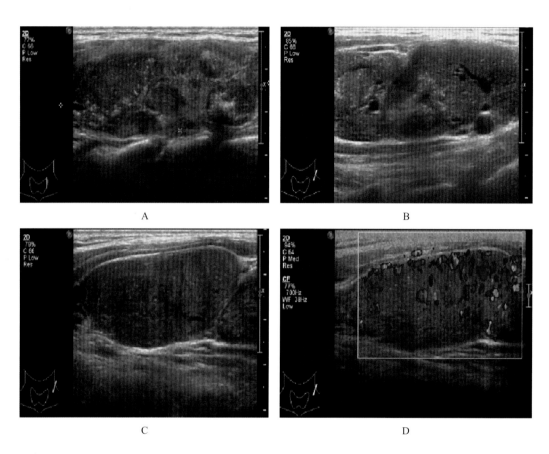

A

B

C

D

图2-52　病例3　甲状腺彩超

1.超声描述　左叶大小6.8cm×2.6cm×2.5cm，占位病变：多个融合，范围约5.8cm×2.0cm，低回声伴细小钙化，界线不清，血流丰富。右叶大小5.6cm×1.7cm×1.6cm，占位病变：多个，直径0.6～1.5cm，混合回声，边界清楚，血流丰富。左侧颈部ⅡB、Ⅲ、Ⅳ、Ⅴ及Ⅵ区可见多发卵圆形淋巴结，最大长径4.0cm，低回声伴细小钙化，血流丰富。

2.超声诊断　左叶甲状腺CA（TI-RADS 5类）；右叶结节性甲状腺肿（TI-RADS 2类）；左侧颈部ⅡB、Ⅲ、Ⅳ、Ⅴ及Ⅵ区转移性淋巴结。

3.超声解析　甲状腺髓样癌和甲状腺乳头状癌均可显示出相似的恶性结节超声特征：形态不规则、低回声、实性成分和钙化。但甲状腺髓样癌还有其独特表现：边界较清晰，大部分纵横比≤1，粗大钙化较多见，可伴局部囊性变等。

（二）颈部CT

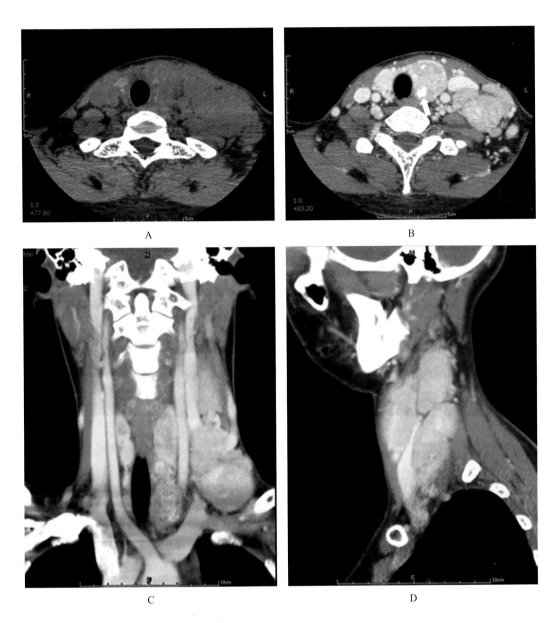

A

B

C

D

图2-53 病例3 颈部CT

1.CT描述 甲状腺左叶明显增大可见类圆形片状低密度影，内可见多发钙化灶，大小约31mm×21mm，边界模糊，增强扫描病灶呈明显不均匀强化，其内可见点片状强化减低区，病灶边缘不清，邻近软组织受压推移。左侧颈部Ⅱ区、Ⅲ区、Ⅳ区、Ⅴ区可见肿大淋巴结影，部分可见融合呈团块状，增强扫描呈环状强化，其内见点片状密度减低区，最大者直径为33mm。甲状腺右叶亦见多个类圆形结节样低密度影，增强扫描病灶边缘更清，最大者直径约12mm，右侧颈部可见数个稍大淋巴结

影，较大者约12mm，增强扫描呈均匀性强化。

2.CT诊断 甲状腺恶性肿瘤并颈部多发淋巴结转移。

3.CT解析 本例患者CT征象左叶结节较有特点，平扫呈低密度边缘不清，其内钙化为大小不等的不规则钙化，增强扫描明显不均匀强化，前缘部分甲状腺组织呈线状残留，甲状腺轮廓中断，Ⅱ区、Ⅲ区、Ⅳ区、Ⅴ区、Ⅵ区及左锁骨上窝多发肿大淋巴结，增强扫描明显强化，部分融合呈团块状，提示甲状腺癌并多发淋巴结转移。右叶结节平

扫呈低密度，动脉期明显强化，静脉期强化程度减低，边缘清楚，提示良性结节的可能性大。

三、初步诊断

甲状腺结节，甲状腺髓样癌待排。

四、术中情况

1.手术名称　甲状腺全切除术＋中央区淋巴结清扫术＋双侧颈侧区淋巴结清扫术＋左侧甲状腺旁腺腺瘤切除术。

2.术中情况　左侧甲状腺内多发质硬肿物并相互融合，大小约6cm×3cm，边界不清，活动度差；右侧甲状腺内可触及多发结节，最大直径约1.5cm，质韧，边界清，活动度一般。左下极甲状腺旁腺可触及肿大，直径约2.5cm，质韧，边界清。左侧颈部可触及多发肿大淋巴结并相互融合。快速切除左叶甲状腺肿物及左下极甲状腺旁腺送病理冷冻报

告：左侧甲状腺倾向甲状腺髓样癌的可能性大；左下甲状旁腺病变考虑甲状旁腺腺瘤与甲状旁腺增生相鉴别。遂决定行双侧甲状腺全切除术＋双侧喉返神经探查术＋双侧中央组淋巴结清扫术＋双侧颈侧区淋巴结清扫术＋左侧甲状腺旁腺腺瘤切除术。完整切除剩余左叶甲状腺。完整切除左下极甲状旁腺。探查中央组淋巴结，可探及多枚肿大淋巴结，质硬，相互融合，边界欠清，予以完整切除淋巴结及周围组织。探查左侧颈部淋巴结，颈Ⅱ～Ⅴ区淋巴结可探及多粒肿大并相互融合，并与部分颈前肌肉及颈前静脉侵犯，最大直径约4cm，质硬，边界欠清，予以完整切除淋巴结及周围组织。探查右侧颈部淋巴结，右侧颈侧区未触及明显肿大淋巴结，予以完整切除淋巴结及周围组织，行预防性右侧颈侧区淋巴结清扫术。

五、病理

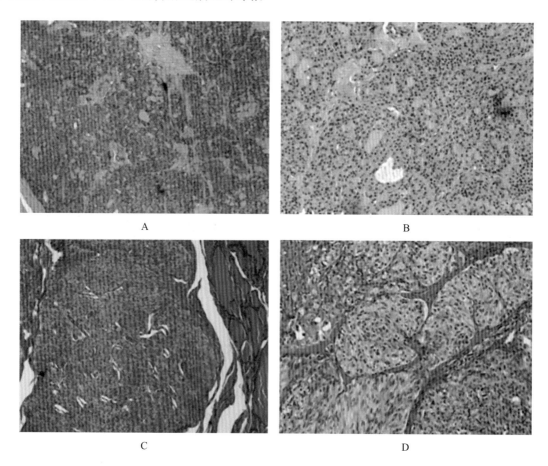

A
B
C
D

图2-54　病例3 甲状腺髓样癌病理

A.肿瘤细胞呈片状、巢状排列；B.肿瘤间质结缔组织多少不等，可见淀粉样物质沉着；C.肿瘤边界清楚，未见明显包膜，细胞呈条索状、束状排列；D.肿瘤细胞多边形或梭形，胞质丰富，嗜双色性

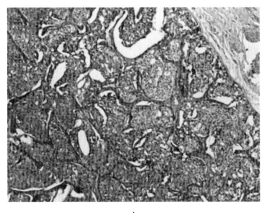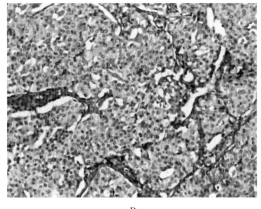

A B

图2-55　病例3　淋巴结内转移性甲状腺髓样癌

A.肿瘤细胞呈巢状排列；B.肿瘤间质可见少量淀粉样物质沉着

1.术后石蜡病理　甲状腺组织中见肿瘤结节形成，肿瘤细胞呈团巢样排列、多结节样分布，大部分细胞形态一致，核小，胞质红染，部分细胞核异型性较为显著。间质见大量淀粉样物质沉积，伴灶性钙化，结合形态学及免疫组化、特殊染色结果，病变符合（左侧）甲状腺髓样癌。

结合HE形态、免疫组化及特殊染色结果，病变符合淋巴结转移性髓样癌。左侧气管旁淋巴结1转移癌（1/1）。左侧气管旁淋巴结2转移癌（4/4）。右侧气管旁淋巴结转移癌（1/1）。左侧Ⅱ区淋巴结转移癌（1/1）。左侧Ⅱ区淋巴结左侧淋巴结转移癌（1/1）。左侧Ⅲ区淋巴结转移癌（4/4）。左侧Ⅳ区淋巴结转移癌（2/9）。

免疫组化：癌细胞Calcitonin部分（＋），CgA部分（＋），CD56（＋），Syn（＋），TTF-1（＋），CK（＋），S-100（个别＋），thyroglobulin（－），PTH（－），Ki-67约3%（＋）。刚果红（＋）。

2.病理解析　甲状腺组织中查见结节性肿物。肿瘤组织周围未见明显纤维性包膜形成，与周围正常甲状腺组织边界尚清楚。肿瘤细胞呈片状、巢状排列，细胞形态部分为多角形、部分呈梭形，细胞核小、类圆形、核仁不明显，细胞质颗粒状、嗜双色性。肿瘤间质结缔组织多少不等，可见大量淀粉样物质沉积并伴有灶性钙化。

免疫组化显示肿瘤细胞表达降钙素（calcitonin），神经内分泌标志物（Syn，CgA，CD56），甲状腺转录因子-1（TTF-1）以及广谱CK，同时显示甲状腺球蛋白（thyroglobulin）和甲状旁腺激素（PTH）阴性。特殊染色显示间质淀粉样物刚果红染色阳性。

本病例组织形态学、免疫组化染色及特殊染色

结果均支持甲状腺髓样癌的诊断。

六、最后诊断

甲状腺髓样癌，颈部多发淋巴结转移。

七、病例小结

甲状腺髓样癌虽具有较为典型的基因学及血清学特点，然而其常起病隐匿，临床表现差异较大，需全面细致地把握全身症状体征。因该疾病常合并肾上腺嗜铬细胞瘤、甲状旁腺增生症、黏膜和消化道神经瘤、马方综合征等甲状腺外病变，所以临床医师除了诊治甲状腺癌以外，应该针对家族史、RET基因和以肾上腺为中心的全身器官做系统筛查。同时，对于肾上腺肿瘤、甲状旁腺腺瘤等首发表现，亦应想到MTC的可能性。一旦怀疑MTC，即需行降钙素检测、B超、FNA等以明确诊断。在确诊为甲状腺髓样癌后，应对患者进行RET基因突变检测，以明确其甲状腺髓样癌的类型，如为遗传性甲状腺癌，应同时对家族中其他成员进行降钙素、RET筛查。

参考文献

李娜，常才，陈敏，等. 甲状腺髓样癌的超声特征分析[J]. 中华超声影像学杂志杂志，2013，22（6）：539-540.

Cai S，Liu WB，Ouyang YS，et al. Ultrasonographic features of medullary thyroid carcinoma and their diagnostic values[J]. Clin Med J（Engl），2010，123（21）：3074-3078.

病例4　甲状腺髓样癌合并乳头状癌

一、简要病史

患者女，34岁。主诉：右颈部淋巴结穿刺术后1个月余。

既往史：无特殊病史。

二、影像学检查

甲状腺超声

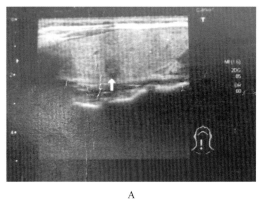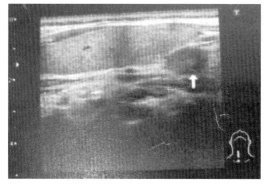

A　　　　　　　　　　　　　　B

图2-56　病例4　甲状腺超声

1.超声描述　甲状腺大小，形态尚可，右叶中上实质背侧探及一低回声结节，大小约0.7cm×0.5cm，纵径较大，边界清晰，边缘毛糙，内回声欠均；左叶实质内探及一低回声结节，大小约0.4cm×0.3cm，边界清晰，内回声欠均；其余实质内回声均匀。右侧气管旁及右侧颈部大血管周围探及多个淋巴结回声，大者位于Ⅱ、Ⅲ区，大小3.7cm×2.3cm，形态饱满，皮髓质结构不清，CDFI：结节内血流丰富；左侧颈部未探及肿大淋巴结。

2.超声诊断　甲状腺右叶实性占位，甲状腺左叶结节，右侧颈部多发淋巴结肿大。

3.超声解析　甲状腺左叶结节术前超声未诊断为恶性结节，虽然典型乳头状癌比较容易诊断，超声特征包括实性低回声，纵径大，边缘毛糙，回声欠均，伴或不伴有钙化，但在实际工作中也会漏诊，原因可能为病灶体积小，边界清晰，未见钙化，超声表现不特异，且右叶有一较大体积病灶并淋巴结转移，关注点多在右侧，对其他结节关注不够造成。甲状腺右侧叶结节符合恶性肿瘤特征，实

性低回声，边界清晰，边缘毛糙，右颈部多发淋巴结肿大，符合髓样癌的淋巴结转移特征，形态饱满，皮髓质分界不清，淋巴结内血流丰富。乳头状癌和髓样癌同时发生比较少见，文献报道多以个案为主，发生机制目前认为主要由两种可能，一种是它们起源于共同的干细胞恶变发生；另一种是不同干细胞在多重内外因素作用下分化发生，在恶变过程中可能存在交互作用形成不同的癌。此患者术后半年内发生肝转移，后陆续发生骨骼、肺、纵隔、腹腔淋巴结等转移。

三、初步诊断

甲状腺结节，甲状腺癌待排。

四、术中情况

1.手术名称　甲状腺全切＋中央区及右侧颈区淋巴结清扫术。

2.术中探查　右侧甲状腺多发结节，探及气管前、右侧颈部可疑转移肿大淋巴结，行右侧甲状腺

癌颈部廓清术，游离右侧喉返神经，剥离右侧颈部转移肿大淋巴结，保护甲状旁腺组织，完整切除甲状腺右侧叶、峡部和左侧甲状腺组织。术中探查：右侧颈部血管鞘周围可及大小不一多发肿大淋巴结，右侧颈部血管鞘周围未及肿大淋巴结，自上而

下依次清扫右侧颈血管鞘周围淋巴结；清扫右Ⅴ区淋巴结。清扫Ⅵ区淋巴结。留置引流管，术毕。

五、术后病理

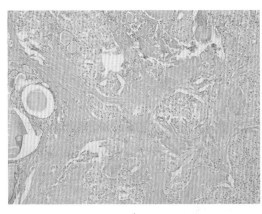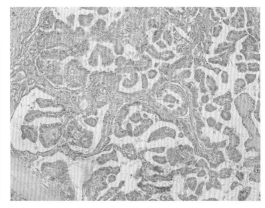

图2-57　病例4　术后病理（甲状腺髓样癌及乳头状癌）

A.肿瘤细胞呈片状、巢状排列，肿瘤间质结缔组织多少不等，可见淀粉样物质沉着；B.肿瘤细胞排列成典型的乳头状结构，细胞核形态不规则、染色质边集，可见核沟及核内假包涵体，呈现典型的乳头状癌细胞核特征

1.术后石蜡病理　病理示左叶甲状腺微小乳头状癌（直径0.2cm），其中查见少许甲状旁腺组织；右叶甲状腺髓样癌（直径0.6cm）；"颈外侧软组织"淋巴结（21/21）、"第2组"淋巴结（5/5）及"喉返神经周围"淋巴结（1/1）均查见转移癌；"胸骨上软组织"查见癌；"胸锁乳突肌"及"颈前肌群"均未查见癌；"第6组淋巴结"为甲状旁腺组织，未查见癌。免疫组化：CT（＋）、CK19（＋）、Galectin-3（－）、TG（－）；特染：刚果红（＋）。

2.病理解析　本例甲状腺右叶查见结节性肿物。肿瘤组织周围未见明显纤维性包膜形成，肿瘤细胞呈片状排列，细胞形态部分为多角形、部分呈梭形，细胞核类圆形，细胞质颗粒状。肿瘤间质可见大量淀粉样物质沉积。免疫组化显示肿瘤细胞表达降钙素（calcitonin），同时甲状腺球蛋白（thyroglobulin）为阴性。特殊染色显示间质淀粉样物刚果红染色阳性。该肿瘤组织形态学、免疫组化染色以及特殊染色结果均支持甲状腺髓样癌的诊断。同时，该病例甲状腺左叶见一直径0.2cm的灰白色质硬结节，镜下肿瘤细胞排列成乳头状结构，肿瘤细胞呈现典型的乳头状癌细胞核特征，因此该结节诊断为甲状腺微小乳头状癌。

甲状腺髓样癌和乳头状癌可同时在不同区域发生，两者并发的概率为4%～17%，我们临床实践过程中会经常遇到该类情况。需要注意的是，以上两种肿瘤应被视为各自独立的肿瘤，而不应以混合型髓样和乳头状癌来解释；真正的混合型肿瘤极为少见。

六、最后诊断

①甲状腺髓样癌；②甲状腺乳头状癌；③颈部多发淋巴结转移。

七、病例小结

PTC起源于神经内胚层，甲状腺髓样癌（medullary thyroid cancer，MTC）起源滤泡旁细胞，因来源不同，PTC与MTC极少并发于同一患者中。PTC与MTC的治疗主要以手术为主，PTC术后可辅以放射性碘治疗、内分泌治疗，且治疗效果较好；MTC对放化疗、内分泌治疗缺乏敏感性，预后较差。规范的外科手术是治疗MTC的有效手段。如何确立有效的术前筛查手段，规范手术范围及探寻其他有效治疗方式，对MTC合并PTC的病例进行个体化治疗是目前迫切需要解决的难题。

病例5 髓样癌多发颈部淋巴结转移

一、简要病史

患者女，22岁。主诉：发现颈部包块3个月。
既往史：无特殊病史。

二、影像学检查

甲状腺彩超

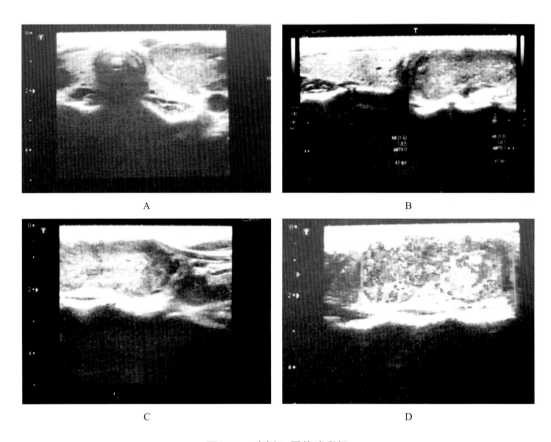

A

B

C

D

图2-58 病例5 甲状腺彩超

1.超声描述 甲状腺形态不对称，左叶增大明显，右叶大小、形态尚可，左叶实质内探及两个低回声包块，大者约4.7cm×2.2cm×1.7cm，边界清晰，内回声不均，可见散在强回声光斑，周边可见底回声晕，CDFI：结节内血流信号丰富：其余实质回声尚均。右侧颈部未探及肿大淋巴结回声。左侧颈部颈动脉分叉处前外侧及甲状腺下极下方气管左侧均探及多个低回声结节，大者约1.6cm×0.7cm，边界清、内回声不均，CDFI：结节内血流信号丰富。

2.超声诊断 甲状腺左叶实性占位，考虑癌，

左侧颈部多发淋巴结肿大。

3.超声解析 本例符合髓样癌特点，表现为形态规则的低回声结节，边界清晰，内可见强回声斑块，髓样癌容易早期发生颈部淋巴结转移，转移淋巴结特点包括淋巴结肿大，形态较饱满，淋巴结门结构消失，皮质增厚，皮髓质分界不清，与甲状腺原发病灶形态、回声类似，可伴有或不伴钙化，呈"子母瘤表现"，CDFI示淋巴结内探及丰富血流信号。髓样癌淋巴结转移要与乳头状癌淋巴结转移相鉴别，乳头状癌转移的淋巴结内常出现液化、团状

高回声及钙化灶，髓样癌一般不出现液化及团状高回声，可见钙化灶。我们在检查过程中如果怀疑甲状腺结节为髓样癌，应仔细检查颈部淋巴结看有否转移。

三、初步诊断

甲状腺甲状腺结节，结节性甲状腺肿待排。

四、术中情况

1.手术名称　甲状腺全切＋左侧Ⅱ、Ⅲ、Ⅳ、Ⅴ区淋巴结清扫术。

2.术中探查　甲状腺左叶可触及一质硬结节，约4cm×5cm，未侵及被膜，边界清；峡部未触及明显结节。沿预定切线钳夹血管钳，切除探及的结节及周围部分正常甲状腺组织，以及气管前质硬淋巴结1枚，送快速病理示：左叶甲状腺髓样癌，淋巴结为癌组织。讨论后决定行甲状腺全切＋左侧Ⅱ、Ⅲ、Ⅳ、Ⅴ组淋巴结清扫术。

五、术后病理

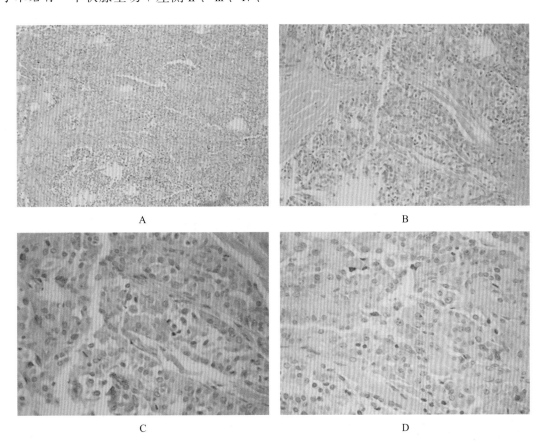

图2-59　病例5　术后病理（甲状腺髓样癌）

A、B.肿瘤细胞呈片状、巢状排列；C、D.肿瘤细胞多边形，胞质丰富、嗜双色性，肿瘤间质内可见淀粉样物

1.术后石蜡病理　左叶甲状腺髓样癌（体积：4.5cm×2.5cm×2cm）。术中送检"颈前淋巴结为"癌组织另送甲状腺左叶，甲状腺右叶均未查见癌，其中"甲状腺左叶"另见一枚转移淋巴结。气管前淋巴结（9/11）、血管鞘上段淋巴结（4/4），血管鞘中段淋巴结（1/9）血管鞘下段淋巴结（2/2）查见转移癌；其中气管前淋巴结查见少许胸腺组织。Ⅴ组淋巴结未查见癌。

免疫组化：CT（＋）、Syn（＋）、CgA（＋）、TG（－）、Ki-67：1%

2.病理解析　甲状腺左叶查见结节性肿物。肿瘤边界尚清晰。镜下，肿瘤细胞呈片状、巢状排列；细胞呈多角形，细胞核中等大小、类圆形，可见小核仁，细胞质丰富、颗粒状。间质内可见淀粉样物质沉积。免疫组化显示肿瘤细胞联合表达降钙素（calcitonin）及神经内分泌标志物（Syn，CgA），同时显示甲状腺球蛋白（thyroglobulin）阴性。

本病例组织形态学及免疫组化染色结果支持甲状腺髓样癌的诊断。

六、最后诊断

甲状腺髓样癌，颈部多发淋巴结转移。

七、病例小结

甲状腺髓样癌（medullary thyroid cancer，MTC）

是一类起源于甲状腺滤泡旁细胞的神经内分泌肿瘤，它能分泌癌胚抗原（CEA）及降钙素（CT），占甲状腺恶性肿瘤的2%～3%。其恶性程度较乳头状癌高，极易发生转移，手术切除为首选治疗手段，对于术前评估颈淋巴结及远处无转移者，需行预防性中央区淋巴结清扫，如有侧颈区转移证据，需行中央区及同侧颈淋巴结清扫术，MTC对放、化疗及碘治疗不敏感，预后不佳。

病例6　乳头状癌合并髓样癌淋巴结转移

一、简要病史

患者女，22岁。主诉：甲状腺术后6年余，复查见甲状腺结节4年余。

既往史：无特殊病史。

二、影像学检查

甲状腺彩超

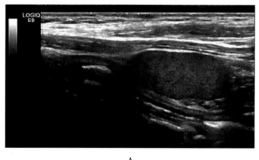

A

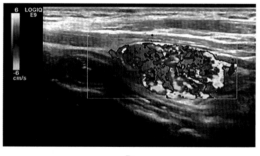

B

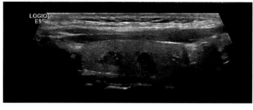

C

图2-60　病例6　甲状腺彩超

A.原甲状腺左叶区探及一低回声结节，边界清晰；B.结节周边及内部探及丰富血流信号；C.甲状腺右侧叶探及两个低回声结节，均形态不规整，内见砂砾样强回声

1.超声描述　甲状腺左叶术后，左叶及峡部缺如，右叶残余腺体前后径约0.9cm，右叶中部实性结节，大小约为0.8cm×0.3cm，边界欠清，形态不规则，内回声不均，形态不规则，CDFI：右叶实质血流信号未见明显异常；原左叶下方探及一等回声结节大小约2.5cm×1.3cm×1.1cm边界清，内回声不均，CDFI：实质内血流信号丰富。

2.超声诊断　甲状腺术后；甲状腺右叶实性占

位并右侧颈部淋巴结肿大；左侧气管旁实性占位，考虑肿瘤复发。

3.超声解析　髓样癌是少见的甲状腺恶性肿瘤之一，占甲状腺恶性肿瘤的5%～8%，近年来发病率有所增加，可以散发或遗传。髓样癌起源于滤泡旁细胞（C细胞），故亦称为滤泡旁细胞癌、C细胞癌，髓样癌生长相对缓慢，一旦发生转移或复发，进展较快。肿瘤常位于甲状腺中部或上2/3，可能与该部位C细胞非常密集有关，最常见的转移部位包括颈部淋巴结、肺脏、肝脏、骨骼等。髓样癌的声像图特点包括实性低回声，形态规则，边缘规整或欠规整，无晕圈征，部分病例有钙化，且粗钙化比细钙化常见，可见囊性变（少见）。

髓样癌与乳头状癌的鉴别：乳头状癌典型表现包括形态不规则，纵横比＞1，边缘毛糙，部分有砂砾样钙化，钙化比较小且松散，而髓样癌形态较规则，纵横比小于1多见，钙化多为粗大钙化，这点与乳头状癌有区别，本例甲状腺右叶结节符合乳头状癌的超声特点。

髓样癌与腺瘤的鉴别：两者均表现为形态较规则的肿物回声，髓样癌多位于腺体的中上，多无包膜，腺瘤包膜完整；髓样癌声晕厚薄不一，不完整，而腺瘤多有声晕且厚薄均一；髓样癌大部分有粗大钙化，腺瘤少有钙化；髓样癌血供丰富，血管走形紊乱，多有内部穿支血流，腺瘤多为环状血流，血管走行较规则。血清降钙素和CEA对于髓样癌有辅助诊断价值。

三、初步诊断

①甲状腺术后；②甲状腺结节，甲状腺癌待排。

四、术中情况

1.手术名称　左甲状腺区结节切除＋甲状腺右叶切除＋中央区及右侧Ⅱ、Ⅲ、Ⅳ、Ⅴ区淋巴结清扫术。

2.术中探查　甲状腺左叶及峡部缺如，甲状腺右叶触及两枚质硬结节，大小均约0.5cm×0.5cm，均无包膜，边界不清，未突破甲状腺被膜。原甲状腺左叶下极位置术腔触及一枚质硬结节，大小约

2.5cm×1.5cm，无明显包膜，边界不清。完整切除甲状腺右叶，显露右侧喉返神经，注意保护右侧喉返神经、甲状旁腺。切除原甲状腺左叶下极位置术腔内探及之结节。探查并清扫中央区淋巴结。探查右侧颈血管鞘，于右侧颈部Ⅱ、Ⅲ、Ⅳ区探及数枚肿大淋巴结，大者位于Ⅱ区，约1.5cm×0.5cm大小，质硬，边界欠清，给予清扫右侧颈部Ⅱ、Ⅲ、Ⅳ、Ⅴ区淋巴结。探查左侧颈血管鞘，未及明显肿大淋巴结。术毕。

五、术后病理

1.术后石蜡病理　右叶甲状腺微小乳头状癌，2处，直径0.2～0.3cm；左叶淋巴结（2/2枚）查见转移癌，结合免疫组化及病史，符合甲状腺髓样癌转移；"中央区"淋巴结（1/1枚）查见转移性甲状腺髓样癌；"右侧第2组"淋巴结（1/5枚）查见转移性乳头状癌；"右侧第3组"淋巴结（3枚）、"右侧第4组"淋巴结（5枚）及"右侧第5组"淋巴结（2枚）均未查见癌。免疫组化："左叶"：CT（＋）、Syn（＋）、CgA（＋）、TG（－），"右叶"：Galectin-3（＋）、CK19（＋）、TPO（－）。

2.病理解析

（1）解析者诊断意见：甲状腺微小乳头状癌及转移性甲状腺髓样癌。

（2）影像解析：本例患者6年前行甲状腺次全切除，术后诊断为甲状腺髓样癌。本次右叶残余腺体内查见一处实性结节，大小约为0.8cm×0.3cm，边界欠清。镜下肿瘤细胞排列成乳头状结构，肿瘤细胞呈现典型的乳头状癌细胞核特征，应诊断为甲状腺微小乳头状癌（图2-61A）。

原左叶下方另见一枚结节，边界清晰。镜检证

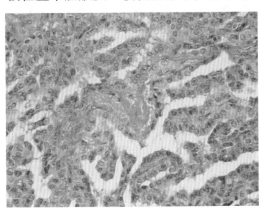
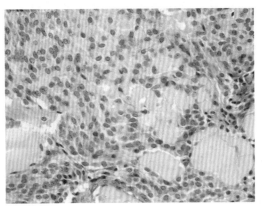

A　　　　　　　　　　　　　　　　B

图2-61　病例6　术后病理（甲状腺微小乳头状癌及转移性髓样癌）

实该结节为肿大淋巴结。其内查见肿瘤细胞呈片状排列，细胞核颗粒状。肿瘤间质可见大量淀粉样物质沉积（图2-61B）。免疫组化显示肿瘤细胞表达降钙素（calcitonin）以及神经内分泌标志物（Syn，CgA），同时甲状腺球蛋白（thyroglobulin）为阴性。结合患者既往病史，该结节应判定为伴有转移性甲状腺髓样癌的淋巴结。

六、最后诊断

①甲状腺髓样癌术后多发颈部转移；②甲状腺乳头状癌合并多发颈部淋巴结转移。

七、病例小结

MTC恶性程度较PTC高，极易发生转，手术切除为首选治疗手段，对放、疗化疗及碘治疗不敏感，预后不佳。MTC合并PTC较为少见，该例患者为青年女性，甲状腺左叶切除术后6年肿瘤复发，术后病理示（右叶）甲状腺微小乳头状癌，（左叶）淋巴结符合甲状腺髓样癌转移，需密切随访。血清降钙素和CEA对于髓样癌有辅助诊断价值，及早明确肿瘤性质，规范手术范围，术后密切复查对MTC预后非常重要。

第四节　低分化癌

病例1　乳头状癌伴低分化癌

一、简要病史

患者女，71岁。主诉：查体发现颈部右侧肿物8个月。

既往史：冠心病病史多年，具体不详。

二、影像学检查

（一）甲状腺彩超

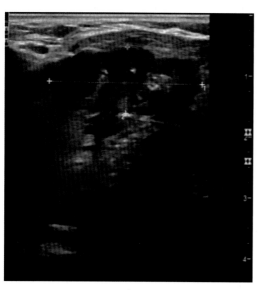
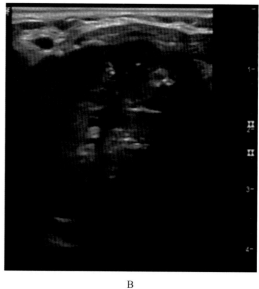

A　　　　B

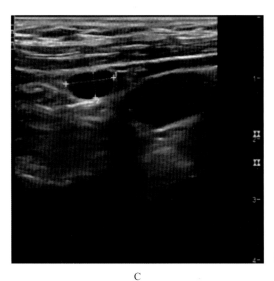

图2-62　病例1　甲状腺彩超

1.超声诊断　甲状腺左叶强回声考虑腺瘤，甲状腺右叶未见明显异常，右侧颈部肿大淋巴结伴钙化。

2.超声解析　本病例超声显示甲状腺体积增大，形态不规整，右叶可探及一低回声结节延伸至峡部，形态不规则，内部回声不均匀，其内见砂砾状强回声，结节与甲状腺被膜关系密切，分界不清。右侧颈部探及多个肿大淋巴结回声，部分呈融合状，部分淋巴结内可见钙化。以上征象提示甲状腺右叶及峡部结节，恶性可能性大，TI-RADS5类，右侧肿大淋巴结考虑转移性。甲状腺左叶探及一略高回声结节，形态规则呈类圆形，边缘清楚，内部回声不均可见不规则液性暗区，超声提示良性结节可能性大，TI-RADS3类。

（二）颈部CT

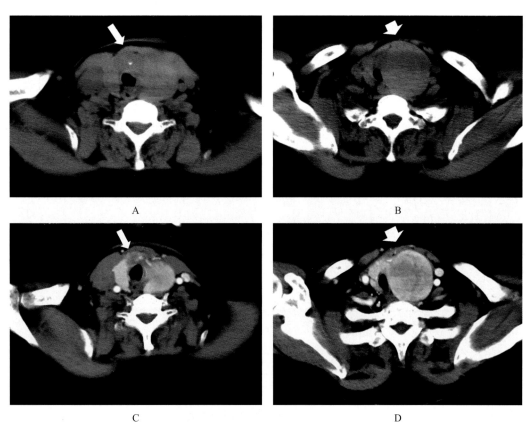

图2-63　病例1　颈部CT

1.CT描述 平扫示甲状腺右侧叶前缘及峡部呈团块状密度减低，范围约3cm×2.5cm，边缘不清，其内见点状钙化（长箭头），病灶前缘部分脂肪间隙消失，甲状腺左侧叶肿大，可见一6cm×4.5cm的类圆形等密度肿物（密度高于右叶及峡部肿物，图2-63B，短箭头），气管明显受压向右移位，与周围组织界线尚清。增强扫描示右叶及峡部肿物边缘明显强化，中心呈低密度，边界不清，呈分叶状（图2-63C），左侧叶肿物大部分明显强化（图2-63D），与正常甲状腺强化程度相似，其内见条状及片状强化程度略低区。右侧颈部Ⅲ区见多发肿大淋巴结，部分融合，增强扫描不均匀强化。

2.CT诊断 甲状腺右叶前部及峡部结节伴钙化，符合恶性肿瘤CT表现；甲状腺左叶结节，考虑结节性甲状腺肿或腺瘤。

3.CT解析 本例甲状腺右叶及峡部结节形态不规则，CT平扫密度略低，其内见砂砾状钙化，可见边缘中断征，增强扫描边缘明显强化，中心呈低密度坏死，峡部前缘似有中断，增强后结节范围似缩小，右侧颈部多发肿大淋巴结并部分融合，以上征象提示甲状腺恶性肿瘤。左叶结节较大，形态规则呈类圆形，边缘清楚，平扫呈等密度，增强扫描明显强化，实性部分强化程度与正常甲状腺组织相似，其内见不规则低密度区（坏死或囊变），提示良性结节，结节性甲状腺肿或腺瘤可能性大。需注意左叶病灶与峡部病灶界线不清。

三、初步诊断

甲状腺结节，甲状腺腺瘤待排。

四、术中情况

1.手术名称 甲状腺全切＋中央区及右侧颈区淋巴结清扫术。

2.术中探查 颈右侧Ⅲ区肿大团块融合淋巴结，与胸锁乳突肌外侧粘连，仔细分离颈总动脉，探查颈右侧颈内静脉挤压闭塞，保护右侧迷走神经，颈总动脉，完整切除肿物及部分胸锁乳突肌，病理回示淋巴结转移癌。

甲状腺右叶肿物延伸至峡部，3.0cm×2.5cm×2.0cm大小，腺体包膜不完整，与周围组织明显粘连，注意保护右侧喉返神经、甲状旁腺，完整切除甲状腺右叶及峡部。切除物送检快速冷冻病理。术中冷冻快速病理报告：甲状腺右叶桥本氏炎并乳头状癌。甲状腺左叶肿大，6.0cm×4.5cm×3.0cm大小，注意保护喉返神经、甲状旁腺，完整切除甲状腺左侧腺体。关闭切口，术毕。

五、术后病理

1.术后石蜡病理 甲状腺右叶及峡部乳头状癌伴低分化癌，颈右侧淋巴结见癌转移（低分化癌）颈Ⅵ区淋巴结2/3转移，甲状腺左叶结节性甲状腺肿伴癌转移。

2.病理解析 甲状腺组织内查见异型的滤泡上皮细胞呈乳头状浸润性生长。肿瘤细胞细胞核排列拥挤，轮廓不规则，染色质边集，可查见核沟及核内假包涵体，显示典型的乳头状癌细胞核特征（图2-64A）。部分肿瘤组织呈梁状及实性巢片状生长，瘤细胞伸长呈束状或条索状，瘤细胞核质比高，核

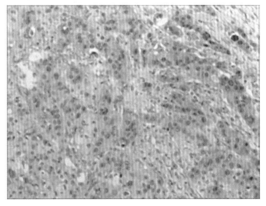

A   B

图2-64 病例1 甲状腺术后病理

圆形或卵圆形，核浓染，核仁不明显，核分裂象易见（图2-64B）。免疫组化Galectin3、CK19、TTF-1阳性，依据上述组织学特征，本例应诊断为甲状腺乳头状癌伴低分化癌。在日常诊断工作中，需注意与罕见的甲状腺鳞状细胞癌及未分化癌相鉴别。

六、二次手术

术后5个月，发现右颈部肿物。

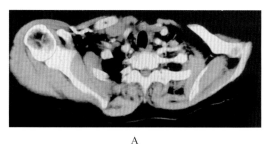 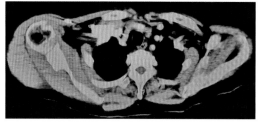

图2-65 病例1 术后CT

1.CT描述 甲状腺癌术后：甲状腺缺如，气管左侧可见低密度结节，直径约1.1cm，边界欠清，内伴钙化，增强呈轻度强化，CT值约72Hu，右侧胸锁乳突肌内缘及双侧颈根部可见软组织结节，较大者约2.4cm×1.5cm，边界欠清，增强呈轻度强化，CT值约82Hu，余颈部见多发小淋巴结。喉咽左侧壁较对侧增厚，局部呈结节状，增强呈轻度强化，喉咽腔狭窄，喉软骨未见明显破坏，气管居中，管壁光滑无移位，左侧颈鞘血管显示良好，走行自然，纵隔ⅡR、Ⅴ、Ⅵ区见多发结节，大者约1.8cm×0.7cm，边界尚清。

2.CT诊断 ①甲状腺癌术后：气管左侧结节伴钙化，请结合临床；②右侧胸锁乳突肌内缘及双侧颈根部多发肿大淋巴结，考虑转移，较前对比增大；③喉咽左侧壁较对侧增厚，局部呈结节状；④纵隔多发肿大淋巴结。

3.CT解析 患者术后甲状腺癌术后5个月出现颈部肿物，较大者约2.4cm×1.5cm，边界欠清，增强呈不均匀强化，提示术后淋巴结转移。需要注意气管左侧伴钙化结节，钙化部分相对粗大，倾向良性淋巴结伴钙化，甲状腺癌淋巴结转移可出现钙化，但多为微钙化。喉咽部形态改变需要密切结合临床，尤其是在喉返神经受损的情况下，喉部及喉咽部可出现结构形态不对称的情况。

4.二次手术名称 右ⅡB及Ⅲ区淋巴结清扫术。

5.术中探查 颈右侧ⅡB，Ⅲ区多发淋巴结肿约4cm×2.5cm×2cm大小，与周边稍粘连，游离右侧副神经、耳大神经，均粘连无法保留，予以切除，清扫ⅡB，Ⅲ区多发淋巴结及脂肪组织。术毕。

6.二次术后石蜡病理 颈部淋巴结转移性低分化癌（4/13）。

七、最后诊断

①甲状腺右叶乳头状癌伴低分化癌；②甲状腺左叶及颈部多发淋巴结转移。

八、病例小结

有学者认为在分化型癌（甲状腺乳头状癌、滤泡癌）与未分化癌之间存在中间型，但其组织学形态存在争议。2004年WHO把甲状腺低分化癌作为单独类型，但统一标准还没形成共识。综合文献，甲状腺低分化癌好发于女性，占所有甲状腺癌4%～7%。常见于妇女，尤其是50岁以上老年患者，比分化型甲状腺癌高发年龄高10～15岁。临床上大多是实体性肿物，扫描示冷结节，伴或者不伴有淋巴结肿大，常有甲状腺长期结节基础上近期生长的病史。首次手术时脉管侵犯严重（此病例右侧颈内静脉粘连受侵无法保留），容易复发（此病例5个月后颈部淋巴结复发）。大体标本大多大于3cm，灰白，质地硬，伴有坏死灶，许多病例，侵犯和肿瘤周围生长偶尔导致甲状腺实质中的卫星结节。细胞病理学细胞丰富，有大量不黏着的、小的至中等大小的细胞。组织病理学有所不同，已经认识到3种不同的组织学形态：岛状、梁状和实体性，可以合并典型的乳头状或滤泡癌成分。多数根据这些形态结构和侵袭性生长方式、坏死和明显的血管侵犯便可做出诊断。免疫组化：低分化癌典型的显示TG和TTF-1免疫阳性反应，也常见局灶性TP53免疫阳性和Ki-67指数增加。大多数低分化癌与正常甲状腺和高分化甲状腺癌相反，不显示E-cadherin膜表达。甲状腺低分化癌发生基因型变更的概率介于高分化和未分化之间。有结果显示25%左右低分化癌存在*RAS*基因突变，没有*RET/PTC*的突变，*RAS*基因突变与预后有关。预后取决于最初TNM分期，手术的完整性和对放射性碘治疗的反应。目前没有证据说明任何分子遗传学变化在预后方面起到重要作用。有学者认为低分化癌较未分化癌预后略好，但缺乏相关数据。

病例2　巨大甲状腺低分化癌

一、简要病史

患者男，61岁。主诉：发现颈部包块半年。

患者半年前无诱因出现右侧颈部包块，包块生长迅速，伴憋喘症状，有吞咽梗阻感，无心慌，无触痛等症状。

专科查体：颈部皮肤无破溃，右颈部皮肤隆起，触诊颈软，气管左移，甲状腺右叶被一大小约10cm×10cm包块占据，质硬，边界不清，活动度差，甲状腺左叶及峡部未扪及明显包块；右侧颈部触及明显肿大淋巴结，大者2.5cm×2.0cm，质硬，活动度差，边界不清，甲状腺左叶未扪及明显肿大淋巴结。双侧颈部听诊未闻及明显血管杂音。

二、影像学检查

（一）甲状腺超声

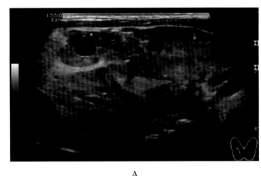

| A | B |

图2-66　病例2　甲状腺超声

A.甲状腺右侧叶实质内探及一巨大实性低回声包块，形态不规则，边界欠清，内回声不均，可见液性暗区及点状强回声；B.右侧颈部Ⅳ区探及一肿大淋巴结，形态略饱满，皮髓质分界不清

1.超声描述　甲状腺右叶体积增大，气管偏左，右叶实质内探及一巨大实性包块，延伸至峡部，范围11cm×7.0cm×7.0cm，形态不规则，边界清晰，内可见不规则强回声光斑，右侧颈部Ⅳ区颈动脉外侧探及一低回声结节，大小约2.6cm×1.9cm×1.2cm，边界清，形态规则，边缘规整。

2.超声诊断　甲状腺右叶巨大实性占位BI-RADS 5；右颈部Ⅳ区淋巴结肿大。

3.超声解析　甲状腺低分化癌临床病理特点介于分化型甲状腺癌和未分化癌之间的一种亚型，是起源于甲状腺滤泡上皮的恶性肿瘤，其生物学行为介于前两者之间，在甲状腺癌中仅占0.4%～10%。好发于老年女性，可能与碘缺乏有关，易复发，部分患者有颈部肿物短期迅速增大的特点，常发生淋巴结和血行转移，约60%的病例会发生淋巴结转移，70%的病例会发生远处转移（尤其肺、脑和骨等），此患者有双肺转移，声像图具备一般实性肿瘤的特征，实性低回声，边界不清，内可见强回声斑块，与分化好的滤泡癌及未分化癌鉴别诊断困难，多数依靠病理来鉴别诊断。

（二）颈部CT

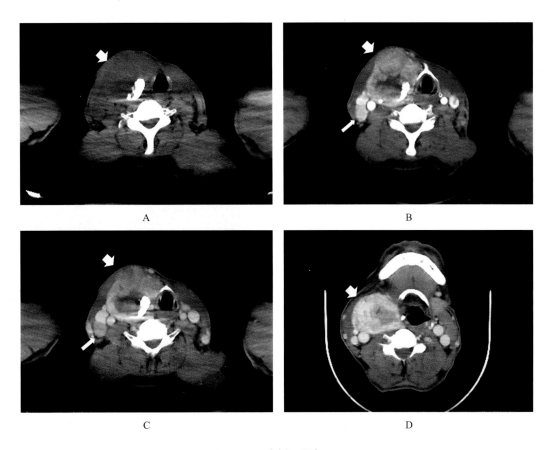

图2-67　病例2　颈部CT

　　平扫示双侧甲状腺形态不对称，右叶体积明显增大，其内见一巨大实性肿物（图A，短箭），与周围组织界线不清，其内密度不均，边缘可见粗大条状不规则钙化及圆形钙化，范围约10.7cm×10cm×7cm，上至舌骨（图D）下至胸骨上缘，增强扫描动脉期（图B）及静脉期（图C）见明显不均匀强化，其内可见低密度坏死区，邻近气管、喉部受压左移，右侧颈部Ⅳ区可见一肿大淋巴结，大小约2.7cm×2cm×1.1cm，压迫邻近颈内静脉，边界清，增强扫描动脉期明显强化（图B，长箭），静脉期强化程度减低（图C，长箭）

　　1.CT报告　甲状腺右叶体积增大，气管偏左，右叶实质内探及一巨大实性包块，延伸至峡部，范围11cm×7.0cm×7.0cm，形态不规则，边界清晰，内可见不规则强回声光斑，右侧颈部Ⅳ区颈动脉外侧探及一低回声结节，大小约2.6cm×1.9cm×1.2cm，边界清，形态规则，边缘规整。

　　2.CT诊断　右侧颈部肿物，考虑甲状腺恶性肿瘤，建议病理学检查；双肺多发结节，转移瘤可能大。

　　3.CT解析　本例需与巨大结节性甲状腺肿相鉴别。结节性甲状腺肿与甲状腺癌的CT表现多变，并有一定重叠，常给术前诊断带来一定困难，有时CT平扫相似，表现为甲状腺内低密度或等密度病灶，平扫密度不均匀或均匀，增强后不均匀强化，少数均匀强化，强化程度低于正常甲状腺实质。需从以下方面鉴别。①形态：结节性甲状腺肿病灶在CT断面图像上多为圆形、类圆形，甲状腺癌病灶多为分叶状或不规则状，可能由恶性肿瘤生长不均匀及浸润性生长所致。②强化特点：甲状腺癌呈明显强化，但一般强化较周围正常甲状腺组织弱；结节性甲状腺肿除坏死囊变区无强化外，实性结节和囊实性结节的实性部分一般强化也较明显，增强扫描后边缘一般显示更加清楚。③边缘改变：结节性甲状腺肿病灶边缘多清楚，边缘连续性完整，增强边缘显示更清楚；甲状腺癌边界模糊不规则，边缘连续性常中断，呈节段缺损征。④钙化：尽管钙化不能作为甲状腺良恶性病变的定性指标，但病灶中心的砂砾样、簇状、不规则钙化多为甲状腺癌，连续的边缘性条状钙化多为良性病变。⑤囊变：结节性甲状腺肿及甲状腺癌均可发生囊变。结节性甲状腺肿囊变区边缘光滑锐利，壁薄，囊壁一般无强化。甲状腺癌囊变区密度不均，囊内多个厚薄不均匀分隔，囊壁不规则，囊内可见结节，增强扫描示囊壁及壁结节明显强化。⑥周围组织改变：结节性甲状腺肿对周围组织（气管、食管）以推压为主，可有粘连。恶性病变可粘连、侵犯周围组织（气管、食管）及血管，并可有颈部淋巴结肿大及远处转移。本例甲状腺右叶巨大分叶状肿物、明显不均匀强化，其内见低密度坏死、钙化、壁结节，颈部淋巴结肿大，提示恶性肿瘤。

三、初步诊断

甲状腺结节，甲状腺癌待排。

四、手术情况

1. 手术名称　甲状腺全切＋中央区淋巴结清扫术＋右侧Ⅱ、Ⅲ、Ⅳ、Ⅴ区淋巴结清扫术。

2. 术中探查　右颈部巨大包块占据，上达甲状软骨上方，下达胸锁关节，外侧达右侧胸锁乳突肌后方，内侧遮盖气管前方并向后向左压迫气管、使气管受压略偏移。包块前方右侧颈前肌群受压变薄、与包块粘连，离断部分颈前肌，切开甲状腺外科被膜，向外侧牵拉胸锁乳突肌，充分显露术区。甲状腺右叶体积明显增大，被一巨大结节占据，结节质硬，约10cm×10cm，除与前侧颈前肌粘连外，

其余部位与周围组织边界尚清。甲状腺左叶及峡部未触及明显结节。分离甲状腺右侧叶，紧贴腺体切断并结扎甲状腺上、中、下血管，解剖喉返神经并予以保护（图2-68），探查见上极后方及下极后方各有一甲状旁腺，予以原位保留并注意保护血供，完整切除甲状腺右叶及峡部。送快速病理示：（右叶及峡部）恶性肿瘤，倾向甲状腺滤泡状癌。讨论后决定行甲状腺全切＋中央区淋巴结清扫术＋右侧Ⅱ、Ⅲ、Ⅳ、Ⅴ区淋巴结清扫术＋甲状腺旁腺回植术。手术顺利。

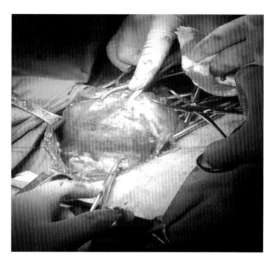

图2-68　术中情况

五、术后病理及基因检测

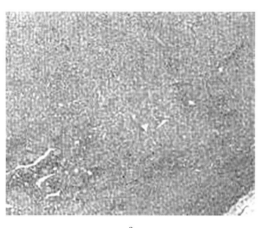
a

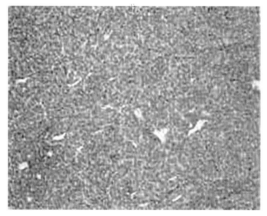
b

A

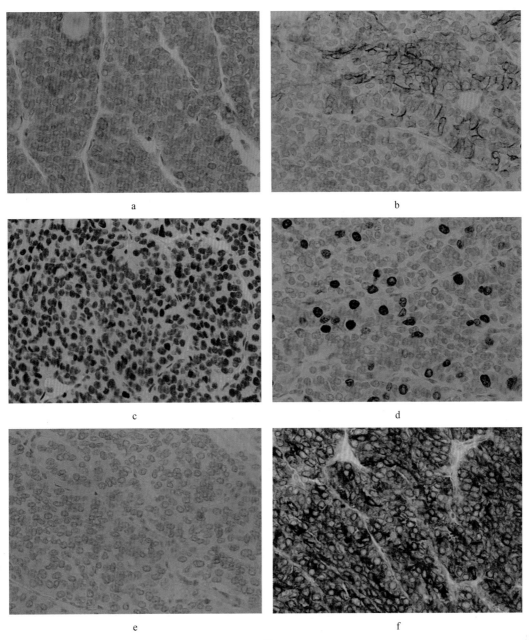

B

1.DNA 突变检测结果

基因	突变类型	核苷酸变化	氨基酸变化	氨基酸变化	频率(%)	染色体	外显子	突变起始位置	突变终止位置	转录本号
EIF1AX	剪接位点突变	c.338-2A>T	N/A	N/A	63.4	X	6|7	20148727	20148727	NM_001412.3
NRAS	错义突变	c.181C>A	p.Gln61Lys	p.Q61K	41.8	1	3|7	115256530	115256530	NM_002524.4
TERT	启动子上游突变	c.-124C>T	N/A	N/A	20.57	5	N|A	1295228	1295228	NM_198253.2

2.RNA 基因融合检测结果

基因名称	融合基因转录本及断点位置	外显子	变异类型
	未检测出基因重排		

注：1. 根据人类基因组突变学会（HGVS）已建立系统的基因突变命名方法，"c." 表示 cDNA 序列，"p." 表示蛋白序列。
　　2. 在 DNA 水平对某一突变位点的描述方式包括碱基位点，正常碱基，">" 符号，突变碱基。
　　3. 在氨基酸水平，其表示方法是野生型的氨基酸，位点，突变氨基酸，三者之间没有空格。
　　4. 变异频率：肿瘤样本检测的数据中，支持该基因位点变异的分子数占该位点总分子数的比例。变异频率可能因测序深度和肿瘤取样部位的不同存在差异。
　　5. TERT 基因 c.-124C>T 突变位于启动子区域，常用 C228T 来表示。

C

图2-69 病例2 术后病理
A.石蜡切片；B.免疫组化组图：Bcl-2（a），CD56（b），Cyclind1（c），Ki-67（d），P53（e），TPO（f）（200×）；C.基因检测结果

术后石蜡病理：右叶及峡部恶性肿瘤，结合形态及免疫组化，考虑为甲状腺低分化癌，切面积6cm×4.3cm，左叶结节性甲状腺肿；"右侧颈部Ⅲ区"淋巴结（1/6枚）及"右侧颈部Ⅳ"淋巴结（1/4枚）查见癌；"右侧颈部第二组"淋巴结（5枚）及"右侧颈部第五组"淋巴结（2枚）未见癌。免疫组化：CK19（＋）、MC（＋）、TPO（＋）、TTF-1（＋）、TG（＋）、CK7（＋）、CyclinDI（＋）、Bcl-2（弱＋）、CD56（少数＋）、Galectin-3（－）、Syn（－）、CgA（－）、ct（－）、p53（－）、Ki-67（20%＋）。*BRAF*、*RAS*、*P53*基因检测结果见图2-69C。

六、最后诊断

甲状腺低分化癌。

七、病例小结

1.甲状腺低分化癌的临床病理学特点　甲状腺低分化癌（poorly differentiated thyroid carcinoma，PDTC）是临床病理特点介于分化型甲状腺癌（DTC）和未分化癌（ATC）之间的一种亚型，是起源于甲状腺滤泡上皮的恶性肿瘤，其生物学行为及侵袭性、预后状况等介于DTC和ATC之间。PDTC在甲状腺癌中所占比例较小，有报道称仅占0.23%，好发于老年女性，可能与碘缺乏有关。PDTC患者生存时间较短，平均为5.9年，有报道称5年与10年生存率分别为45%～62%和46.3%。

第一次提出低分化癌的是日本的Sakamoto，他在1983年提出具有实性、梁性和（或）硬化结节的甲状腺乳头状癌或滤泡癌可以定义为PDTC。之后PDTC还被称为"岛状癌"等，直到2004年，WHO决定定名为"甲状腺低分化癌"，并明确了该类肿瘤的诊断标准：①具有甲状腺滤泡源性恶性肿瘤的一般特点，同时存在梁状、实性或者岛状的生长方式；②缺乏典型乳头状癌核的特点；③至少符合以下3种特征之一：脑回状卷曲的核、核分裂≥3个/10HPF或坏死。

方铣华等通过分析25例PDTC患者的临床病理情况，总结出PDTC以局部脉管侵犯、包膜外侵犯以及远处转移为特点，而淋巴结的转移率却与乳头状癌类似或更低。PDTC容易发生远处转移，其中肺和脑是最为常见的转移部位，其余如骨、肝的转移也比较常见。

2.甲状腺低分化癌的鉴别诊断

（1）甲状腺高分化癌：主要应与实性亚型乳头状癌相鉴别，根据核的特征可对两种肿瘤进行鉴别。

（2）甲状腺髓样癌：两种肿瘤形态可以一致，容易混淆，而髓样癌中常见到淀粉样物质沉积，刚果红染色阳性；另外免疫组织化学染色也有助于两者的鉴别。

（3）甲状旁腺腺癌：癌细胞呈实性、岛状排列，可侵及甲状腺实质内。

3.甲状腺低分化癌治疗要点　甲状腺恶性肿瘤以外科手术治疗为主，除未分化癌、恶性肿瘤伴有远处转移等外，其余类型均有手术指征。PDTC患者病情进展快，发现时多已是临床分期晚期。对于低分化癌，细针穿刺细胞学（FNA）是获得病理诊断依据的重要手段之一，且在B超引导下可提高穿刺准确率。临床上常用的另一种穿刺是粗针穿刺，虽然创伤大、针道转移可能性高，但相较于FNA准确率更高，尤其对于滤泡细胞性肿瘤或分化较差的类型尤为明显。该患者肿物巨大，有压迫症状，患者与家属手术意愿强烈，有明显手术指征。

核素^{131}I治疗不作为PDTC的常规治疗，虽然PDTC也是起源于滤泡上皮，但是这类滤泡上皮摄碘能力相对较弱，相较于分化良好的甲状腺癌，其摄碘能力明显下降。其他治疗方案有多柔比星、顺铂或紫杉醇、卡铂的联合化疗，放疗联合以铂类为基础的同步或序贯化疗等。

4.对于巨大甲状腺恶性肿瘤，手术要点难点如下

（1）须充分术前评估：明确诊断以明确手术指征，评估肿物与周围器官神经组织的关系以评估手术难度及姑息性手术可能性，要充分探讨气管切开、气管及喉切除、颈内静脉颈总动脉切断人工血管置换的可能性，并做好相应术前准备。本例患者术前穿刺病理示甲状腺滤泡性肿瘤，滤泡上皮增生活跃伴有异型，有手术指征；CT及超声提示肿物与颈血管鞘、上纵隔、气管食管有明显间隙，喉镜报声带活动良好提示喉返神经未受侵犯，预估术中切除周围重要结构可能性小。

（2）术中充分显露：手术须由经验丰富的高年资医师进行，据术前评估情况选择适当的手术入路；本例术中离断颈前肌群以充分显露，切除与

肿物粘连之肌肉组织，自粘连较轻之肿物外侧缘沿颈血管鞘向上游离，首先显露并切断甲状腺上极血管（注意喉上神经外支的显露与保护），阻断肿瘤的大部分血供，减少出血并有利于术野的清晰显露。

（3）甲状旁腺及喉返神经的显露：巨大甲状腺肿瘤的神经与旁腺显露至今仍是这类手术最重要的难点，自粘连较轻处分层解剖，注意由巨大肿瘤导致的器官移位，沿被膜精细解剖，纳米碳甲状旁腺与神经负显影技术以及神经监测仪的应用都是有必要的；本例与巨大良性肿瘤的不同之处：一是神经及旁腺受侵袭与否的判断与评估，不可仅重视保持其完整性，需综合权衡肿瘤切除彻底性及功能保留的可能性；二是喉返神经入喉处的处理对精细和彻底性的要求更高，巨大良性肿瘤在喉返神经入喉处显露困难时可考虑保留部分正常腺体以保证神经功能完整，但恶性肿瘤的手术中是不允许的，本例患者的Zuckerkandl结节（Zuckerkandl's Tubercle，ZT）较常人为大，但神经入喉处无明显粘连，我们通过精细解剖，双极电凝配合精确止血的方法，完整切除了肿瘤并保证了神经的完整性。

第五节　未分化癌

病例1　未分化癌1

一、简要病史

患者女，28岁。主诉：发现颈部包块2月余，不明原因发热10余日。

既往史：无特殊病史。

实验室检查：FT3 3.8pmol/L，FT4 19.1pmol/L，TSH 0.006μIU/ml，anti-TG 227.2IU/ml，anti-TPO 28.00IU/ml，CEA 0.44ng/ml，CA125 11.34U/ml，CA153 8.31U/ml，PTH 8.06pg/ml，CT 4.66pg/ml，血钙3.71mmol/L。

二、影像学检查

（一）甲状腺超声

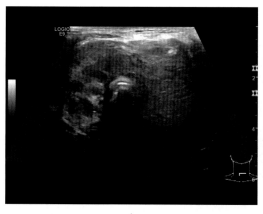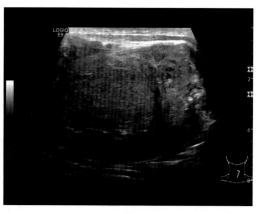

A   B

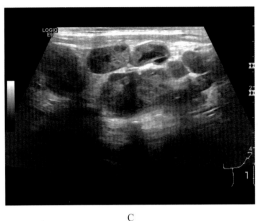
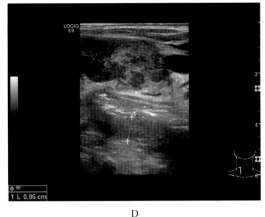

C   D

图2-70　病例1　甲状腺超声

1. 超声描述　甲状腺体积巨大，右叶前后径3.6cm，左叶4.6cm，峡部厚约1.cm，腺体回声弥漫减低，不均质，右叶区域有结节感，左叶及峡部内探及一巨大实性低回声包块，累及腺体全叶，右叶实质内探及散在的多个类似实性包块，融合成片，边界不清。左侧颈部Ⅱ～Ⅳ区探及众多淋巴结，大者3.2cm×1.8cm×1.8cm，形态及不规则，边缘不规整，内回声均质，部分肿大淋巴结内可见多发不规则液性暗区，左侧颈内静脉受压，管腔内见实性少量组织充填。右侧颈部Ⅱ～Ⅳ区多个淋巴结，大者3.1cm×1.0cm×1.0cm，淋巴结门结构不清，内呈均匀实性低回声，并见一小囊性暗区。

2. 超声诊断　甲状腺双侧叶实性占位并多发双侧颈部淋巴结肿大，TI-RADS 5类。

3. 超声解析　甲状腺左叶体积巨大，内为实质性低回声，未见正常甲状腺实质；病变中下部分见少量颗粒样钙化。右叶形态饱满，内见多发片状、结节样低回声区，部分融合成片。病灶内部回声较均，后方回声轻度增强。食管管壁可见肿物样组织，局部层次消失；双侧颈部淋巴结肿大，结构消失，部分淋巴结内可见囊变，为恶性转移淋巴结特征。超声提示：甲状腺实性占位，TI-RADS 5类。鉴别诊断：患者病程短，病变发展迅速，可能诊断为原发性甲状腺淋巴瘤、甲状腺未分化癌或甲状腺转移性肿瘤。①原发性甲状腺淋巴瘤：好发于老年女性，偶见青年女性，常合并桥本甲状腺炎多年。超声表现分为3类，即弥漫型、结节型和混合型。表现为甲状腺双侧叶或单侧叶弥漫增大，病灶形态

不规则，边界清晰，内部回声减低，有点线状、网格样高回声，部分病例表现为低回声和等回声混杂分布，内部极少出现囊变和钙化。特征性表现是病灶后方回声增强。淋巴瘤一般局限于甲状腺内，偶尔可见被膜外侵犯。病灶同侧或双侧淋巴结肿大，肿大淋巴结内可见丝网样高回声。本例患者左叶病灶内可见钙化，双侧颈部淋巴结肿大，囊变，提示病变进展迅速，淋巴结发生坏死，此类超声表现一般不出现于淋巴瘤患者的淋巴结内。②甲状腺未分化癌：好发于老年男性，超声表现为病灶边界不清，边缘不规则，内部呈低回声，可见钙化，且微钙化和粗钙化并存，部分病灶伴囊变。与甲状腺原发性淋巴瘤不同，未分化癌的病灶内未见条索样及网格样高回声，后方回声无明显增强。多数病例有颈部淋巴结肿大。疾病进展迅速，患者出现声嘶、吞咽困难和远处转移的发生率较高。甲状腺内的癌变可以发生液化、囊变，但转移淋巴结中罕见坏死囊变。③甲状腺转移性肿瘤：女性多见，发病年龄50%为50～70岁，少数患者＜40岁。肾脏、肺、乳腺、消化道和子宫是常见的原发肿瘤部位。病灶单发、或多发，或为弥漫性。少数患者病情发展迅速，可出现局部肿瘤快速生长表现。该患者入院超声未见食管明显病变，10天后病情迅速进展，患者吞咽困难，超声复查发现食管占位，双侧颈部肿大淋巴结数量增加，体积增大，液化明显。

综上考虑，该例患者超声表现不能排除甲状腺未分化癌。

（二）颈部CT

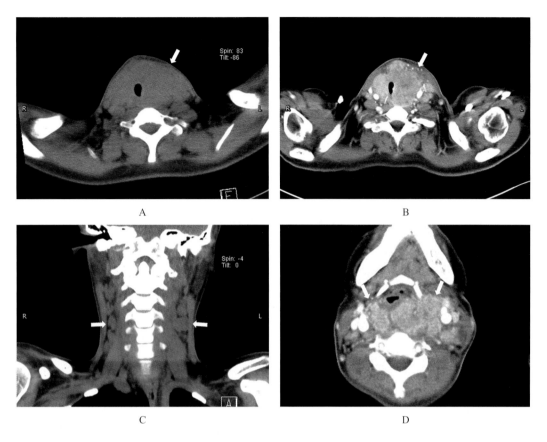

图2-71　病例1　颈部CT

1.CT描述　甲状腺体积明显增大，左侧叶为著，密度欠均匀，见片状略低密度影，增强示病变区不均匀强化，口咽、喉咽被包绕，咽腔变小，气管受压，向右侧移位，局部变窄；颈部可见多发肿大淋巴结，呈明显不均质强化。另双肺示多个小结节影，增强示明显强化。肝左外叶示低密度结节灶，大小约1.5cm×1.3cm，呈轻度强化。

2.CT诊断　甲状腺体积增大、颈部多发肿大淋巴结；双肺多发结节灶，首先考虑甲状腺癌并多发转移；肝左外叶结节灶首先考虑甲状腺癌多发转移。

3.CT解析　本例CT诊断不难，具有典型恶性肿瘤特征，CT表现为双侧甲状腺密度减低，非对称性增大，不均匀强化，病变突破甲状腺包膜向周围浸润性生长，颈部多发不均匀强化的肿大淋巴结、肺内、肝内强化结节灶，提示甲状腺恶性肿瘤多发转移。淋巴瘤增强扫描密度均匀，轻度强化，缺乏坏死，较易与其他恶性肿瘤相鉴别。

三、初步诊断

①甲状腺结节；②发热原因待查；③高钙血症。

四、治疗情况

入院后对症支持治疗，甲状腺穿刺病理示：穿刺纤维组织内查见异型上皮样巢，可疑癌，建议行免疫组化进一步诊断。患者要求至上级医院进一步诊治。

五、最后诊断

①颈部实性占位，甲状腺未分化癌待排；②高钙危象；③发热原因待查。

六、随访

患者至上级医院就诊后，于当地医院行中药及对症处理，于出院后3个月因MODS去世。

七、病例小结

甲状腺未分化癌又称间变性癌或肉瘤样癌，其进展迅速，且极易累及邻近结构，是所有甲状腺肿瘤中恶性程度最高且预后极差的一个病理分类，其发病率低，进展快，极易累及周围结构，生存期短，早期即可发生远处转移。ATC患者常因颈部迅速增大的肿物就诊，常伴随呼吸困难，吞咽困难和声带麻痹，20%～50%患者就诊时已经出现远处转移，最常见于肺，平均生存期为2.5～6个月，6个月致死率68.4%，12个月致死率80.7%，占甲状腺癌年死亡率的14%～50%，即使采取积极的治疗手段，其5年生存率仍低于10%，目前对于ATC的治疗主要是手术、放疗、化疗、靶向治疗等治疗方式，但目前仍然缺乏标准治疗模式，单一治疗手段往往不能控制疾病的进展。

病例2 未分化癌2

一、简要病史

患者女，54岁。主诉：颈部肿物1个月。

二、影像学检查

（一）甲状腺超声

1.甲状腺超声（当地医院）描述 甲状腺左叶大小约1.3cm×1.5cm，右叶大小约1.3cm×1.6cm，峡部厚约0.3cm，形态如常；左叶下极见低回声结节，大小约2.6cm×2.9cm×2.0cm，边界不清，边缘见角状凸起，回声不均匀，内见点状强回声，可探及血流信号，双侧叶见多个囊性结节，较大者位于右叶中部，大小约0.5cm×0.4cm×0.3cm，边界清，内透声可；颈部未见异常肿大淋巴结。

2.超声诊断 甲状腺左叶低回声结节，TI-RADS 4类；甲状腺多发囊性结节，TI-RADS 2类。

（二）甲状腺穿刺细胞学

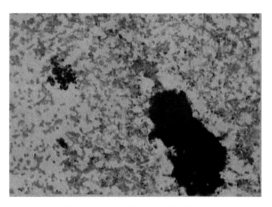

图2-72 病例2 穿刺细胞学

甲状腺穿刺细胞学检查：甲状腺左叶低回声结节，可见增生的滤泡上皮细胞，部分细胞核大，核沟偶见，并粉染无结构物，考虑非典型细胞，不除外甲状腺乳头状癌。

（三）颈部CT

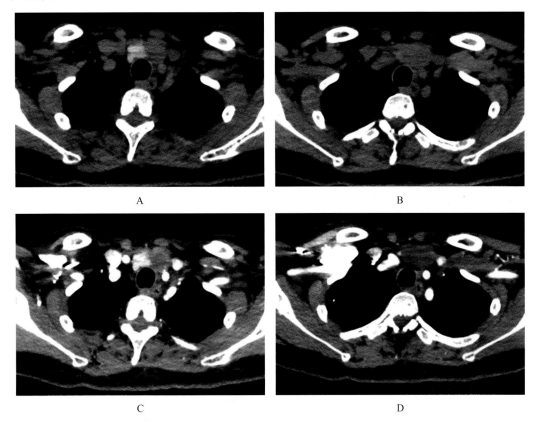

A　　　　　　　　　　B

C　　　　　　　　　　D

图2-73　病例2　颈部CT

1.CT描述　甲状腺左侧叶下缘见一低密度肿物，向下突入前上纵隔，增强扫描肿物明显不均匀强化，其内见低密度无强化区，肿物与周围肌肉、左颈总动脉界线不清，周围部分脂肪间隙消失。

2.CT诊断　甲状腺左叶恶性肿瘤。

3.CT解析　本例CT征象较典型，平扫甲状腺左叶肿物密度较低，肿物区甲状腺正常轮廓消失，边缘中断，肿物向周围生长，并突入上纵隔，增强扫描呈轻中度不均匀强化，提示恶性肿瘤。

三、初步诊断

甲状腺结节，甲状腺癌待排。

四、手术情况

1.手术名称　甲状腺左叶大部切除术。

2.术中探查　甲状腺右叶中上极大致正常，甲状腺峡部及左叶质硬，边界不清，侵犯气管，向下探查见肿瘤侵犯带状肌及锁骨，并进入上纵隔，肿瘤与周围侵犯并固定，将锁骨上甲状腺及肿瘤组织切除，送快速冷冻病理示：考虑未分化癌可能。术毕。

五、术后病理

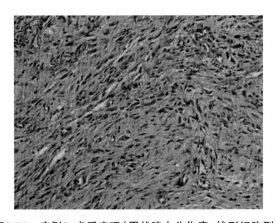

图2-74　病例2　术后病理（甲状腺未分化癌，梭形细胞型）

1.术后石蜡病理　结合免疫组化染色结果，甲状腺部分左叶符合甲状腺梭形细胞未分化癌（梭形细胞型），侵犯周围肌肉组织。免疫组化：Vimentin-S（＋）；CK-S（-）；CK19-S（-）；PAX-

8-S（－）；TTF-1-S（－）；TG-S（－）；SMA-S（－）；Galetin-3（－）；LCA（－）；Ki-67-S（40%～50%，＋）。

2.病理解析　肿瘤细胞呈梭形，以束状或弥散在方式浸润性生长，侵犯周围肌肉组织。肿瘤细胞大小不等、明显多形性，细胞核轮廓不规则，染色质粗糙呈块状分布，核分裂象多见。上述组织形态学特征与高级别肉瘤非常相似。

免疫组化结果显示肿瘤细胞间叶源性标志物Vimentin阳性，SMA阴性；上皮源性标志物CK、CK19阴性；同时，TTF-1、PAX-8、TG为阴性。Ki-67增殖指数为40%～50%。本病例缺乏特异性的免疫组化标记支持，但是其组织形态学未表现出特殊类型肉瘤或甲状腺分化型肿瘤的特征。相关研究曾表明，绝大多数甲状腺原发性肉瘤样肿瘤的本质是甲状腺未分化癌。依据上述结论，同时结合患者的临床及影像学表现，本病例应首先考虑为甲状腺未分化癌，梭形细胞型。

在做出甲状腺未分化癌诊断之前，我们需要将其与甲状腺原发癌、原发肉瘤、淋巴瘤、Riedel甲状腺炎及手术后梭形细胞结节相鉴别。虽然缺乏特异性免疫组化指标，但免疫组化检查仍是辅助诊断的重要手段。

六、最后诊断

甲状腺未分化癌。

七、病例小结

甲状腺未分化癌恶性程度高，病情进展快，其影像诊断难度较大，细针穿刺细胞学检查阳性率不高，大多为穿刺病理或术后病理明确诊断。手术完全切除和高剂量放疗可延长生存时间，但多数患者因疾病快速进展，并无手术机会。部分患者出现气管及喉返神经受压症状，可通过手术解除压迫，改善症状。

病例3　肉瘤样癌1

一、简要病史

患者男，72岁。主诉：查体发现甲状腺结节3个月。

专科查体：颈软，气管居中，皮肤无红肿、溃疡。甲状腺左侧叶可触及一明显实性包块，质硬，大小约4cm×3cm。甲状腺右叶及峡部未触及明显结节。双侧颈部、下颌、双侧锁骨上未触及明显肿大淋巴结。

实验室检查：①甲状腺功能如下。游离三碘甲状腺原氨酸4.71pmol/L、游离甲状腺素15.00pmol/L、促甲状腺激素1.580μIU/ml、抗甲状腺球蛋白抗体＜10.00IU/ml、抗甲状腺过氧化物酶抗体＜9.00IU/ml、促甲状腺激素受体抗体＜0.80IU/L、甲状旁腺素29.98pg/ml。②钙2.35mmol/L。

二、影像学检查

（一）甲状腺超声

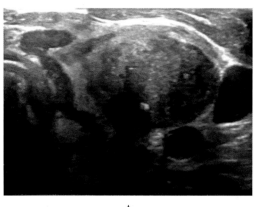

A

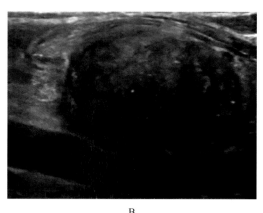

B

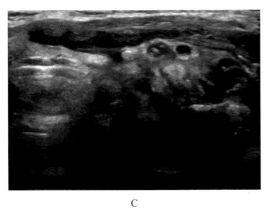

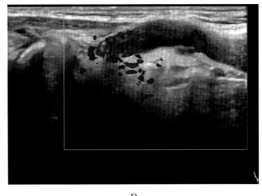

C   D

图2-75 病例3 甲状腺超声

1.超声描述 甲状腺左叶体积增大，形态饱满，其内探及一较大实性包块，大小3.7cm×2.8cm×2.2cm，形态规则，边缘欠规整，内回声较低，并见密集的点状强回声，左叶未见正常甲状腺实质回声，包块前缘与颈前肌群分界不清；右叶及峡部大小、形态尚可，实质内探及数个结节，大者位于右叶中上，大小0.8cm×0.4cm，边界清，内呈网格状，其余实质回声尚均。左甲状腺上静脉属支可见实性回声，管腔内血流信号消失，最宽处0.39cm，峡部前方一静脉内可见类似实性回声，宽0.61cm，管腔内血流信号消失。颈部Ⅵ区气管左侧探及一淋巴结，大小0.7cm×0.5cm，形态爆满，皮髓质分界尚清，余未见确切肿大淋巴结回声。

2.超声诊断 甲状腺左叶实性占位并甲状腺左叶多支静脉栓子形成，TI-RADS 5类；甲状腺多发结节，TI-RADS 3类。

3.超声解析 同本节病例4。

（二）颈部MRI

1.MRI描述 甲状腺体积增大，左侧叶形态失常，左叶及峡部见不规则形T_2WI混杂信号肿物（图2-76A），局部呈结节状外凸，病变内信号不均，可见小囊状FS-T_2WI高信号灶，相邻左侧颈静脉受压变形（图2-76C）。病变与颈前肌群间脂肪间隙显示不清，与气管左侧壁分界不清，增强扫描明显不均质强化（图2-76D），其内见不规则无强化区，病变包绕食管。DWI示病变呈不均匀较高信号，ADC图呈较低信号。左侧Ⅲ区可见一类圆形DWI较高信号淋巴结显示，未见门结构显示（图2-76E，白箭头）。MR诊断：甲状腺左侧叶及峡部占位性病变，符合恶性肿瘤MRI表现，左侧Ⅲ区异常淋巴结，考虑转移。

2.MRI解析 本例MRI提示累及甲状腺左侧叶及峡部的异质性肿物，形态不规则，病变以实性为主，散在的FS-T_2WI高信号区提示可能存在的小囊变区，增强扫描提示病变血供丰富、且不均匀，其内可见无强化坏死区，为病变快速生长的特点所致。病变与周围结构的关系显示出一定的侵袭性。DWI病变以周边区域为主的弥散受限特点也支持恶性肿瘤的诊断。左侧Ⅲ区淋巴结边界不清，无明显

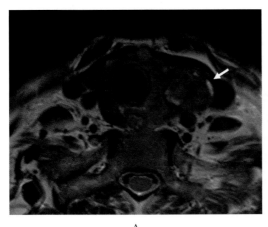

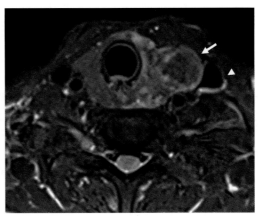

A   B

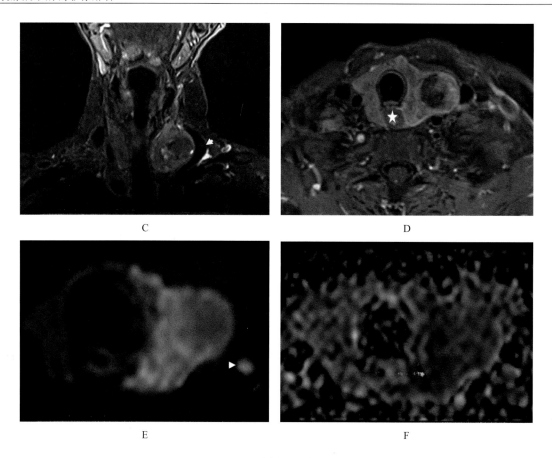

图2-76 病例3 颈部MRI

门结构显示，提示可能为转移性。综合以上特点，本例可能为恶性程度较高的肿瘤。

三、初步诊断

甲状腺结节，恶性肿瘤待排。

四、术中情况

1.手术名称 甲状腺左叶＋峡部切除术。

2.术中探查 左侧甲状腺下静脉可见静脉内癌栓形成。甲状腺左叶病变占据整个左叶，质硬实变，与气管、食管粘连紧密，侵及左侧喉返神经；甲状腺右叶实质偏韧，未触及明显结节。患者左叶病变考虑为恶性病变，决定先行甲状腺左叶＋峡部切除术。为避免癌栓脱落，先于左侧甲状腺下静脉远端予以切断结扎。分离甲状腺左叶及峡部，超声刀紧贴腺体切断并结扎甲状腺上、下极血管。左侧甲状腺肿瘤侵犯左侧喉返神经，为保证肿瘤完全切除，遂予以切断左侧喉返神经。探查见上极后方及下极后方各有一甲状旁腺，予以原位保留并注意保护血供。完整切除甲状腺左叶及峡部，仔细检查切除组织，未发现甲状旁腺组织。送检快速病理回

报：甲状腺左叶梭形细胞恶性肿瘤，可能为肉瘤样癌。患者甲状腺恶性病变诊断明确，考虑为肉瘤样癌，手术已完整切除肿瘤，肉眼未见残余肿瘤组织。患者高龄，术中频繁出现室性心动过速，血压及氧饱和度尚平稳，讨论后决定尽快结束手术转ICU进一步治疗。术毕。

五、术后病理

1.术后石蜡病理 甲状腺左叶部分及峡部、甲状腺左叶为梭形细胞恶性肿瘤，结合免疫组化结果，符合肉瘤样癌，切面积分别为3.5cm×1.5cm及2.5cm×2.5cm，紧邻被膜。免疫组化：CK（AE1/AE3）（＋），Vimentin（＋），PAX8（－），TTF-1（－），P53（部分＋），TG（－），SMA（＋），Desmin（－），Ki-67（约30％＋），S-100（－）。

2.病理解析 甲状腺左叶查见一处直径约3cm的实性结节，镜下见肿瘤细胞呈梭形，于间质内浸润性生长（图2-77A）。肿瘤细胞表现出显著的多形性和异型性，核分裂象多见（图2-77B）。免疫组化染色显示肿瘤细胞表达广谱CK、Vimentin及SMA，甲状腺源性标志物TTF-1、TG、PAX-8为阴性，其

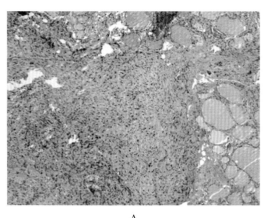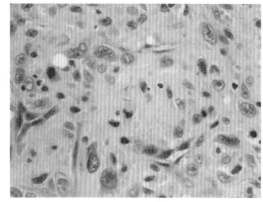

A　　　　　　　　　　　　　　　B

图2-77　病例3　术后病理
A.甲状腺肉瘤样癌；B.甲状腺肉瘤样癌

他间叶源性标志物如S-100、Desmin为阴性。依据上述组织病理学特征以及免疫组化结果，本病例较符合肉瘤样癌。

六、最后诊断

甲状腺肉瘤样癌。

七、病例小结

甲状腺肉瘤样癌是一种十分罕见的高度恶性肿瘤，约占甲状腺原发恶性肿瘤的2%。甲状腺肉瘤样癌恶性程度很高，部分患者在就诊时即存在远处转移，该病的高发年龄60～70岁，女性居多。甲状腺肉瘤样癌的病理形态及免疫组织化学对于诊断有重要意义，其多以梭形细胞为主，同时混以多形巨细胞和上皮样细胞。梭形细胞多排列不规则，核分裂象多、异形性大。免疫组织化学结果中Vimentin（＋）和CK19（＋）对识别肉瘤样癌具有一定的诊断价值。本例患者免疫组化结果为CK（AE1/AE3）（＋），Vimentin（＋）。甲状腺肉瘤样癌是高度侵袭性恶性肿瘤，生长迅速，容易侵犯邻近器官组织，淋巴结及远处转移也很常见，预后凶险，死亡率＞95%，平均存活期＜6个月。据报道，完整切除肿瘤并联合化、放疗可以延长患者生存期，但多数患者因肿瘤进展过快而失去手术机会。

参 考 文 献

Hicks J，Flaitz C. Rhabdomyosarcoma of the head and neck in children［J］. Oral Oncol，2002，38（5）：450-445.

病例4　肉瘤样癌2

一、简要病史

患者男，67岁。主诉：查体发现甲状腺结节3个月。

二、影像学检查

甲状腺彩超

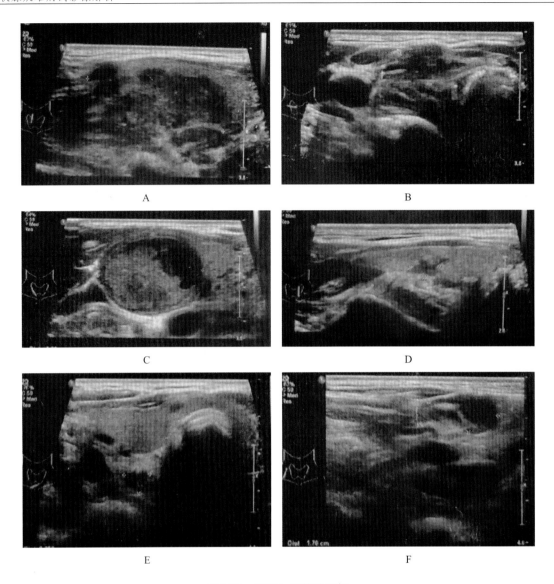

图2-78　病例4　甲状腺彩超

1.超声描述　甲状腺右叶体积增大，形态不规则，右叶探及一实性包块，边界清，边缘不规整，形态不规则，内部回声不均，可见点状强回声。右侧颈部及颈部Ⅵ区气管右侧均探及肿大淋巴结回声，形态饱满，内结构不清。

2.超声诊断　甲状腺右叶实性占位，TI-RADS 5类；右侧气管旁沟（Ⅵ区）、右颈Ⅳ区多发异常淋巴结，皮质增厚。

3.超声解析　甲状腺未分化癌又称间变性癌或肉瘤样癌，较少见，多发生在50岁以上，生长快，早期即可发生浸润和转移，恶性程度高，预后差。组织学上可分为小细胞型、梭形细胞型、巨细胞型和混合细胞型。

甲状腺未分化癌主要超声表现：①体积巨大，患者就诊时瘤体最大径多＞5.0cm（与甲状腺乳头状癌的瘤体直径差异有统计学意义）；②部分呈融合状，边界不清、形态不规则，主要是由于未分化癌无包膜，瘤周组织对其生长限制不一；③实性低回声结节，由于肿瘤细胞较大且成簇分布，分化程度低，透声性较好，在超声图像上不易形成强烈的反射界面；④囊变，病理显示为不同程度的坏死及出血，但由于囊变、坏死也表现为低回声，与瘤体内实性低回声不易鉴别；⑤钙化，可为微钙化或粗钙化，或两者并存；⑥由于恶性程度最高，病灶与周围组织分界不清，周围组织多受累；⑦病灶纵横比多＜1，此点与乳头状癌的超声表现不同。

鉴别诊断：①甲状腺髓样癌。髓样癌肿瘤内部通常不均匀，常见不完整粗大钙化；肿瘤边缘较规则。②未分化癌。主要见于老年男性，年轻人罕见，病灶边界不清，疾病进展迅速，患者出现声嘶、吞咽困难和远处转移的发生率较高。

综上所述，对于老年患者具备常见超声恶性征象的甲状腺巨大结节（最大径＞5cm），并且又存在纵横比＜1时，应高度怀疑未分化癌的可能。

三、初步诊断

甲状腺结节，甲状腺癌待排。

四、术中情况

1.手术名称　甲状腺右叶切除＋左叶次全切除术。

2.术中探查　甲状腺右叶几乎无正常腺体，取而代之为多发肿物，最大者约4cm，质硬，实性，

表面欠光滑，与周围组织粘连紧密，甲状腺左叶中部可触及0.8cm结节，质中，实性。决定先行甲状腺右叶切除术。分离甲状腺右叶及峡部，超声刀紧贴腺体切断并结扎甲状腺上、下极血管。探查见上极后方及下极后方各有一甲状旁腺，予以原位保留并注意保护血供。完整切除甲状腺右叶及峡部，仔细检查切除组织，未发现甲状旁腺组织。送检快速病理回报：甲状腺组织内炎症性肌纤维母细胞瘤样增生。再行右气管食管沟肿物切除，注意保护食管肌层，沿椎前筋膜锐性分离，将肿物完全切除。再行甲状腺左叶手术，沿腺体表面切开，钝性分离腺体，将左叶肿物完整切除。检查无肿瘤残余，术毕。

五、术后病理

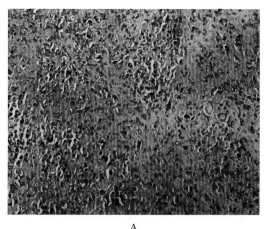
A

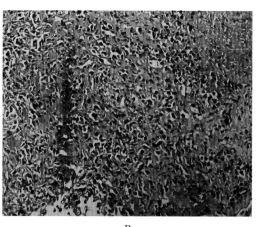
B

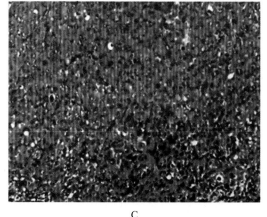
C

图2-79　病例4　术后病理
A.气管食管沟肿瘤病理；B.气管食管沟肿瘤病理；C.甲状腺右叶肿瘤病理（未分化癌）

1.术后石蜡病理　甲状腺右叶为梭形细胞恶性肿瘤，结合免疫组化结果，符合肉瘤样癌；左叶为结节性甲状腺肿伴腺瘤样增生；气管食管沟肿瘤：灰褐色质韧组织体积4.5cm×2.5cm×1.5cm，结合

病史根据组织学表现，考虑肉瘤样癌。

2.病理解析　肿瘤细胞呈梭形，弥漫性浸润生长，累及甲状腺周围软组织。肿瘤细胞表现出显著的多形性，核分裂象多见。上述组织形态学特征符

合甲状腺未分化癌。

六、最后诊断

甲状腺肉瘤样癌。

七、病例小结

患者主因颈部肿物伴吞咽困难，1个月入院。超声提示甲状腺恶性肿瘤，而术前患者未找到恶性证据。查体：肿物质硬，随吞咽移动，术中探查甲状腺肿物与周围粘连紧密，气管食管沟结构紊乱，

可见增生的纤维组织与肌肉组织与食管粘连。术中冷冻示甲状腺组织性肉瘤性肌纤维母细胞瘤样增生。基本判定属于未分化癌范畴，此时手术目的已非切除肿瘤，而是如何控制并发症，涉及食管壁的保护尤为重要，若术中损伤食管，患者就会在有限的生命中遭受肿瘤及并发症的双重打击。未分化癌治疗效果差，在无法延长寿命的情况下，如何提高有限的生命质量应当成为重中之重，另外该患者2个月后因牙龈肌纤维母细胞瘤再次手术。

病例5　超声报甲状腺旁肿物，病理示未分化癌

一、简要病史

患者男，65岁。主诉：查体发现甲状旁腺肿物10天。

二、影像学检查

（一）甲状腺超声

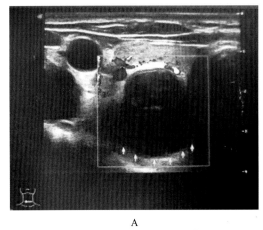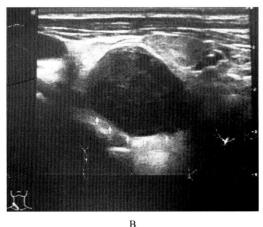

A　　　　　　　　　　　　　B

图2-80　病例5　甲状腺超声

1.超声描述　甲状腺实质内探及多个结节，右叶大者位于中上，大小约0.6cm×0.4cm，左叶大者位于中下，大小约1.3cm×0.9cm，边界清，内呈网格状；甲状腺右叶下极下方探及一低回声包块，大小约2.8cm×2.1cm×2.0cm，边界清，内回声尚均匀，CDFI示其内可探及少量血流信号。

2.超声诊断　结节性甲状腺肿；右侧颈部实性包块，来源甲状旁腺可能性大。

3.超声解析　甲状腺未分化癌临床上可称为肉

瘤样癌或间变性癌，是甲状腺癌中恶性程度最高的一种，该疾病较少见，发病率约占甲状腺癌的2%。超声常表现为腺体内低回声肿物，体积较大，形态不规整，边界不清，内部血流信号丰富，可伴有大小不等的钙化，甲状腺周围组织的侵犯及颈部淋巴结肿大。本例患者为老年男性，因发现甲状腺肿物就诊，超声检查显示甲状腺右叶下极下方一低回声包块，大小约2.8cm×2.1cm×2.0cm，边界清，形态规则，内回声尚均匀，CDFI示其内可探及少量

血流信号。本病例声像图不具有未分化癌的超声特征及甲状腺恶性肿瘤的超声特征，且位于甲状腺下极下方，常会误诊为甲状旁腺肿瘤或肿大淋巴结，

对于此类结节需警惕，增加辅助检查或可协助诊断。

（二）颈部 CT

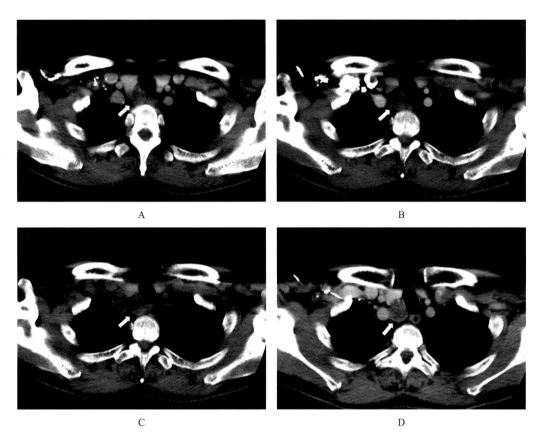

图2-81　病例5　颈部CT

1.CT描述　平扫示甲状腺右叶后方可见一类圆形软组织密度结节，最大截面大小约2.2cm×2.0cm，病灶密度不均，中心见低密度区，邻近气管轻度受压、变形，增强扫描肿物边缘轻、中度强化，呈动脉期轻度不均匀强化，静脉期强化程度进一步增强，其内见低密度无强化区，肿物前上缘局部与甲状腺分界不清，与右侧上腔静脉界线欠清。

2.CT诊断　甲状腺右侧叶后方占位性病变，考虑甲状腺来源肿瘤或上纵隔转移瘤。

3.CT解析　病灶位于甲状腺右侧后方，密度不均，其内见低密度坏死区或囊变，与甲状腺关系密切，增强扫描不均匀强化，需首先考虑甲状腺癌；其次要考虑到甲状旁腺腺瘤可能，此类患者常有甲状旁腺功能亢进症状，血液指标高钙低磷，常以骨病或泌尿系结石就诊，CT50%见于甲状腺下缘与食管形成的夹角内（下甲状旁腺），多呈膨胀性生长，可压迫甲状腺使之变形（与本例不符，本例甲

状腺压迫性改变不明显），肿瘤较大时可发生坏死及钙化。转移性肿瘤亦可有本例表现，多有原发肿瘤病史，鉴别不难。本例需结合临床相关检查综合分析。

三、初步诊断

①甲状腺结节，甲状旁腺腺瘤待排；②颈部多发淋巴结肿大。

四、手术情况

1.手术名称　颈部肿物切除术。

2.术中探查　见肿物位于右侧颈根部，内侧紧邻气管，后方邻食管，前方紧邻右侧锁骨头，外侧包绕喉返神经，边界尚清，与周围组织间隙不明显，钝性分离。切除肿瘤组织并送快速冷冻病理，回示：甲状腺恶性肿瘤。告知家属，继续探查无明显肿大淋巴结。术毕。

五、术后病理

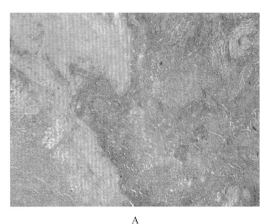 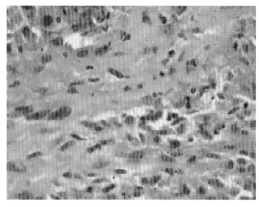

A   B

图2-82　病例5　术后病理

A.未分化癌排列成弥漫束状、席纹状，见纤维组织分割（40×）；B.肿瘤细胞呈梭形，核大不规则，缺乏上皮细胞特征，伴有肿瘤性坏死（400×）

1.**术后石蜡病理**　甲状腺后肿物为甲状腺未分化癌；中央区淋巴结2枚，未查见癌。免疫组化：TTF-1（＋）、TG（＋，局部）、CK（＋）、CK5/6（个别＋）、CK8/18（＋）、Vim（＋）、PTH（－）、CT（±）、S-100（－）、LCA（－）、P63（－）、CD5（－）、P53（－）、NapsinA（－）、Ki-67（50%＋）。

2.**病理解析**　甲状腺未分化癌切面灰白质硬，伴有出血坏死区域灰红灰褐、质软、鱼肉样。多数病例发现时已侵犯甲状腺周围组织。显微镜下肿瘤细胞呈弥漫散在、条索状、席纹状或束状排列，类似软组织肉瘤样特点，也可由部分呈片、巢状的癌性分化区。肿瘤细胞显著异型，染色质粗块状，胞质丰富嗜酸性。也可以表现为梭形细胞、瘤巨细胞样，缺乏乳头状及滤泡样结构。肿瘤细胞侵透甲状腺被膜侵及周围组织，常见血管侵犯。未分化癌由于生长速度快，常伴有地图状坏死，以远离血管区为著，核分裂象多见。免疫组化光谱CK可有不同程度的阳性，重链CK表达率较高。波形蛋白表达阳性，TG、TTF-1表达罕见，cyclinD1，β-catenin和P53表达率较高。

鉴别诊断如下。①甲状腺低分化癌：低分化癌细胞多呈岛状、梁状排列，具有不同程度的滤泡上皮的特征，缺乏显著异型及坏死，免疫组化TG、TTF-1阳性有助于鉴别；②甲状腺乳头状癌伴鳞状分化：鳞状分化区域可见细胞间桥及角化，仔细观察可以找到典型的乳头状癌的区域，间质可表现为

筋膜炎样，无肿瘤性坏死和多形性细胞，核分裂象少见；③伴有胸腺样分化的梭形细胞肿瘤：多见于儿童及青年人，可见梭形细胞及腺样上皮细胞两种成分，细胞温和，染色质细腻，CK弥漫强阳性；④甲状腺原发肉瘤：原发于甲状腺的肉瘤非常罕见，广泛取材寻找分化型癌的存在有助于未分化癌的诊断。

六、最后诊断

甲状腺未分化癌。

七、病例小结

甲状腺未分化癌（anaplastic thyroid cancer，ATC）是高度恶性的甲状腺癌，预后极差，多数患者生存期不超过6个月，循证医学证据不足。ATC多发于老年人，女性多于男性（本例报道中患者为男性65岁），占全部甲状腺癌的1%～2%，发生与甲状腺的分化性癌及甲状腺肿有关，多由先前存在的甲状腺乳头状癌、滤泡癌等恶性转化而来，23%～78%的病例可见分化型癌的伴随存在。主要表现为颈部迅速增长的肿物，体积较大，多数大于5cm。典型的甲状腺未分化癌CT示直径较大、单发、粗颗粒钙化、甲状腺包膜不完整，并见坏死及明显不均匀强化伴颈部肿大淋巴结是甲状腺未分化癌CT较为特征性的表现。超声检查的典型表现：体积巨大，患者就诊时瘤体最大径多大于

5.0cm，实性低回声、囊变、钙化，与周围组织边界不清（此患者影像学表现并不典型）。尽管此患者最初B超回报肿物来源甲状旁腺可能性大，但考虑患者既往并无骨和泌尿系统病变，且入院检查示血钙2.24mmol/L，PTH28.34pg/ml，因此初诊亦不考虑甲状旁腺病变。最新的NCCN指南指出，ATC一旦确诊，应评估手术可切除性，肿瘤局限于甲状腺或易切除的组织内，可考虑肿瘤连同甲状腺切除；当肿瘤侵犯气管或双侧喉返神经麻痹时，保持气道通畅非常重要，可行手术解除压迫或做气管切开。

病例6　间变性癌

一、简要病史

患者男，75岁。主诉：发现左侧颈部肿物1年余，声嘶1个月。

二、影像学检查

（一）甲状腺彩超

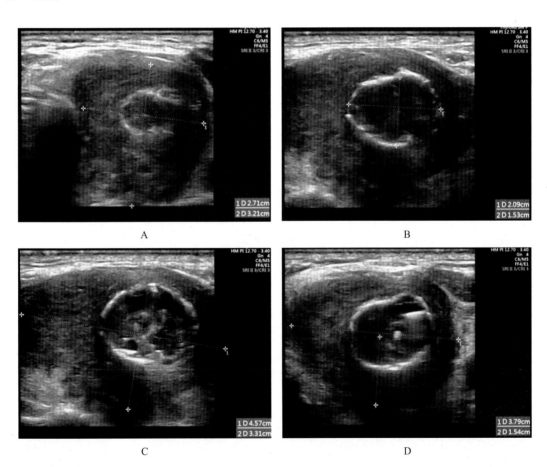

A

B

C

D

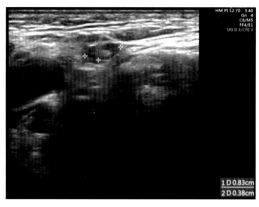

E

图2-83　病例6　甲状腺彩超

1.超声描述　双侧甲状腺实质回声均匀，左侧甲状腺可探及一低回声，大小约4.6cm×3.3cm×3.8cm，界清，形态规则，内部回声不均匀，内可探及一大小2.1cm×1.5cm环状强回声，CDFI示内部可探及血流信号。右侧甲状腺未探及明显异常回声。

2.超声诊断　左侧甲状腺实性病变（TI-RADS3类）；双侧颈部淋巴结肿大；右侧甲状腺未见明显异常。

3.超声解析　图像上甲状腺左侧叶可探及一低回声，大小约4.6cm×3.3cm×3.8cm，边界不清晰，形态饱满、欠规则，内部回声较实、较低、不均匀，内可探及一大小2.1cm×1.5cm的断续的环状强回声，CDFI示内部可探及血流信号。该结节与气管左侧缘分界不清，局部气管周围间隙消失。综上：甲状腺左侧叶结节，TI-RADS 5类。

（二）颈部CT

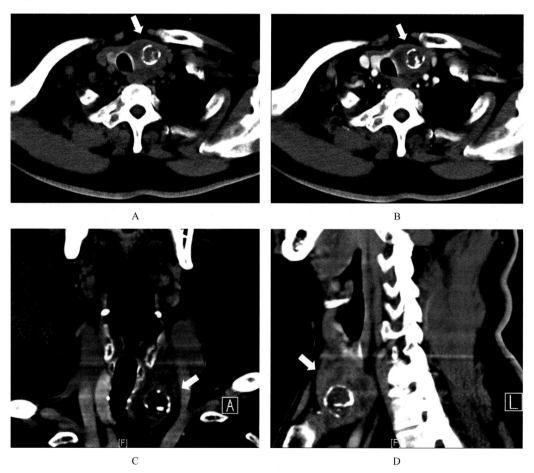

图2-84　病例6　颈部CT

1.CT描述　平扫示左侧甲状腺体积增大，被低密度肿物取代，甲状腺边缘中断，内见更低密度区，肿物内见不完整环状钙化，环状钙化内见不规则条状钙化，大小约4.6cm×3.3cm×3.8cm，气管受压向右移位。增强扫描（图2-84D）肿物不均匀强化，其内见低密度无强化区，钙化区内强化不明显，肿物与气管左侧壁界线不清，与邻近血管界线尚清。

2.CT诊断　左侧甲状腺含钙化肿物，恶性肿瘤可能，请结合临床。

3.CT解析　本例甲状腺左叶被肿物近乎完全浸润，其内见多发低密度坏死区，环状钙化不完整，厚薄不均，内部无强化提示坏死、囊变或出血，病灶具有侵袭性表现，包绕气管壁并向左颈内静脉前生长，提示恶性肿瘤可能。甲状腺间变性癌内部常伴有明显的出血、坏死，并呈广泛浸润性生长，可整个取代甲状腺实质，与本例相符。

三、初步诊断

左侧甲状腺肿物，甲状腺癌待排。

四、手术情况

1.手术名称　姑息性甲状腺癌切除术。

2.术中情况　左侧甲状腺中下极触及一肿物，质韧，大小约5.0cm×4.5cm×3.0cm，边界清，部分位于胸骨后。右甲状腺、峡部无明显异常。双侧颈部未及明显肿大淋巴结。游离甲状腺左叶，喉返神经监测探查左侧喉返神经无信号，考虑肿瘤侵袭喉返致左侧喉返神经麻痹，于入喉处切断喉返神经，逐层剥离肿瘤，见部分肿瘤侵犯气管，行左叶甲状腺大部切除，少量肿瘤组织残留于气管表面，取出标本。游离右侧甲状腺，将右甲状腺腺叶完整切除，并切除峡部甲状腺。术毕。

五、术后病理

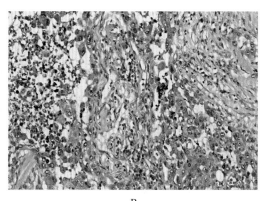

A　　　　　　　　　　B

图2-85　病例6　术后病理

1.术后石蜡病理　峡部＋左甲状腺肿物＋左中央区淋巴结，结合形态学及免疫组化染色结果，考虑甲状腺间变性癌。周围见淋巴结1/7枚：见转移癌（建议必要时外院会诊）。右甲状腺肿物为少量甲状腺组织。免疫组化：CKpan（＋），Ki-67（20%＋），WT-1（－），TG（－），TTF-1（－），CT（－），CK5/6（＋），CEA（－），CK7（＋），CK20（－），CR（－），CD5（－），CD117（－），PAS（－），AB（－），CK（L）（＋），CgA（－），Syn（－）。

2.病理解析　肿瘤细胞呈弥漫性巢片状分布，细胞形态呈明显的多形性，细胞核轮廓不规则，染色质呈粗颗粒状，局部可查见瘤巨细胞。肿瘤局部伴组织变性坏死及大量急性炎细胞浸润，部分区域尚可见乳头状结构。免疫组化结果显示肿瘤细胞上皮源性标志物广谱CKpan、CK5/6、CK7阳性，TG（－）、TTF-1、CT、CEA、CK20、CR、CD5、CD117、PAS、CgA、Syn阴性；Ki-67增殖指数为20%。依据上述特征，同时结合患者的临床及影像学表现，本病例应首先考虑为甲状腺未分化癌，可能来源于甲状腺乳头状癌的去分化改变。

六、最后诊断

①甲状腺间变性癌伴颈淋巴结转移；②左侧喉返神经麻痹。

七、病例小结

甲状腺未分化癌（anaplastic thyroid carcinoma）又称间变性癌（anaplastic thyroid carcinoma，ATC）或肉瘤样癌（sarcomatoid carcinoma），较少见，多发生在40岁以上，女性较多见，生长快，早期即可发生浸润和转移，恶性程度高，预后差，是甲状腺癌中恶性程度最高的一种，发病率占全部甲状腺癌的1%～2%，多见了年老体弱者，发病迅速，早期可发生全身转移，一般认为多发生自良性肿瘤或低恶性肿瘤。ATC是最罕见、最具侵袭性的甲状腺癌。当多种基因改变发生时，分化型甲状腺癌可能发展成这种侵袭性强的癌症。

临床症状常见长期甲状腺肿大的病史，短期内迅速增大，并产生局部压迫症状，如有呼吸困难、吞咽困难、颈静脉怒张、声嘶等表现，是由于肿瘤压迫气管、食管、颈静脉及喉返神经所致。颈部疼痛，肿物坚硬，固定，边界不清。病理学改变肉眼观：肿物较大，病变不规则，无包膜，广泛浸润、破坏，切面灰白，常有出血、坏死。镜下：癌细胞大小、形态、染色深浅不一，核分裂象多。组织学上可分为小细胞型、梭形细胞型、巨细胞型和混合细胞型。可用抗Keratin、CEA及thyroglobulin等抗体做免疫组织化学染色证实是否来自甲状腺上皮。未分化甲状腺癌无有效的治疗手段，且该疾病是致命性的，一般从诊断到死亡间时为3个月到半年。研究表明，使用BRAF抑制剂达拉菲尼（dabrafenib，Tafinlar）和MEK抑制剂曲美替尼（trametinib，Mekinist）联合治疗后，接近70%的局部晚期或转移性BRAF V600E突变的ATC患者出现缓解。

第六节　鳞　　癌

病例1　乳头状癌伴鳞状细胞癌转化

一、简要病史

患者女，38岁。体检发现右侧甲状腺结节5个月余。

二、影像学检查

（一）甲状腺超声及超声造影

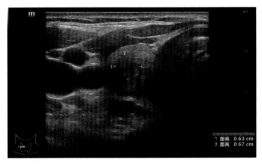

A

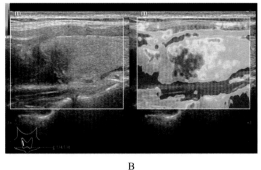

B

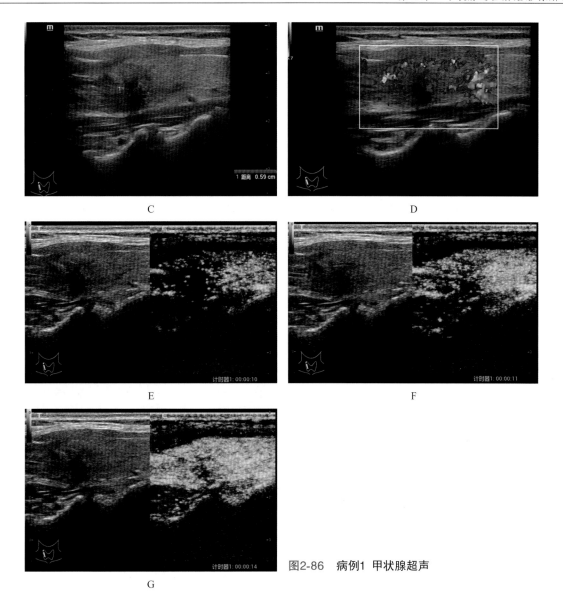

C

D

E

F

G

图2-86　病例1 甲状腺超声

1.超声描述　右侧甲状腺低回声区，大小约1.65cm×1.27cm，位于上极腺体边缘，边界不清，内部回声不均，内可见强光点，CDFI示其内未见明显血流信号。左侧甲状腺未见明显异常，双侧颈部未见明显肿大淋巴结。

2.超声诊断　右侧甲状腺低回声区TI-RADS 4c类。

3.超声解析　甲状腺右叶低回声结节，超声特征有：①纵径大；②回声较实、极低；③边缘不规整，毛糙；④超声造影周边不均性低增强；⑤弹性评分4～5分。这例患者超声不难诊断，但是应与局限性甲状腺炎相区别。甲状腺炎往往是局限性低回声，占位效应不明显，边缘模糊，对比患者以往的超声检查，甲状腺炎的病灶是近期新出现的低回声。

（二）颈胸CT

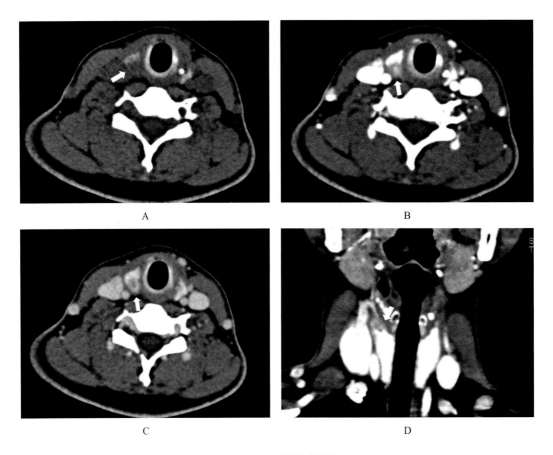

图2-87　病例1　甲状腺颈胸CT

1.CT描述　甲状腺右侧上极结节，大小约11mm×10mm（前后径×内外径）。病灶位于包膜下，分叶，边界模糊不清，内未见明确钙化，病灶平均呈低密度影，增强早期岛样明显强化，周围强化相对较低，晚期强化范围增大，与周围正常甲状腺组织密度差缩小，边界较前模糊。双侧颈Ⅱa区淋巴结稍大，右肺下叶背段磨玻璃结节影，考虑AAH或炎性结节，建议随访；右下肺肺气囊，右下肺小增殖灶；双上胸膜增厚。

2.CT诊断　甲状腺右侧叶结节，甲状腺癌可能性大。

3.CT解析　本例CT征象特点主要有：①CT平扫甲状腺右叶边缘中断，累及包膜，结节与正常甲状腺交界处边缘毛糙，呈鼠咬状；②增强扫描明显强化，强化后病灶边界较平扫模糊，范围缩小；③结节前后径大于左右径。以上征象的出现强烈提示为恶性结节。

（三）穿刺活检及基因检测

穿刺病理：右侧甲状腺结节非典型滤泡上皮，考虑意义不明确的滤泡病变，难除外肿瘤，建议进一步检查。基因检测：BRAF V600E（1799T＞A）突变阳性。

三、初步诊断

右侧甲状腺结节，甲状腺癌待排。

四、手术情况

1.手术名称　甲状腺全切除＋带状肌部分切除＋中央区淋巴结清扫术。

2.术中探查　右侧甲状腺可见结节1枚，最大长径约1.8cm，位于上级，突破包膜，侵犯右侧环甲肌和带状肌，与喉返神经存在粘连，质地硬，边界欠清，剖面呈乳头状结构。右颈部Ⅵ区可见多枚黑染的淋巴结。左侧甲状腺体积正常大小，左颈部Ⅵ区可见多枚黑染的淋巴结。切除甲状腺右叶肿物送检，术中冷冻：右叶甲状腺为乳头状癌，大小1.8cm×1.1cm。遂行甲状腺全切除＋带状肌部分切

除＋中央区淋巴结清扫术。

五、术后病理

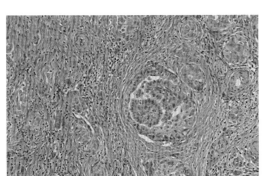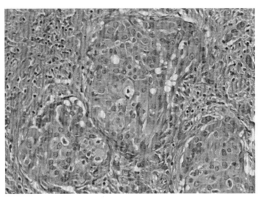

图2-88　病例1 甲状腺术后病理

1.术后石蜡病理　左侧甲状腺为结节性甲状腺肿。左中央区淋巴结0/4阳性。右侧甲状腺为乳头状癌，伴部分鳞状细胞癌分化，大小1.8cm×1.1cm，侵犯包膜。右中央区淋巴结2/4阳性，入喉处淋巴结0/2阳性，喉返神经后方淋巴结0/3阳性。可疑旁腺1为部分甲状旁腺组织，可疑旁腺2为部分甲状旁腺组织。喉前组织为部分甲状腺组织，伴见淋巴结2枚阴性。免疫组化结果：CD56（－），CEA（Mono）（－），TTF-1（＋），Galectin-3（＋），Ki-67（＋），P53（＋），CK19（＋），P40（＋），P63（＋），CK5/6（＋），PAX-8（＋），Thyroglobulin（－）。

2.UCLA病理会诊　甲状腺乳头状癌伴有鳞状细胞癌转化，周围神经侵犯，淋巴结2/11阳性。

3.病理解析　镜下见肿瘤性滤泡上皮细胞呈乳头状或实体状排列，浸润性生长。肿瘤细胞核增大，淡染，核形不规则，可见核沟及核内假包涵体。实体性区域伴有鳞化特征。免疫组化结果显示该区域肿瘤细胞亦表达鳞状上皮标志物CK5/6、P40及P63。根据上述组织病理学特征，本例拟诊断为甲状腺乳头状癌伴鳞化。

六、最后诊断

右侧甲状腺乳头状癌伴鳞状细胞癌转化。

七、病例小结

原发性甲状腺鳞状细胞癌（primary squamous

cell carcinoma of the thyroid，PSCCT）是一种非常罕见的、高侵袭型的、预后较差的甲状腺恶性肿瘤。最早由Vonkarst在1858年首次报道，1988年WHO第二版甲状腺组织分类中，将其列在"其他肿瘤"一类，而直到2004年才作为一个内分泌器官的一个独立肿瘤组织分类进行描述。但20多年来，关于PSCCTh的描述及研究进展缓慢，可能与其发生率低有关。2019年Yang等检索了SEER数据库，统计了1973—2015年242例甲状腺来源原发性鳞状细胞癌，发现其在甲状腺恶性肿瘤中的发病率从1973年的0.4%下降到2015年的0.1%，而Limbergetal统计了2004—2015年NCDB数据库登记的甲状腺癌病例，也发现同期未分化癌的发生率是PSCCTh 8倍以上（0.3% vs 2.6%），而且多为60岁以上患者。

就来源来说，克氏外科学描述中，将甲状腺癌鳞状细胞型与星型细胞型、巨细胞型一起，放在"未分化癌"章节中讲述的。认为这些特殊细胞类型的肿瘤，p53的基因突变率达到15%，远高于普通DTC。而根据偶尔情况下乳头状癌中有部分鳞状细胞的岛，2003年lancet杂志里根据这些病理观察结果，提出一个假说，ATC可能就来源于这些分化类型很差的癌，但仍缺少相关的研究证实。由此也可能得出一个假说，即甲状腺鳞癌是甲状腺未分化癌的一个可能发展过程。可以将甲状腺分化型肿瘤中鳞状细胞岛—甲状腺鳞癌—甲状腺未分化癌作为一个肿瘤发展的可能方向来研究，但目前都缺乏可靠的实验证实。

甲状腺原发性鳞癌早期诊断比较困难，发病时多已较晚期。Yang等统计242例病例中，T_4期比例高达76%，而其中位生存时间只有3个月，而$T_1 \sim T_3$期为18个月。由此可见，提高早期诊断率，及时治疗，对改善预后至关重要。但无论是临床表现还是影像学检查，甚至FNA都很难明确诊断，不仅因为PSCCTh患者在FNA中确诊率低（假阴性率高），只有33%，也因为大部分FNA中提示有鳞状细胞成分的最后证实为甲状舌骨囊肿，桥本伴鳞状细胞化生等良性疾病（14/15）。本例患者FNA未得到明确诊断，braf突变阳性，但根据其超声影像学表现，3个月内结节增大明显，可能与其鳞状细胞癌分化有关系。由此我们认为，对于首次发现的甲状腺结节形态欠规则的，随访间隔时间仍不应过长，3个月比较合适，如果随访1年后比较稳定，可再延长随访间隔时间。

PSCCTh的病理特点是显微镜下甲状腺癌由鳞状细胞分化的癌细胞类型组成，不同于乳头状癌成分中具有鳞状细胞分化或鳞状细胞癌灶。就分子学表型来看，甲状腺SCC表达PAX8（91%＋），可以用于区分气管食管及肺来源鳞状细胞癌，其余标志物：CK5、CK6、CK19等上皮角蛋白标志物阳性；Thyroglobulin局灶可表达阳性，TTF1（9%）阳性，P40、P53（40%～50%）、P63及Ki-67可有阳性表达。确诊甲状腺原发鳞状细胞癌需与以下疾病相鉴别：①周围其他器官来源鳞癌浸润甲状腺，如气管、食管、喉等；②甲状腺乳头状癌鳞状细胞分化（据报道高达15%）；③甲状腺未分化癌鳞状细胞分化；主要可以通过临床表现及分子表型来鉴别，PAX-8阳性是其区别于其他组织来源鳞癌的主要特点。

就治疗来说，R0手术切除是改善预后的关键，对于有手术机会的患者，应尽量手术（图2-89）。除此之外，年龄、腺体外浸润、淋巴结转移都是独立的危险因素。而辅助的放疗及化疗对改善预后没有意义。

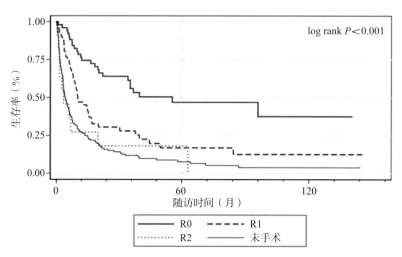

图2-89 不同手术范围PSCCTh患者的总生存率对比

参 考 文 献

Gage H, Hubbard E, Nodit L. Multiple squamous cells in thyroid fine needle aspiration: Friends or foes? Diagn. Cytopathol, 2016, 44: 676-681.

Lam, AK. Squamous cell carcinoma of thyroid: a unique type of cancer in World Health Organization Classification. Endocr Relat Cancer, 2020, 27: R177-R192.

Limberg J, Ullmann TM, Stefanova D, et al. Prognostic Characteristics of Primary Squamous Cell Carcinoma of the Thyroid: A National Cancer Database Analysis. World J. Surg, 2020, 44: 348-355.

Ozcan A, Shen SS, Hamilton C, et al. PAX 8 expression in non-neoplastic tissues, primary tumors, and metastatic tumors: a comprehensive immunohistochemical study. Mod Pathol, 2011, 24: 751-764.

Yang S, Li C, Shi X, et al. Primary Squamous Cell Carcinoma in the Thyroid Gland: A Population-Based Analysis Using the SEER Database. World J. Surg, 2019, 43: 1249-1255.

病例2　鳞状细胞癌伴嗜酸性腺瘤

一、简要病史

患者女，77岁。主诉：发现颈前区肿物10天。既往史：无特殊病史。

二、影像学检查

甲状腺彩超

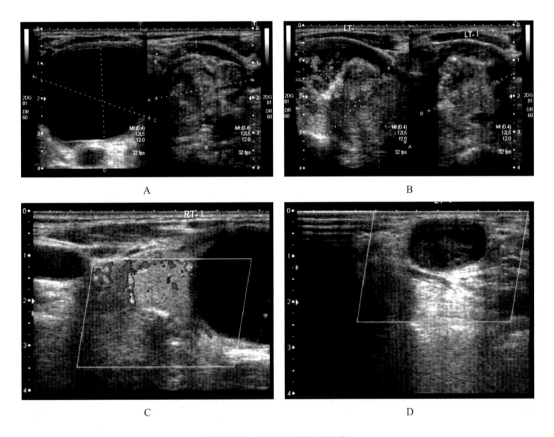

A B

C D

图2-90　病例2 甲状腺彩超

1.超声描述　甲状腺左叶大小5.8cm×2.9cm×2.8cm，右叶大小6.5cm×3.7cm×3.5cm，峡部厚0.3cm。双侧甲状腺实质回声欠均匀。左侧甲状腺可探及一中高回声，边界较清，形态尚规则，大小约4.1cm×2.8cm×2.6cm，其内探及多个点状强回声。CDFI：其周边可探及血流信号。血流频谱：PSV 37.8cm/s，EDV 8.0cm/s，RI 0.79。右侧甲状腺可探及一混合回声，以无回声为主，大小约3.8cm×3.4cm×3.0cm，其内可探及多个点状强回声。右侧甲状腺另可探及一等回声，大小约

2.3cm×2.0cm×1.8cm。CDFI：其周边可探及静脉血流信号。左侧颈部可探及多处低回声，边界清，最大约2.1cm×1.7cm×1.5cm。CDFI：其内可探及条状血流信号。右侧颈部未见明显肿大淋巴结。CDFI：甲状腺血流分布未见异常。

2.超声诊断　①左侧甲状腺中高回声病变（TI-RADS 5类）；②右侧甲状腺混合性病变（TI-RADS 4a类）；③右侧甲状腺等回声病变（TI-RADS 3类）；④左侧颈部多发实性病变——肿大淋巴结?⑤右侧颈部未见明显肿大淋巴结（请结合临床，

建议随访复查）。

3.超声解析 原发性甲状腺鳞状细胞癌（primary squamous cell carcinoma of the thyroid, PSCCT）超声表现为边界不清、形态不规则的实性混合回声肿物，符合大多数甲状腺恶性结节的超声征象。但具有以下特点：肿物体积较大，内部可见片状极低回声区，CDFI表现为少至中量血供。因恶性程度高，具有侵袭性，易侵及血管并形成血管内癌栓，易突破甲状腺被膜并发颈部淋巴结转移向周围组织扩散的恶性特征。本病例患者为老年女性，有近期增大的颈前肿物为病史，超声检查显示甲状腺左叶实质内包块呈中高回声，边界较清，形态尚规则，大小约4.1cm×2.8cm×2.6cm，其内探及多个点状强回声。左侧颈部可见肿大淋巴结回声。根据超声表现提示甲状腺左叶实性占位，考虑恶性可能，左侧颈部淋巴结肿大，考虑转移性。由于超声对PSCCT诊断缺乏特异性，当超声检查发现甲状腺内体积较大的实性混合回声结节伴有颈部淋巴结肿大时应考虑恶性可能，但确诊尚需组织病理检查。

三、初步诊断

①双侧甲状腺肿物性质待查；②左侧颈淋巴结肿大；③结肠切除术后。

四、手术情况

1.手术名称 双侧甲状腺腺叶切除术＋左中下颈部淋巴结清扫术。

2.术中情况 左甲状腺实性肿物，约4.0cm×3.5cm，质硬，侵出包膜外，甲状腺旁、气管前触及稍肿大淋巴结，质地中等，界线欠清。右甲状腺囊实性肿物，大小约4cm×3.5cm，右侧甲状腺组织受压萎缩，峡部未见明显异常。分离、游离左甲状腺叶，切除左甲状腺大部，同法切除右甲状腺大部，并送快速冷冻病检。创面止血，片刻后病检回报示：左甲状腺送检甲状腺组织囊性变伴大量组织细胞、淋巴细胞、中性粒细胞浸润，纤维组织增生，其中见异型增生的上皮样细胞，待石蜡。右甲状腺结节性甲状腺肿。讨论后决定行双侧甲状腺腺叶切除术＋左中下颈部淋巴结清扫术。手术顺利。

五、术后病理

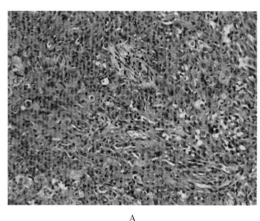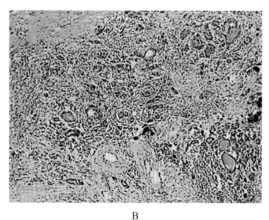

A   B

图2-91 甲状腺鳞状细胞癌伴桥本甲状腺炎

A.肿瘤细胞紧密排列呈片状、巢状，广泛浸润甲状腺实质；B.肿瘤周围甲状腺组织伴桥本甲状腺炎改变

术后石蜡病理：左甲状腺为桥本甲状腺炎（纤维型）伴发鳞状细胞癌。

免疫组化：CK19（＋）；CK7（部分＋）；TG（－）；EMA（＋）；P63（＋）；Ki-67增殖指数约25%。右甲状腺：结节性甲状腺肿伴嗜酸性腺瘤。左颈淋巴结1枚、颈中央区淋巴结2枚：慢性炎。左颈部淋巴结：结合免疫组化染色结果，符合转移性鳞状细胞癌。免疫组化：CK5/6（＋）；CK19（＋）；P63（＋）；TG（－）；Melan-A（－）；Galetin-3（－）；LCA（－）；Ki-67（10%，＋）。

六、最后诊断

①左侧鳞状细胞癌（p-T3N1bM0 ⅣA期）伴桥本甲状腺炎；②右侧结节甲状腺肿伴嗜酸性腺瘤。

七、病例小结

原发性甲状腺鳞状细胞癌（primary squamous cell carcinoma of the thyroid，PSCCT）是一种罕见的甲状腺肿瘤。文献报道仅占有所有甲状腺恶性肿瘤的0.9%，但该肿瘤恶性度高，发展快，预后差。由于正常甲状腺中无鳞状上皮成分，因而原发于甲状腺的鳞状细胞癌的组织来源尚有争议。甲状腺鳞状细胞癌的诊断需除外邻近组织起源的鳞状细胞癌，如气管、食管，以及来自其他部位，如肺、头颈部肿瘤的远隔转移。有研究发现，在病史比较长的甲状腺乳头状癌患者随访中发现有部分患者的肿瘤局部出现鳞状细胞癌或其他未分化癌，支持鳞状细胞癌可能起源于分化型甲状腺癌。组织学免疫组化可用于鉴别，高分化的甲状腺乳头状癌或滤泡癌呈强阳性球蛋白标记，而未分化的非甲状腺来的鳞癌呈阴性表达，甲状腺鳞癌则呈弱阳性表达。原发性甲状腺鳞状细胞癌的生物学行为介于高分化与未分化甲状腺癌之间。该类型病例可出现以白细胞增多和高钙血症为特征的副癌综合征。治疗上以手术为主，但由于肿瘤生长速度快，恶性度高，较少获得手术根治性，且对放、化疗不敏感。

病例3　低分化鳞状细胞癌

一、简要病史

患者男，58岁。主诉：发现甲状腺结节1年余。既往史：无特殊病史。

二、影像学检查

甲状腺彩超

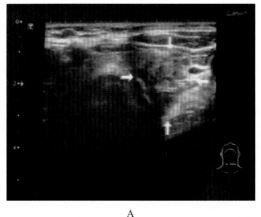 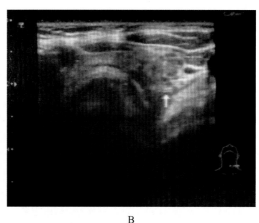

A　　　　　　　　　　　　B

图2-92　病例3　甲状腺彩超

1.超声描述　甲状腺大小形态正常，左叶下极实质内探及片状底回升区，范围2.2cm×2.2cm×1.9cm，边界不清，边缘不规整。内回声均匀，其内可见动脉血管穿行，管壁显示规整。CDFI：内血流信号不丰富；右叶下极探及一囊性结节，大小约0.3cm×0.2cm，边界清，内回声好，其余实质回声尚均匀。双侧颈部未探及明显肿大淋巴结。

2.超声诊断　①甲状腺左叶下极包块；②甲状腺右叶滤泡囊肿。

3.超声解析　甲状腺低分化鳞癌是少见的甲状腺肿瘤，约占甲状腺恶性肿瘤1%以下，多源于甲状腺滤泡上皮鳞状化生后恶变，恶性程度高，侵袭性强、生长速度快，易发生转移，多发生于中老年人，声像图无显著特点，具备一般实性肿瘤特征，包括实性低回声或极低回声、边界模糊、微分叶、微钙化灶等，病理上见鳞癌组织学的特征，结合其他影像学检查排除其他部位鳞癌的转移而确诊。

三、初步诊断

甲状腺结节，甲状腺癌待排。

四、手术情况

1.手术名称 甲状腺全切术。

2.术中情况 甲状腺左侧叶下极扪及质硬结节，2.3cm×2.0cm大小，实性，边界不清，无明显包膜，突破甲状腺被膜，侵犯气管环及食管，包绕喉返神经，无法完整切除。自气管食管表面受肿瘤侵犯处分离，姑息性切除甲状腺左叶及肿瘤大部，注意保护食管、气管、左侧喉返神经、甲状旁腺，送检快速冷冻病理。术中冷冻快速病理报告：左叶甲状腺为分化较差的癌，未见明确的乳头结构，待石蜡及免疫组化进一步分类。遂行甲状腺全切，切除甲状腺右叶及峡部，注意保护右侧喉返神经及甲状旁腺。检查切除甲状腺组织，可见少量甲状旁腺组织，就近移植包埋于胸锁乳突肌。探查气管前、甲状腺周围及血管鞘周围，未及明显肿大淋巴结。创面充分止血，无菌生理盐水冲洗，创腔放置引流管1根，由切口引出。逐层缝合。术毕。

五、术后病理

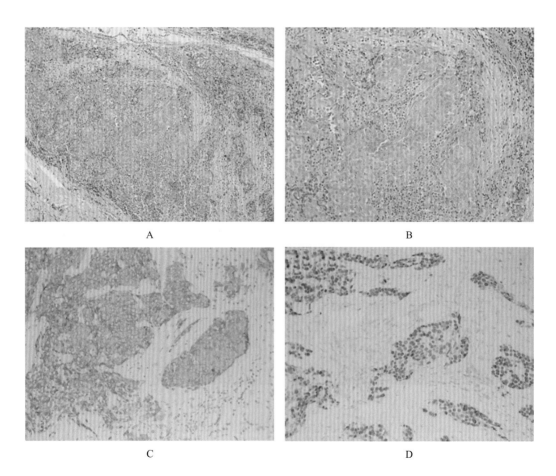

图2-93　病例3　术后病理（甲状腺鳞状细胞癌）

A.肿瘤细胞呈浸润性生长；B.肿瘤细胞呈片巢状排列；C.免疫组化显示肿瘤组织CK5/6阳性；D.免疫组化显示肿瘤组织P63阳性

1.术后石蜡病理 左甲状腺为分化差的癌,结合免疫组化首先考虑低分化鳞状细胞癌,切面积1.2cm×1cm;(右叶)结节性甲状腺肿。

免疫组化:P63(-)、P40(+)、CK5/6(+)、TTF-1(-)、Calponin(-)、S-100(-)、CK19(+)Galectin-3(+)、Syn(-)、CgA(-)、CT(-)、TG(-)、PTH(-)、Ki-67(10%~25%)。特染:刚果红(-)。

2.病理解析 低倍镜下见肿瘤细胞排列成片巢状于甲状腺组织内呈浸润性生长;高倍镜下可见肿瘤细胞呈现鳞状细胞分化,同时异型性明显;除鳞状分化的肿瘤外,未见其他原发性甲状腺肿瘤,亦未发现周围器官或组织原发性鳞状细胞癌浸润甲状腺组织的证据。

免疫组化结果显示肿瘤组织表达鳞状上皮分化标志物P63、P40、CK5/6,而TTF-1、TG、CT为阴性,同时Ki-67增殖指数为10%~25%。结合以上组织形态学及免疫组化特征,本例应诊断为甲状腺鳞状细胞癌。

六、最后诊断

甲状腺低分化鳞状细胞癌。

七、病例小结

原发性甲状腺鳞状细胞癌是一种罕见的甲状腺肿瘤,约占全部甲状腺恶性肿瘤0.9%。该肿瘤多见于40岁以上的中老年人,大多患者有甲状腺肿大的病史,易侵犯周围组织和器官,导致声嘶、呼吸和吞咽困难。其组织起源目前尚无定论,目前,报道其主要来源:①胚胎发育过程中甲状腺舌管残留组织中的鳞状细胞恶变形成鳞状细胞癌。②甲状腺滤泡上皮的鳞状化生。③甲状腺鳞状细胞癌可能是从甲状腺腺癌转变而来,它可能是甲状腺腺癌病程中的晚期表现。PSCCT恶性程度高、侵袭力强、生长速度快、易发生转移且病死率高,超声检查是初步判断甲状腺良恶性病变的重要手段。PSCCT常在出现症状而就诊时即属晚期,手术切除机会少,且对放疗、化疗均不敏感,故预后极差。因此,早期诊断和治疗对PSCCT患者的预后和生存率至关重要。

第七节 血液系统肿瘤

病例1 黏膜相关淋巴组织结外边缘区淋巴瘤1

一、简要病史

患者女,72岁。主诉:颈部肿物10年余,增长迅速3个月。

既往史:30年前行甲状腺右叶结节切除术。

查体:气管明显右偏,左侧甲状腺可及巨大肿物,大小约10cm×8cm,质韧,边界欠清,固定,颈总动脉及颈内静脉相应外移,左侧颈部触及多发肿大淋巴结,部分融合成团。

二、影像学检查

（一）甲状腺彩超

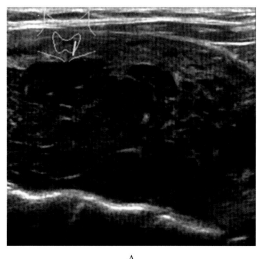

A

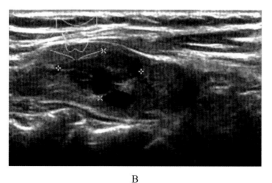

B

C

图2-94　病例1　甲状腺彩超

A.甲状腺左侧叶内见低回声肿物，与甲状腺分界清楚，边缘不规整，内回声较低，可见条索样高回声，后方回声轻度增强；B.甲状腺右侧叶内可见一类似回声，后方回声增强不明显；C.左颈部淋巴结回声，回声较低，未见明显皮髓质结构，实质回声呈网格状

1.**超声描述**　甲状腺术后，右侧叶体积小，左侧叶体积明显增大，形态失常，大小约8.5cm×5.9cm×4.2cm，内探及低回声区，范围约8.0cm×4.0cm×2.7cm，形态欠规则，边界欠清，内回声欠均匀。甲状腺右侧叶体积偏小，大小约3.4cm×1.4cm×1.3cm，内探及一低回声区，范围约1.7cm×1.0cm，峡部增大。左颈部Ⅱ、Ⅲ、Ⅳ区探及多个淋巴结回声，呈串珠状排列，大者约1.8cm×0.7cm，形态饱满，皮质增厚，余颈部未探及明显肿大淋巴结回声。

2.**超声诊断**　桥本甲状腺炎；甲状腺双侧叶占位 TI-RADS 5类；左侧颈部淋巴结肿大，呈串珠状改变，皮髓质分界不清。

3.**超声解析**　甲状腺淋巴瘤（primary thyroid lymphoma，PTL）超声表现分为3种基本类型，结节型、弥漫型和混合型。结节型者表现为甲状腺一

侧叶或两侧叶内的低回声结节，部分回声很低甚至呈类囊性改变，形态不规则，边界清，后方回声增强；弥漫型者甲状腺一侧叶或两侧叶肿大，内部回声弥漫性减低，内伴条索样或网格样高回声，后方回声增强；混合型者表现为弥漫型基础上甲状腺内部多个低回声病灶，病灶可为结节样或片状分布，虽然3种类型的病灶表现不同，但其后方回声增强是共同特征。部分PTL可引起颈部淋巴结肿大，淋巴结门减少或消失。结节型PTL应与其他甲状腺恶性肿瘤相鉴别，如乳头状癌，两者鉴别较容易，淋巴瘤内部无微钙化，边界较清晰，后方回声不衰减，甚至增强；与髓样癌相鉴别，髓样癌多表现为形态规则的低回声结节，边界清晰，内回声不均，可见强回声斑块，偶见囊性变，而PTL表现为低回声结节，内见线状、网格样高回声，内极少出现液化及钙化灶；弥漫型PTL主要与HM相鉴别，两

者均表现为低回声，而且两病常合并存在，区分两者较困难，可仔细观察病变内部回声及后方回声，HM由于淋巴细胞长期浸润导致滤泡破坏而形成纤维结构，声像图显示病变为低回声伴条索状高回声，而其后方回声不增强；淋巴瘤主要为淋巴细胞单克隆大量增生，声波有更好的穿透性，内部回声更低，而后方回声增强；还要结合临床，对于HM的患者，短期内出现颈部增粗、呼吸困难、声嘶等症状时应该考虑甲状腺淋巴瘤的可能，应及时进一步检查明确诊断。PTL的治疗与其他结外淋巴瘤类

似，但不同于甲状腺癌，因此提高对PTL的认识，有助于做出正确诊断并制订合理的治疗方案，以避免延误病情及不必要的手术。本例患者第一次行甲状腺检查时诊断为恶性肿瘤行穿刺活检及微波消融术，病理提示HM，部分细胞增生活跃，3个月后肿物较前显著增大，行超声检查拟诊为淋巴瘤，并请病理会诊提示淋巴瘤。

（二）颈部CT

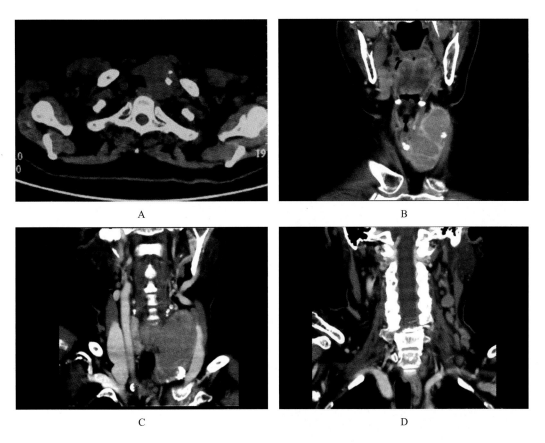

图2-95　病例1　颈部CT
CT轴位平扫（A），冠状位CT增强图像（B～D）

1.CT描述　CT平扫示甲状腺左侧叶及峡部明显增大，密度减低，其边缘见多发粗大钙化，增强扫描其内见不均匀强化肿物，范围约8.1cm×4.2cm×2.6cm，与周围结构界线欠清，气管受压右移，左侧颈、动静脉受压向外移位。双侧颈动脉鞘周围见多发肿大淋巴结，呈串珠状排列，大者位于左侧，约1.8cm×0.7cm，增强扫描轻度强化。

2.CT诊断　甲状腺左侧叶恶性肿瘤并颈部多发淋巴结肿大。

3.CT解析　本例CT表现为甲状腺左侧叶巨大低强化肿物伴颈部多发淋巴结肿大，提示恶性肿瘤诊断。其特点为强化程度较低、密度相对均匀，CT强化图像中可见肿物内见条状高强化灶，实为残存的甲状腺组织，需注意识别。低强化、密度均匀提示细胞排列紧密，应想到淋巴瘤的可能。MRI检查时DWI呈明显高信号，ADC图呈低信号具有一定特征性，CT表现缺乏特异性。甲状腺淋巴瘤分为原发性和继发性。原发性甲状腺淋巴瘤占甲状腺恶

性肿瘤的比例不到5%，占全身淋巴瘤的比例不到2.5%，好发于老年女性，绝大多数为B细胞来源的非霍奇金淋巴瘤，可伴有颈部淋巴结肿大。有研究认为90%的PTL患者与桥本甲状腺炎关系密切，而甲状腺是一个缺乏淋巴组织的器官，故PTL可能是由于桥本甲状腺炎激活B细胞分泌自身抗体，导致甲状腺的淋巴组织增生发生恶变。实际工作中，对于有淋巴瘤病史者或有桥本病病史的50岁以上的老年患者，甲状腺内出现快速增大低回声结节，CT表现为低强化、密度相对均匀者一定要考虑到淋巴瘤的可能。

三、初步诊断

①甲状腺巨大肿物，甲状腺癌待排，甲状腺淋

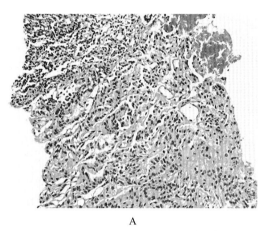

A

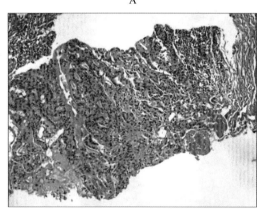

C

1.穿刺病理　甲状腺左叶穿刺结合免疫组化，符合桥本甲状腺炎，细胞活跃，建议随诊。免疫组化：CD56（＋），CyclinD1（局灶＋），Galectin-3（＋），MC（散在细胞＋），CK19（＋），CK8/18（＋），TTF-1（＋），TG（＋）。左颈部淋巴结穿刺未查见癌。

巴瘤待排；②颈部淋巴结转移待排。

四、治疗情况

为明确诊断，行超声引导下甲状腺肿物及淋巴结粗针穿刺活检术，病理结果示桥本甲状腺炎，部分细胞增生活跃，淋巴结未见查见癌。分析患者病史，甲状腺肿物及颈部淋巴结，较前快速进展，考虑甲状腺恶性病变可能性大，再次与病理科沟通，重新病理会诊，结果：黏膜相关B细胞甲状腺淋巴瘤。转至血液科行淋巴瘤系统治疗。

五、穿刺病理

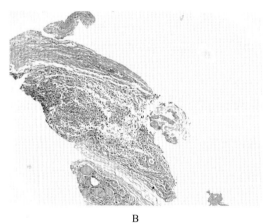

B

图2-96　病例1　穿刺病理

上级医院会诊意见：黏膜相关淋巴组织结外边缘区淋巴瘤。

2.病理解析　黏膜相关淋巴组织结外边缘区淋巴瘤（mucosal-associated lymphoid tissue lymphoma，MALTL）由小-中等大小的B淋巴细胞组成。细胞可以出现3种形态：中心细胞样、单核样B淋巴细

胞或小淋巴细胞。其中夹杂数量不等的大B淋巴细胞。其特征性病变为淋巴上皮病变和滤泡植入现象。部分病例可以出现浆细胞样分化，特别是胃MALT和甲状腺MALT淋巴瘤，特别是浆细胞样细胞占比较大时，需要与浆细胞瘤相鉴别。MALT淋巴瘤是一种低度恶性淋巴瘤，对甲状腺滤泡结构破坏不显著，因此需要和单纯性桥本甲状腺炎相鉴别。

鉴别诊断如下。①桥本甲状腺炎：绝大多数甲状腺MALT淋巴瘤有桥本的背景，形态不典型时，特别是穿刺的病例，组织较少，有时候不易找到明显的淋巴上皮病变和滤泡植入现象，可借助免疫组织辅助诊断，κ和λ出现限制性表达的时候，提示细胞单克隆增生，提示肿瘤性增生，有助于二者相鉴别。②滤泡性淋巴瘤：滤泡植入现象时MALT淋巴瘤的重要特点，当出现显著的较多的滤泡植入，与滤泡性淋巴瘤非常相似，主要依靠免疫组织鉴别，滤泡性淋巴瘤CD10（＋），Bcl-2（＋）和Bcl-6（＋）。③浆细胞淋巴瘤：组织形态上，浆细胞淋巴瘤，为弥漫一致的肿瘤性浆细胞增生为主，核偏位，车辐状，免疫组织化学随着二者都可以出现κ和λ限制性表达，但浆细胞瘤一般不表达CD20，可以表达CD79。

本例特殊之处在于是甲状腺穿刺活检，形态上见明显的桥本甲状腺炎，肿瘤细胞较温和，增殖指数Ki-67不高，极易漏诊。由于患者肿物较大，进展迅速，提示MALTL的可能。

六、最后诊断

甲状腺黏膜相关淋巴组织结外边缘区淋巴瘤。

七、病例小结

原发甲状腺淋巴瘤（primary thyroid lymphoma，PTL）是一种少见的疾病，仅占甲状腺恶性肿瘤的0.6%～5%，占所有淋巴瘤的1%左右。以弥漫性大B细胞淋巴瘤（diffuse large B-cell lymphoma，DLBCL）和MALTL最常见。一项95例的甲状腺淋巴瘤回顾性研究报道，DLBCL占56%（53例），MALTL占29%（28例）。MALTL起源于黏膜相关组织，最常累及胃肠道，其次为肺、涎腺、泪腺、皮肤、甲状腺和乳腺。甲状腺MALTL患者常伴有自身免疫性疾病（桥本甲状腺炎），引起结外淋巴组织增生。一组甲状腺淋巴瘤回顾性研究MALT淋巴瘤（60%～68%）伴有淋巴细胞性甲状腺炎背景，提示桥本甲状腺炎与MALT淋巴瘤密切相关。DLBCL是成人非霍奇金淋巴瘤最常见的类型，是高度侵袭性的恶性淋巴瘤，常见于老年人，中位发病年龄65岁，常见的发病部位有淋巴结、胃肠道、中枢神经、皮肤、纵隔等，甲状腺发病相对少见。PTL术前诊断困难，细针穿刺细胞学检查无法诊断，超声引导下粗针穿刺组织病理活检，另加特殊免疫组化检测方可明确诊断，手术为非必需的诊断手段，但对于年龄较大、需快速解除气管压迫者，手术仍然有明确的临床价值。

参考文献

Ha CS，Shadle KM，Medeiros LJ，et al. Localized non-Hodgkinlymphoma involving the thyroid gland［J］. Cancer，2001，15（4）：629-635.

病例2　黏膜相关淋巴组织结外边缘区淋巴瘤2

一、简要病史

患者男，43岁。主诉：发现右颈前肿物4个月余。

二、影像学检查

甲状腺彩超

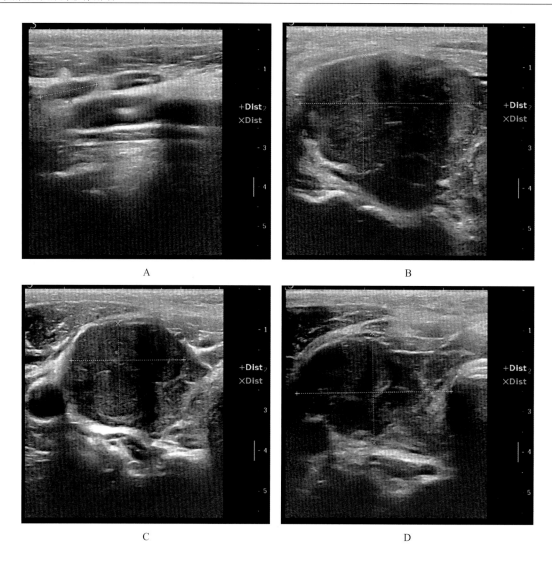

图2-97　病例2　甲状腺彩超

1.超声描述　双侧甲状腺实质回声不均匀，呈"网格状"改变。右侧甲状腺上部可探及一低回声，大小约5.8cm×2.3cm×2.9cm，边界清，内部回声不均匀，CDFI示内部未探及血流信号。左侧甲状腺未探及明显异常局灶性回声。双侧颈部可探及多处低回声，界清，左侧最大约1.6cm×0.4cm，右侧最大约1.5cm×0.5cm。

2.超声诊断　右侧甲状腺上部实性病变（TI-RADS3类）；双侧甲状腺肿大，实质回声不均匀，呈"网格状"改变，桥本甲状腺炎待排；双侧颈部实性病变，淋巴结待排。

3.超声解析　该患者甲状腺超声在桥本甲状腺炎的背景上，右叶上部局部可见一低回声结节，边界不清晰，其回声较桥本背景更低、更实。故我们要警惕桥本背景上的甲状腺淋巴瘤的可能性。病史上甲状腺淋巴瘤多生长迅速，短期内甲状腺不对称性明显增大，局部甲状腺被膜不规整，凹凸不平，病灶处甲状腺回声极低，虽然桥本甲状腺炎回声也是减低，但是甲状腺淋巴瘤的回声更低，由于甲状腺滤泡破坏，淋巴瘤病灶处局部不出现火海征。部分甲状腺淋巴瘤可并发颈部淋巴结的明显肿大。细胞学检查对于甲状腺淋巴瘤很难诊断，诊断困难时可行组织学穿刺活检。

三、初步诊断

①右侧甲状腺肿物性质待查；②双侧桥本甲状腺炎待排。

四、手术情况

1.手术名称　甲状腺右叶切除＋甲状腺左叶次全切除术。

2.术中探查　右侧甲状腺肿物，约5cm×4cm，左侧未及明显肿物，气管旁未见明显肿大淋巴结。超声剪沿着气管前间隙分离切断甲状腺峡部，先钝性剥离右甲状腺表面的假包膜，钝性剥离右甲状腺的外侧，显露甲状腺中静脉，将其结扎、切断，分离甲状腺下极，将甲状腺下动、静脉切断结扎，分离甲状腺上极，结扎切断甲状腺上动、静脉，分离右甲状腺后外侧，切除右甲状腺组织，连同肿物一并切除，注意保护喉返神经及甲状旁腺；沿着气

管前间隙分离切断甲状腺峡部，切除肿物送术中冷冻病理回报：右甲状腺肿瘤由浆样细胞组成，细胞弥漫分布，考虑恶性肿瘤，不除外浆细胞肿瘤，具体诊断待石蜡。遂决定同法行左甲状腺次全切除术，移除左侧标本，创面结扎止血。关闭切口。术毕。

五、术后病理

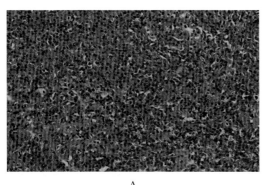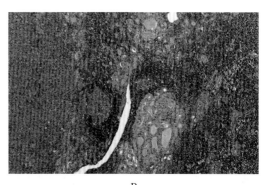

图2-98　病例2　术后病理

1. 术后石蜡病理　（右甲状腺肿物）肿瘤由浆细胞样细胞组成，细胞弥漫或结节状分布，可见核分裂，需鉴别黏膜相关淋巴组织结外边缘区淋巴瘤伴显著浆细胞分化或者浆细胞瘤，更倾向于前者（请结合临床或外院会诊）；桥本甲状腺炎。（甲状腺峡部）：桥本甲状腺炎，周围见淋巴结2枚呈反应性增生。免疫组化：PAX-5（＋），CD20（＋），Bcl-2（＋），CD38（＋），CD138（－），κ（－），λ（＋），CD56（－），CD19（＋），CKpan（－），CD3（－），CD5（－），CD23（－），Bcl-6（－），CD10（－），Cyclin D1（－），Ki-67（约15%＋）。

2. 病理解析　本例拟诊MALT淋巴瘤，病理特点分析及鉴别诊断同本节病例1。

六、最后诊断

①右侧甲状腺肿物，浆细胞瘤待排，黏膜相关淋巴组织结外边缘区淋巴瘤待排；②桥本甲状腺炎。

七、病例小结

PTL是原发于甲状腺的罕见疾病，占所有淋巴

结外非霍奇金淋巴瘤中的比例不到3%，中老年女性多见。临床表现主要为颈部增粗、触及包块，部分病例肿物短期内迅速增大。PTL的发病机制目前尚不清楚，现在公认的危险因素包括桥本甲状腺炎（HT）、放射性损伤和EB病毒感染，其中HT发展为PTL的风险高于正常人群40～80倍。本例需同浆细胞瘤相鉴别，甲状腺浆细胞瘤属于髓外浆细胞瘤（extramedullary plasmacytoma，EMP），指原发于骨髓造血组织以外的浆细胞瘤，是恶性单克隆浆细胞病变中较为罕见的一种。目前EMP的诊断尚无统一标准，但国内外学者沿用以下标准：病理证实为髓外部位的浆细胞肿瘤，伴或不伴区域淋巴结受累；骨髓检查浆细胞数5%；骨髓系统的临床及影像学检查正常；免疫组化的单克隆IgA、IgG、IgM高表达或者重链及轻链。EMP的治疗主要是放射治疗、手术和化疗。对于原发于腮腺、甲状腺及颈部淋巴结等部位的EMP，当病灶比较局限、有足够的切除范围时，可首选手术治疗，已发生淋巴结转移的病例，可行局部淋巴结切除或者颈淋巴结清扫术，术后加辅助放疗。一般预后较好。

病例3　弥漫大B细胞淋巴瘤1

一、简要病史

患者女，71岁。主诉：发现颈部肿物5个月余，确诊为弥漫大B细胞淋巴瘤1天。

二、影像学检查

甲状腺超声

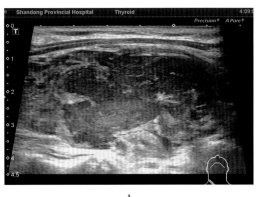

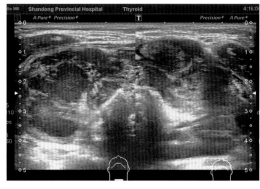

A

B

C

图2-99　病例3　甲状腺超声

1.超声描述　甲状腺体积增大，轮廓不清，双侧叶实质内探及多处低回声，右叶大者位于中部，大小约4.3cm×2.8cm×2.6cm，左叶较大一处位于中上，大小约5.1cm×3.6cm×2.3cm

2.超声诊断　甲状腺双侧叶内多发低回声，建议穿刺活检除外淋巴瘤；桥本甲状腺炎。

3.超声解析　甲状腺体积巨大，内见多发实性低回声肿物，各瘤体内部结构均匀，回声极低，似呈囊性，部分肿物内部有少量"网格样"高回声；肿物后方回声增强。患者为老年女性，有桥本甲状腺炎病史，肿物特征典型，后方伴回声增强，且

确诊为弥漫性大B细胞淋巴瘤1天。综上所述，考虑甲状腺内肿物为甲状腺淋巴瘤（结节型）可能性大。

三、初步诊断

①甲状腺结节，淋巴瘤待排；②桥本甲状腺炎；③声带水肿。

四、治疗情况

入院后，行骨髓穿刺，病理结果回报后，转血液科行相关治疗。

五、病理

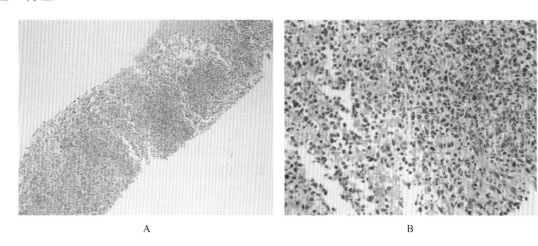

A

B

图2-100　病例3 穿刺病理

A.HE染色，40×；B.HE染色，400×

HE染色低倍镜下见穿刺组织条，弥漫实性浸润性的大细胞为主，伴灶性坏死，未见明显甲状腺滤泡。高倍镜下，细胞核呈圆形或椭圆形，泡状核，染色质较粗，可见核仁，核分裂象多见（A、B）

1.穿刺病理　甲状腺右叶非霍奇金淋巴瘤，符合弥漫性大B细胞淋巴瘤，生发中心起源（GCB型）。免疫组化：Vim（+），CD20（+），Pax-5（+），Bcl-6（+），CD10（+），MUM-1（-），c-myc（30%+），P53（-），Bcl-2（少许+），CD5（-），CD43（-），CK（-），CD3（-），CD21（-），Ki-67（70%+）。

2.病理解析　弥漫大B细胞淋巴瘤（DLBCL）是一种异质性淋巴瘤，在临床表现、形态学特点、免疫表型和遗传学特征等方面有着明显差异，并且基于这些差异导致不同的治疗效果。DLBCL分为GCB型和non-GCB型，前者有较好的治疗反应，并且预后较好。因此准确病理分型对患者规范化治疗和评估预后具有重要意义。并且大多数甲状腺原发性淋巴瘤与桥本甲状腺炎或淋巴细胞性甲状腺炎相关，手术标本中55/69（80%）存在淋巴细胞性甲状腺炎背景，淋巴细胞性甲状腺炎背景不仅可以在DLBCL和MALTL中观察到，同时在滤泡性淋巴瘤及间变大细胞淋巴瘤也存在。提示甲状腺炎是淋巴瘤的高危因素。这也给甲状腺淋巴瘤穿刺病理带来了困难。穿刺组织有效肿瘤成分较少甚至仅仅甲状腺炎的组织时，容易漏诊和误诊。当甲状腺病变较大，并且快速进展时，广泛甲状腺炎时，需警惕淋巴瘤的可能。本例形态结合免疫组化结果，诊断明确。

主要与MALT淋巴瘤伴有大细胞转化进行鉴别。MALT淋巴瘤主要由小B细胞组成，与正常淋巴细胞相比具有单核样细胞丰富的胞质，核圆或卵圆。淋巴组织明显增多，对甲状腺滤泡结构破坏可不明显，但一般能找到肿瘤细胞侵犯甲状腺滤泡形成的淋巴上皮病变。当出现数量不等转化的中心母细胞或免疫母细胞样的大细胞时，但当转化的细胞形成实性或片状区域时，可诊断为复合性淋巴瘤或弥漫性大B细胞淋巴瘤伴有MALT淋巴瘤。另外值得注意的是诊断甲状腺原发DLBCL要首先除外全身性或其他部位DLBCL累及。

六、最后诊断

①甲状腺弥漫大B细胞淋巴瘤；②桥本甲状腺炎；③声带水肿。

七、病例小结

PTL是甲状腺中很少见的一种肿瘤类型，它是指原发于甲状腺内淋巴细胞的一种恶性肿瘤，可伴有邻近肿瘤的淋巴结转移，但是它不包含从其他部位转移或是扩散到甲状腺内的淋巴瘤，这种结外淋巴瘤很少见，约只占所有结外淋巴瘤的2%和所有甲状腺肿瘤0.6%～5%。病理上以DLBCL为主，占PTL的66%左右。主要表现为迅速增大的颈部包块，压迫并侵犯颈部周围结构，致患者出现声嘶及呼吸困难等症状。它的临床及影像学表现均缺乏特异性，最终确诊需依靠病理。可通过手术，也可通过超声引导下细针抽吸活检取材。早期惰性非霍奇金淋巴瘤（non-Hodgkin lymphoma，NHL）患者可选择局部放疗或联合化疗，晚期惰性及侵袭性NHL的主要治疗仍为化疗，常用的化疗方案为cHOP方案，治疗有效率高，5年总生存率75%～100%，属于预后较好的一种淋巴瘤类型。

病例4　弥漫大B细胞淋巴瘤2

一、简要病史

患者男，73岁。主诉：诊为弥漫大B细胞淋巴瘤5个月，甲状腺结节5天。

患者甲状腺双侧叶结节，同时伴有左侧颈部淋巴结肿大。B超引导下左侧颈部淋巴结穿刺，病理诊断为（左颈部淋巴结）弥漫大B细胞淋巴瘤，non-GCB型。血液科了给予6次化疗后，复查PET-CT，甲状腺左叶及峡部高代谢，考虑肿瘤。遂转入甲状腺外科进一步治疗。

既往史：无特殊病史。

二、影像学检查

甲状腺超声

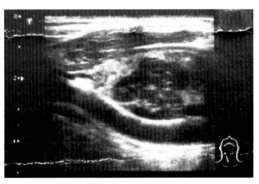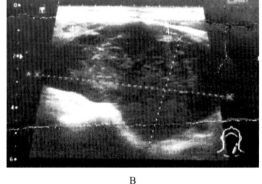

A　　　B

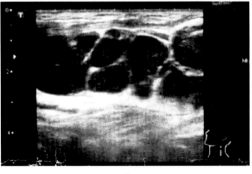

C

图2-101　病例4　甲状腺超声

1.超声描述　甲状腺大小形态不规则，右叶大小约4.2cm×1.8cm×1.8cm，左叶大小约4.9cm×1.4cm×1.7cm，峡部厚约1.1cm。峡部下方及左叶下极区域探及一低回声包块，大小约3.4cm×2.8cm×1.3cm，边界清，见少量纤细条索。右叶实质内探及数个结节，大者位于中下，大小约0.7cm×0.6cm，边界清，内呈"网格状"，其余实质减低，不均匀，可见片状低回声区，以右叶中上区域为主。左叶低回声，结构不清。CDFI：右叶实质血流信号增多。

气管前探及一淋巴结回声：约0.9cm×0.7cm，回声均匀。双侧颈部探及多个淋巴结回声，均呈扁平状，大者位于Ⅱ区右侧1.4cm×0.6cm，左侧1.2cm×0.5cm。

2.超声诊断　甲状腺双侧叶包块，左侧颈部淋巴结肿大治疗后所见；结节性甲状腺肿；桥本甲状腺炎。

3.超声解析 甲状腺淋巴瘤多发生于有桥本甲状腺炎史的患者，本例病理即为甲状腺最常见的病理类型——弥漫大B细胞淋巴瘤。超声表现分为3种基本类型：结节型、弥漫型和混合型。本例左侧叶为弥漫型，右侧叶表现为结节型，符合淋巴瘤的超声特点，结节边界清晰，内回声不均匀，可见条索样强回声，左侧颈部淋巴结符合转移性淋巴瘤特点，包括形态饱满，皮髓质分界不清，内回声低弱。此患者先行淋巴结穿刺活检，证实为弥漫性大B细胞淋巴瘤，行6个化疗周期后手术切除，病灶大小明显小于第一次超声检查。

三、初步诊断

①双侧叶甲状腺结节，恶性肿瘤待排；②弥漫大B细胞性淋巴瘤。

四、手术情况

1.手术名称 甲状腺全切＋中央区淋巴结清扫术。

2.术中情况 双侧甲状腺体积增大，左侧叶可探及一结节，约3.0cm×3.0cm，质地硬，边界不清，形态不规则。和气管联系紧密，肿瘤组织向后生长，部分浸润左侧喉返神经。完整切除双侧甲状腺腺叶及峡部。送检快速病理，术中冷冻快速病理报告：（双侧叶）甲状腺恶性肿瘤，可能为NHL；桥本甲状腺炎，灶性滤泡上皮不典型增生。探查双侧颈部血管鞘周围均无明显肿大淋巴结，未触及明显肿大淋巴结。给予清扫中央区淋巴结。术毕。

五、术后病理

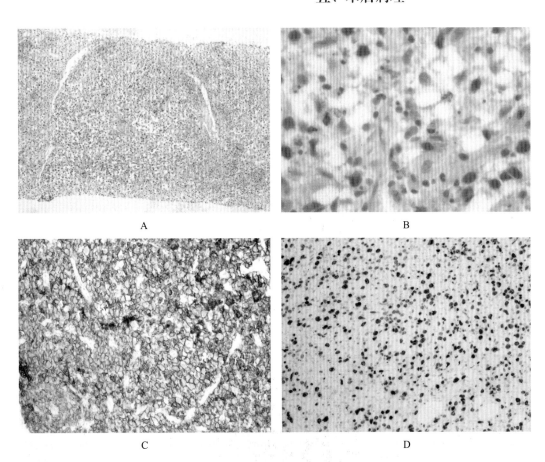

图2-102　病例4　术后病理

1.术后石蜡病理 （甲状腺左叶及峡部、右叶）为甲状腺弥漫性大B细胞淋巴瘤（non-GCB型），"左叶及峡部"切面积2.5cm×1.5cm，"右叶"切面积1.2cm×1cm桥本甲状腺炎，灶性滤泡上皮不典型增生。

免疫组化：Vim（＋），CD20（＋），PAX-5（＋），MUM-1（部分弱＋），CD1（＋），Bcl-6（－），CD3（－），CD45RO（－），CK（－），Ki-67（60%＋）；

不典型增生：TPO（＋），CK19（－），Galetin-3（－），LCA（＋）。

2. 病理解析 本例甲状腺DLBCL组织学形态与之前讨论病例相似（参考本节病例3病理解析），手术切除病理，可见桥本甲状腺炎的背景。桥本甲状腺炎是一种自身免疫性疾病，进展为甲状腺淋巴瘤发病机制，目前还不清楚，自身免疫反应中发生对淋巴细胞的慢性抗原性刺激可能导致B淋巴细胞的克隆性增生，形成淋巴滤泡或生发中心，向周围组织浸润，造成典型的淋巴上皮病变，继而发生恶变，有待于进一步分子病理研究支持。另外，本例同时伴有颈部淋巴结DLBCL，甲状腺单发的DLBCL及甲状腺继发性的DLBCL对于临床化疗疗效以及预后是否有影响，由于甲状腺淋巴瘤比较少见，相关的研究比较少，有待于进一步探讨。

六、最后诊断

弥漫大B细胞淋巴瘤。

七、病例小结

DLBCL是原发性甲状腺恶性淋巴瘤（primary thyroid malignant lymphoma，PTML）主要病理类型之一。PTML常发生于中老年人，常见短期内甲状腺体积的迅速增大，内有结节或团块，伴或不伴声嘶及呼吸、吞咽困难等，病程多为1～2年，且极易误诊。相对于其他类型的PTML，DLBCL通常具有更强的侵袭性，且该型患者常具有较高的临床分期。PTML超声具有表现复杂多样，病灶后方回声增强，大部分有甲状腺腺体增大，单发或多发低回声结节，边界不规则等特点。目前PTML尚无统一的治疗标准。文献报道行甲状腺全切除或次全切术，甚至扩大根治性手术切除，并不能提高患者的生存率，且盲目扩大手术范围可带来其他损伤。近年来，随着对恶性淋巴瘤研究的深入，已证实其具有高度放射敏感性和化疗敏感性。手术切除在PTML治疗中的应用逐渐下降，甚至已降为仅作为活检的手段。近年，多个前瞻性研究指出，联合治疗可能是原发性甲状腺恶性淋巴瘤最适宜的方案。PTML治疗后总的生存率为50%～70%，治疗后复发大多数在4年内，死因多为恶性淋巴瘤进展性急变以及腹腔实质脏器转移。

病例5 弥漫大B细胞淋巴瘤3

一、简要病史

患者男，46岁。主诉：发现双侧颈前肿物2个月余。

二、影像学检查

颈部超声

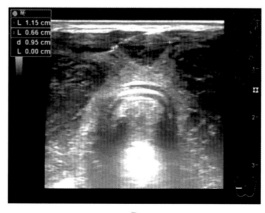

A   B

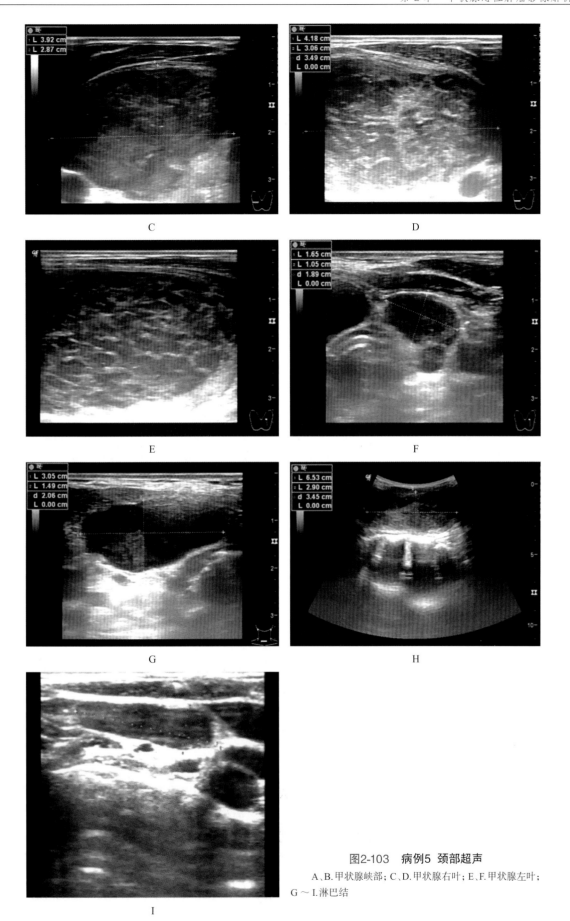

图2-103　病例5 颈部超声

A、B.甲状腺峡部；C、D.甲状腺右叶；E、F.甲状腺左叶；
G～I.淋巴结

1.超声描述 甲状腺左叶大小7.8cm×4.2cm×3.1cm，甲状腺右叶大小7.0cm×3.9cm×2.9cm，峡部厚0.8cm。甲状腺实质回声不均匀。双侧甲状腺及峡部各可探及一低回声，界不清，内部回声不均匀，可探及点状强回声，峡部大小约1.2cm×0.7cm，左侧大小约6.5cm×4.5cm×2.9cm，右侧大小约5.8cm×3.6cm×2.7cm，CDFI：内部可探及血流信号，血流频谱：PSV 12cm/s，EDV 3cm/s，RI 0.79。颈部Ⅳ区、Ⅵ区探及多个低回声，最大位于Ⅵ区，大小约3.1cm×1.5cm，界清，内回声不均匀。CDFI：甲状腺血流分布未见异常。

2.超声诊断 ①双侧甲状腺，峡部实性病变，TI-RADS4b类；②颈部Ⅳ区、Ⅵ区多发实性病变，肿大淋巴结待排。

3.超声解析 PTL是指原发于甲状腺内淋巴组织的恶性肿瘤，发病率占甲状腺恶性肿瘤的0.5%～5%。PTL主要见于50岁以上的老年女性。其发病因素与桥本病有关，桥本病患者罹患甲状腺淋巴瘤的概率高于一般人群。甲状腺淋巴瘤的超声表现缺乏特异性。可表现为甲状腺一侧叶或双侧叶的弥漫性增大，以单侧叶增大常见，为低回声，边界清晰，低回声背景下有条索样强回声。有时候也表现为低回声病灶。本病例患者为老年男性，临床表现为迅速增大的颈部肿物，有桥本甲状腺炎病史。超声表现为双侧甲状腺体积弥漫性增大，双侧叶实质内可见边界不清的多发低回声为特征的超声声像图。对中老年桥本甲状腺炎患者出现迅速增大的甲状腺肿物时需高度警惕PTL的可能，尽量在超声引导下进行粗针穿刺协助诊断。

三、初步诊断

双侧甲状腺结节，甲状腺癌待排。

四、手术情况

1.手术名称 甲状腺全切＋Ⅵ区淋巴结清扫术＋双侧Ⅲ、Ⅳ、Ⅴ区淋巴结清扫术。

2.术中情况 双侧甲状腺肿大，可触及多发肿物，左右甲状腺大者分别约6cm×5cm、6cm×4cm，质硬，边界欠清，包膜欠完整，与气管粘连、稍浸润，与周围其他组织无粘连，左颈部Ⅳ、Ⅴ、Ⅵ区淋巴结肿大，右颈部Ⅳ、Ⅴ、Ⅵ区右颈内静脉旁可触及一明显肿大淋巴结，大小约2cm×1.5cm，质硬。切除左、右侧甲状腺肿物及峡部甲状腺肿物，

送术中冷冻病理，左侧甲状腺：①小蓝圆细胞肿瘤，淋巴瘤不能除外，待石蜡切片及免疫组化进一步诊断；②慢性淋巴细胞性甲状腺炎。右侧甲状腺：小蓝圆细胞肿瘤，淋巴瘤不能除外，待石蜡切片及免疫组化进一步诊断。遂决定行以上术式。切除双侧甲状腺残叶，清扫中央区淋巴结。延长切口，清扫左颈Ⅴ区淋巴脂肪组织，游离胸锁乳突肌，分离颈内静脉上下端，清扫左颈Ⅲ、Ⅳ区淋巴脂肪组织。同法清扫右侧Ⅲ、Ⅳ、Ⅴ区淋巴结。术毕。

五、术后病理

图2-104　病例5　术后病理

1.术后石蜡病理 左侧甲状腺、右侧甲状腺和峡部为非霍奇金B细胞淋巴瘤。结合免疫组化染色结果，倾向弥漫大B细胞淋巴瘤（GCB type），必要时行c-Myc、Bcl-2及Bcl-6的FISH检测除外高级别B细胞淋巴瘤。右颈前淋巴结（1/1）、右颈内静脉旁淋巴结（2/2）见淋巴瘤累及。左颈前淋巴结（4枚）、第Ⅴ组淋巴结（1枚）呈反应性增生。

免疫组化结果示CD20（＋），pax-5（＋），CD21（＋），CD23（－），Bcl-2（－），CD10（＋），Bcl-6（70%＋），c-myc（50%＋），MUM-1（－），CyclinD1（－），CD5（－），CD3（－），CK（上皮＋），Ki-67（约80%＋）。

原位杂交：EBER（－）。

2.病理解析 本病例形态结合免疫组化结果，倾向DLBCL，但不能完全除外高级别B细胞淋巴瘤（high grade B-cell lymphoma，HGBL）。弥漫大B细胞淋巴瘤的形态特点及免疫表型前两列所示，不再赘述。HGBL是2017年WHO淋巴和造血系统

肿瘤分类（修订版）提出的一种新的独立类型，伴有 *MYC* 和 *Bcl2* 或 *Bcl6* 基因重排，又称伴"双重打击"或"三重打击"。高级别B细胞淋巴瘤是介于DLBCL和伯基特淋巴瘤（BCL）之间的肿瘤，形态上HGBL与二者均有交叉可见星空现象和细胞凋亡，不易鉴别。FISH检测是鉴别诊断最有效的方法。伴"有双/三打击"的HGBL预后较差。本病例诊断首先考虑DLBCL，但还需基因检测明确诊断。

六、最后诊断

甲状腺弥漫大，B细胞淋巴瘤伴右颈侧区淋巴结转移。

七、病例小结

DLBCL是常见的NHL之一，具有高度侵袭性及异质性，最常发生在老年妇女，与慢性自身免疫性甲状腺炎相关，临床表现以淋巴结肿大为主，淋巴结外器官主要为胃肠道、皮肤、骨髓、中枢神经系统等部位，甲状腺、骨骼、生殖系统、鼻腔部等也是易受侵犯的器官。淋巴结外器官受侵犯可以与淋巴结共同存在，也可以单独存在。目前术前诊断甲状腺DLBCL较困难，甲状腺肿物迅速增大应考虑淋巴瘤，CT和超声检查常无特异性发现，表现为弥漫肿大的甲状腺伴有结节，术后病理检查包括免疫组化是诊断PTL的金标准。对于DLBCL的治疗，目前尚无统一方案，有研究认为，多种治疗方法相结合，如化疗和局部放疗相结合，效果较好，联合化疗可减少远处复发率，外放射治疗可减少局部复发风险。外科手术治疗PTDLBCL存在争议，目前尚无大规模临床证据证明其能够改善患者生存率，普遍认为手术的作用主要是缓解压迫症状及明确诊断。

病例6　弥漫大B细胞淋巴瘤4

一、简要病史

患者女，55岁。主诉：以发现颈前肿物5天。

二、影像学检查

（一）甲状腺超声

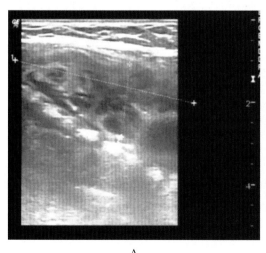

A

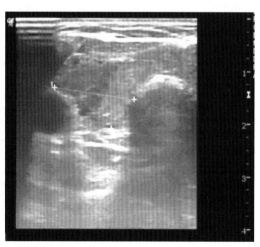

B

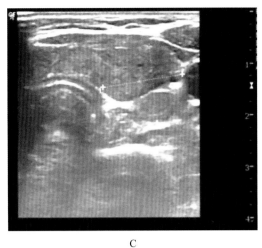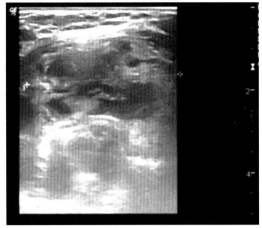

C   D

图2-105　病例6　甲状腺超声

1.超声描述　甲状腺左叶大小4.6cm×1.7cm×1.5cm，右叶大小5.3cm×1.7cm×1.4cm，峡部厚0.5cm。双侧甲状腺实质回声不均匀，未探及明显结节及团块状的异常回声。双侧颈部未探及肿大淋巴结。CDFI示甲状腺血流分布未见异常。胸部上窝可探及一低回声，大小约4.5cm×1.8cm×3.8cm，内部回声不均匀，可随吞咽上下移动，与双侧甲状腺下极关系密切，CDFI示内部可探及血流信号。

2.超声诊断　双侧甲状腺肿大，回声不均匀；胸部上窝实性病变（性质待定，建议结合CT检查，必要时穿刺）；双侧颈部未见明显肿大淋巴结。

3.超声解析　本病例患者为老年女性，以颈前肿物为主诉，超声显示双侧叶弥漫性增大，胸骨上窝可探及一实性低回声包块与甲状腺关系密切，提示占位，考虑来源于甲状腺可能性大。由于甲状腺淋巴瘤的超声表现缺乏特异性，超声检查可提示甲状腺占位，需借助辅助检查或穿刺病理协助诊断。

（二）颈部CT

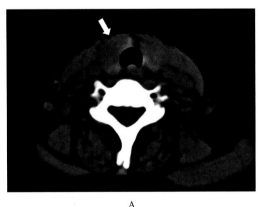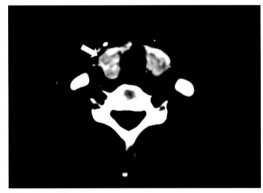

A   B

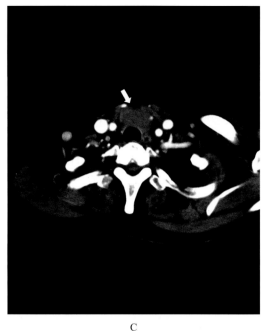
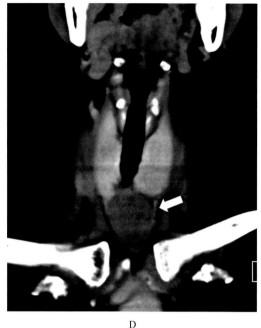

C　　　　　　　　　　　　　　　D

图2-106　病例6 颈部CT

1.CT描述　平扫示甲状腺弥漫性肿大，其内见多发片状密度减低区，边界不清，其内未见钙化。增强扫描示双侧甲状腺内见多发轻度强化结节灶，密度低于周围甲状腺组织，边界不清，甲状腺下缘至锁骨上气管前见一轻度均匀强化的肿物，大小约4.5cm×3.8cm，与甲状腺关系密切，肿物与气管前壁界线不清。双侧颈部可见多发小结节影。

2.CT诊断　颈前与甲状腺峡部关系密切肿物，考虑甲状腺癌；双侧甲状腺多个小低密度灶，考虑结节性甲状腺肿可能；双侧颈部多发小淋巴结。

3.CT解析　本例CT特点为甲状腺内弥漫性多发低密度病灶，较大者位于峡部并向下生长，强化血供较少、摄碘率低，密度较均匀，未见坏死区，左右叶内病灶增强后边界变清晰但形态多变，呈结节状、片状。以上特点不同于乳头状癌、未分化癌、结节性甲状腺肿等影像特点。甲状腺弥漫性低密度病变、血供不丰富、密度均匀无坏死，应考虑到甲状腺淋巴瘤的可能。

三、初步诊断

颈前肿物性质待查。

四、手术情况

1.手术名称　甲状腺全切＋Ⅵ区淋巴结清

扫术。

2.术中情况　双侧甲状腺质地偏硬，甲状腺峡部一肿物约2cm×3cm，质偏硬，边界尚清，气管旁未见肿大淋巴结。完整切除左右甲状腺腺叶标本一并送病理检查；术中冷冻病理检查报告：（全甲状腺）考虑恶性肿瘤，具体分型待石蜡检测。给予清扫Ⅵ区淋巴结。术毕。

五、术后病理

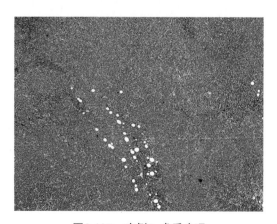

图2-107　病例6 术后病理

1.术后石蜡病理　全甲状腺考虑弥漫大B细胞淋巴瘤（倾向生发中心型），不除外高级别B细胞淋巴瘤（非特殊型），建议行相关基因检测；桥本甲状腺炎。免疫组化：瘤细胞，CD20（+），CD10（+），Bcl-6（+），MUM-1（+），Bcl-2（+），C-MYC（+，约3%），CD21（显示FDC网破坏），CD3（-），CD5（-），Ki-67（约90%，+）。

原位杂交：EBER（-）。

2.病理解析　本病例病理形态结合免疫组化结果诊断明确，与本节病例3及病例4 DLBCL无明显特殊之处。具体讨论与分析同前。

六、最后诊断

甲状腺弥漫大B细胞淋巴瘤。

七、病例小结

关于PTL的治疗原则至今仍有争议。早期许多学者主张手术切除，近年来，随着对恶性淋巴瘤研究的深入，已证实其具有高度放射敏感性和化疗敏感性。手术切除在PTML治疗中的应用逐渐下降，甚至已降为仅作为活检的手段。近年，多个前瞻性研究指出，联合治疗可能是原发性甲状腺恶性淋巴瘤的最适宜方案。PTL治疗后总的生存率为50%～70%，治疗后复发大多数在4年内，死因多为恶性淋巴瘤进展性急变及腹腔实质脏器转移。

病例7　弥漫大B细胞淋巴瘤5

一、简要病史

患者男，62岁。主诉：发现双侧颈前肿物1年。

二、影像学检查

（一）甲状腺彩超

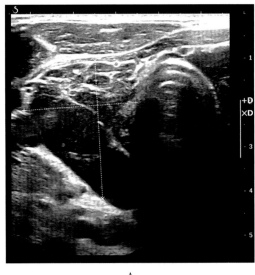
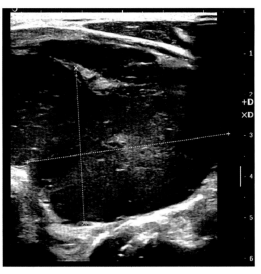

A	B

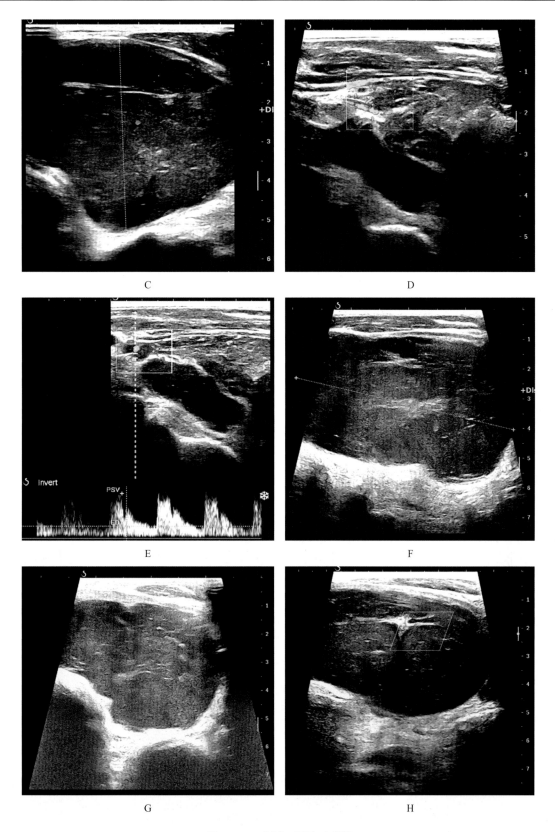

C

D

E

F

G

H

图2-108　病例7 甲状腺彩超

1.超声描述 甲状腺右叶大小5.5cm×2.6cm×3.1cm，左叶大小7.7cm×5.0cm×4.8cm，峡部厚0.3cm。双侧甲状腺实质回声不均匀，未探及明显结节及团块状的异常回声。双侧颈部未探及肿大淋巴结。CDFI：甲状腺血流分布未见异常。

2.超声诊断 双侧甲状腺肿大，实质弥漫性病变（请结合甲状腺功能检查）；左侧甲状腺上动脉未探及；双侧颈部未见明显肿大淋巴结。

3.超声解析 本病例患者为老年男性，发现颈前肿物1年，有桥本甲状腺炎病史，超声表现为甲状腺双侧叶弥漫性肿大为特征，腺体未探及确切包块回声，属于弥漫型。因甲状腺淋巴瘤超声表现缺乏特异性，本病例表现为甲状腺双侧叶的弥漫性增大，与甲状腺弥漫性肿大疾病——桥本甲状腺炎难以鉴别，故常常误诊。但对中老年桥本甲状腺炎患者出现迅速增大的甲状腺肿物时需高度警惕PTL的可能，尽量在超声引导下进行粗针穿刺协助诊断。

（二）颈部CT

1.CT描述 平扫轴位及冠状位图像示（图2-109）双侧甲状腺体积非对称性弥漫性肿大，以右侧叶为著，上缘达舌骨水平，下缘达锁骨上，甲状腺密度减低，其内密度均匀，未见钙化，周围组织受压移位，气管向右移位，左右径变短，与周围肌肉间脂肪间隙存在，周围见多个小淋巴结显示。

2.CT诊断 双侧甲状腺弥漫增大，密度减低，左侧显著，建议进一步检查。

3.CT解析 本例病例仅行CT平扫，特点为：

①甲状腺非对称性弥漫性肿大；②整个甲状腺密度减低呈等密度，密度均匀，未见钙化、囊变、坏死。甲状腺弥漫性病变主要包括结节性甲状腺肿、甲状腺癌、桥本甲状腺炎及Graves病，后两者甲状腺常对称性肿大，平扫呈等或低密度，与本例不符。前两者可表现为甲状腺非对称性增大，但常合并有囊变、坏死及钙化，密度不均，与本例亦有不符。甲状腺肿瘤中表现为本例CT特点的需考虑到淋巴瘤可能，弥漫性淋巴瘤可表现为甲状腺非对称性肿大，呈等均匀密度，强化扫描轻度强化，与本例相符。

三、初步诊断

甲状腺弥漫性肿大。

四、手术情况

1.手术名称 甲状腺全切术。

2.术中情况 双侧甲状腺呈弥漫性肿大，左侧约8cm×5cm×5cm，右侧约6cm×3cm×3cm，质韧，与周围组织分界尚清，甲状腺旁、气管附近未见肿大淋巴结，气管受压稍向左移位。用超声剪沿甲状腺包膜向上分离，紧贴甲状腺上极分别结扎切断甲状腺上血管，将甲状腺向内侧分离，结扎切断甲状腺中静脉，向下向内侧分离甲状腺，见左后侧与食管稍粘连，分离粘连，显露双侧喉返神经并予以保护，继续向下分离，结扎切断甲状腺下血管，切除双侧甲状腺叶。标本送术中冷冻病理检查，回报示：右甲状腺送检见小圆形、卵圆形细胞弥漫性生长，其间见散在甲状腺滤泡，考虑淋巴组织增殖性病变，不除外淋巴瘤，待常规及免疫组化

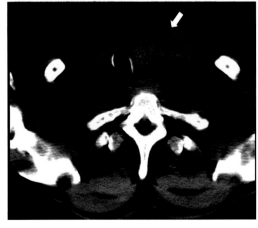

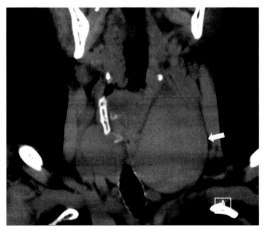

A   B

图2-109 病例7 颈部CT

染色进一步诊断；左侧甲状腺送检见小圆形、卵圆形细胞弥漫性生长，其间见散在甲状腺滤泡，不除外淋巴瘤，待常规及免疫组化染色进一步诊断。术毕。

五、术后病理

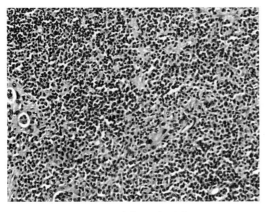

图2-110　病例7　术后病理

1.术后石蜡病理　左侧甲状腺、右侧甲状腺为弥漫大B细胞淋巴瘤（非生发中心型）。免疫组化染色结果：CD3（－），CD20（＋），CD21（残存滤泡网＋），CD30（－），CD5（－），Bcl-2（－），Cyclin D1（－），CD23（残存滤泡网＋），Bcl-6（－），CD10（－），MUM-1（＋），c-myc（5%＋），Ki-67（35%＋）。

2.病理解析　本病例病理形态结合免疫组化结果诊断明确，与前述DLBCL无明显特殊之处。具体讨论与分析同前。

六、最后诊断

双侧甲状腺弥漫性大B细胞淋巴瘤。

七、病例小结

同本节病例6。

病例8　白血病甲状腺浸润

一、简要病史

患者男，2岁。主诉：反复发热10余天，便血3天，黄疸5天。

二、初步诊断

①消化道出血；②高胆红素血症；③脓毒症。

三、诊疗经过

1.手术　腹腔镜探查，肠管广泛扩张积气，肠壁菲薄质脆，回盲部及结肠颜色青紫，似内部大量陈旧性积血，其他未有异常发现。

2.骨髓穿刺示　急性淋巴细胞白血病（中危），转入血液科化疗。

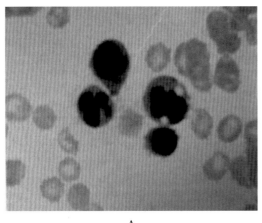

A

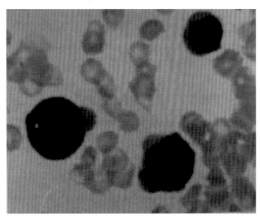

B

图2-111　病例8　骨髓穿刺

四、甲状腺彩超

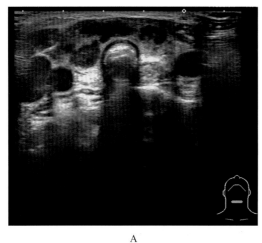

A

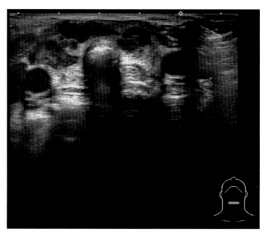

B

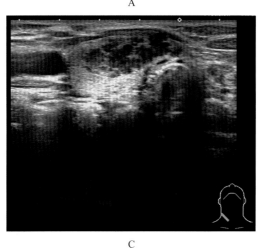

C

图2-112　病例8　甲状腺彩超

1.超声描述　甲状腺体积增大，形态饱满，实质回声不均匀，可见散在的低回声区，较大处范围：右叶1.2cm×0.6cm，左叶1.0cm×0.4cm，无明显边界，各低回声区相互连接。

2.超声诊断　甲状腺实质内多发低回声，白血病累及甲状腺不除外。

3.超声解析　白血病髓外浸润是白血病常见临床表现，多见于中枢神经系统、睾丸、纵隔、腮腺、肾、皮肤、卵巢、眼、肺及肠道等，甲状腺受累比较罕见。患者甲状腺病变范围局限，可排除弥漫性病变，结合病史，倾向于甲状腺病灶为白血病髓外浸润。

五、最后诊断

①急性淋巴细胞白血病；②甲状腺结节，白血病甲状腺浸润待排；③高胆红素血症；④脓毒症。

六、病例小结

白血病细胞髓外组织浸润是常见的伴发症，也是经常导致复发及死亡的重要因素之一，髓外浸润甲状腺受累极为罕见。白血病髓外浸润包括白血病细胞的趋化、黏附、迁移、异位器官侵袭、生存、增殖及抗凋亡等多个环节，目前已知与白血病髓外浸润有关的因素有白血病细胞趋化因子受体4个水平及基质金属蛋白酶-2的表达水平等。对于有皮疹、皮下结节及肝脾淋巴结肿大、牙龈增生、软组织包块等表现的白血病患者提示临床医师在诊疗过程中应提高警惕，患者极可能有髓外浸润的风险。一般认为，伴髓外浸润的白血病患者化疗后髓外浸润病灶多可消退，但多预后不良。积极的联合化疗、局部手术及放疗有助于改善这类患者的不良预后。有条件者最好要进行造血干细胞移植。但相较于没有发生髓外浸润的白血病患者，发生髓外浸润的白血病患者，即使进行放化疗和（或）造血干细胞移植，疗效常不如无髓外浸润者。

第八节 肉 瘤

病 例 肉 瘤

一、简要病史

患者女，63岁。主诉：反复发热2个月余。

患者2个月余前无明显诱因出现发热，波动在38℃左右，伴有咳嗽、咳痰、痰中带血丝，当地超声提示亚急性甲状腺炎可能，抗感染治疗后效果不佳。遂到上级医院甲状腺结节穿刺活检提示：涂片找到恶性可疑肿瘤细胞；肺部CT提示：双肺多发结节及斑片状灶，真菌感染？纵隔内多发小淋巴结影。抗真菌等治疗后仍有发热。肺部肿物穿刺提示恶性不能除外，遂来我院治疗。

二、影像学检查

（一）甲状腺彩超

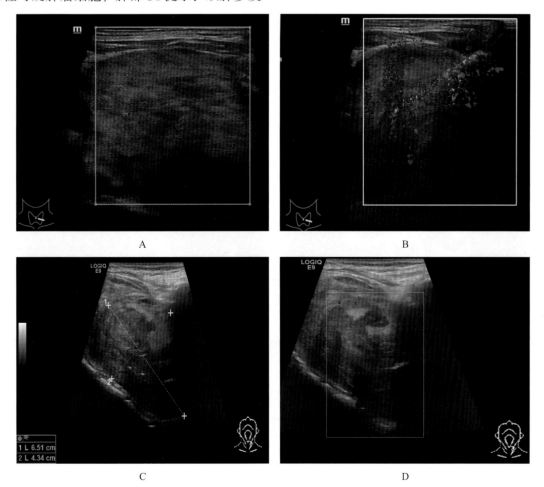

A

B

C

D

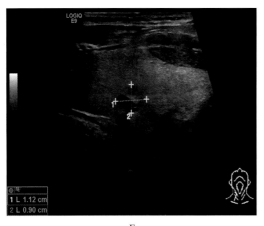

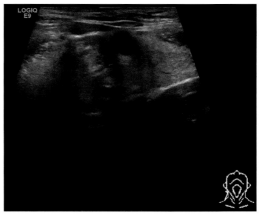

E   F

图2-113 病例 甲状腺彩超

1.超声描述 双侧甲状腺体积增大，左叶著，实质回声不均匀，左叶内探及一巨大低回声，大小约6.5cm×4.3cm，边界不清，回声较低、较实。右叶实质内见多个低回声结节，较大者约1.1cm×0.9cm，边界清，形态规则，内部回声不均匀，CDFI示较大结节内可见血流。双侧甲状腺实质血流信号增多。左侧颈部多个低回声结节，较大者约1.8cm×0.6cm，边界可辨，内回声不均匀，内可见血流信号。

2.超声诊断 甲状腺左叶巨大低回声，占位？炎性？建议穿刺活检；甲状腺右叶多发结节，TI-RADS 3类。

3.超声解析 该患者甲状腺左叶明显增大，内探及一巨大低回声，几乎占据整个左叶，无明显边界，回声较低较实，颈部淋巴结肿大不明显，有近期发热病史。需要鉴别诊断：①亚急性甲状腺炎或木样甲状腺炎；②恶性程度较高的甲状腺肿瘤（如肉瘤、甲状腺未分化癌）。亚急性甲状腺炎多伴有患侧颈部的压痛，短期治疗后好转等，该病例不符合。木样甲状腺炎和恶性程度较高的甲状腺肿瘤在超声图像上均无特异性表现，鉴别比较困难，需超声引导下穿刺活检。

（二）颈部CT

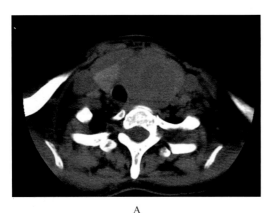

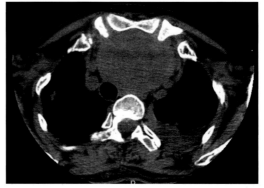

A   B

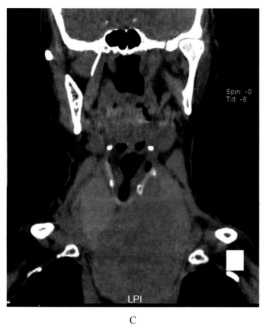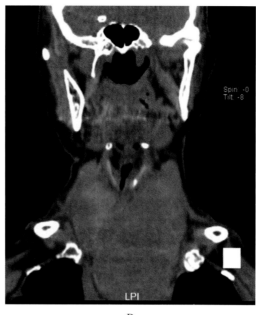

C　　　　　　　　　　　　　　　　　　　　D

图2-114　CT平扫轴位及冠状位图像

1.CT描述　CT平扫示甲状腺右侧叶及气管左侧见一巨大软组织肿物（左叶已切除？），其内密度欠均，以低密度为主，可见斑点状钙化，并向下突入前纵隔，气管、颈动静脉等明显受压移位，肿物与周围结构部分界线不清，颈部及前纵隔周围见多个小淋巴结显示。扫描野内双肺见多发软组织肿物及右侧胸腔积液。

2.CT诊断　甲状腺右叶病变，考虑恶性肿瘤，甲状腺癌可能性大。

3.CT解析　本例CT诊断困难。本例CT特点为巨大低密度软组织肿物，部分与邻近结构边界不清，周围结构不同程度受压移位，同时肺内可见软组织肿物及胸腔积液，出现以上征象常提示甲状腺恶性肿瘤并肺部转移。同时本例又具有炎性病变的部分特征：①肿物较大，以略低密度为主，密度相对均匀，缺乏坏死囊变区；②部分与气管壁、颈静脉边界不清，但以受压移位为主；③颈前及上纵隔肿物周围部分脂肪间隙模糊；④颈部肿大淋巴结不明显。木样甲状腺炎临床发病率低，影像学表现为病变腺体体积增大，轮廓模糊，表面不光滑，可突破甲状腺包膜向周围组织侵袭性生长，易误诊为恶性肿瘤。因此，当临床遇到甲状腺肿物兼有肿瘤与炎性病变特征时，因想到木样甲状腺炎的可能性，并需与甲状腺浸润性癌、淋巴类肿瘤相鉴别。

三、初步诊断

甲状腺结节，甲状腺癌待排。

四、治疗情况

急诊查肺部CT提示：两肺胸膜下散在大小不一结节，转移瘤可能性大；左肺下叶胸膜下团块影，转移瘤较炎症可能性大。左下肺感染考虑，两侧少量胸腔积液，少量心包积液。

当地肺部穿刺片我院会诊：肺穿刺肺组织局灶纤维组织增生，并肺泡上皮增生，部分肺泡腔内可见嗜伊红物。后行颈部甲状腺穿刺，结果见本例第六部分。

给予拜复乐抗感染后治疗后，CRP、白细胞、中性粒细胞逐渐升高，血红蛋白逐渐减低至45g/L，给予血培养，脑脊液培养未见细菌真菌生长，考虑恶病质。因全身情况严重，无法进行手术治疗，入院后1周患者自动出院。

出院后2周随访患者已去世。

五、术后病理

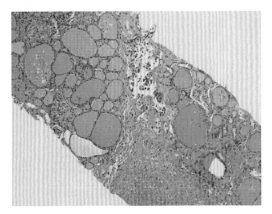

图2-115　病例　术后病理

1.甲状腺穿刺病理　左侧甲状腺结合免疫组化为血管肉瘤。免疫组化：CK（AE1/AE3）（＋），TTF-1（－），NapsinA（－），Thyroglobulin（－），Ki-67（40%＋），P53（弱＋），ERG（＋），CD31（＋），CD34（＋），FⅧ（少量＋），Vim（＋），PAX-8（－），CAM5.2（个别＋），CK19（少量＋），Galectin-3（个别＋），CK20（－），CDX2（－）。

2.病理影像解析　本例为甲状腺粗针穿刺标本。在分化较好的甲状腺组织中可见局部组织坏死，坏死灶周边可见不典型、不完整的血管腔隙样结构，内壁衬覆异型细胞。免疫组化结果显示异型细胞表达ERG、CD31、CD34、FⅧ等血管内皮细胞来源的标志物及Vimentin、CK部分阳性，Ki-67增殖指数为40%。根据上述组织学特征及免疫组织化学标记，本例应考虑为甲状腺血管肉瘤。

六、最后诊断

甲状腺血管肉瘤。

七、病例小结

甲状腺肉瘤临床比较罕见，多为散发病例报告，可以分为甲状腺浆细胞肉瘤，属于髓外骨髓瘤一种；甲状腺血管肉瘤，多见于女性，易发生骨、肺、肝转移；甲状腺原发性纤维肉瘤、骨肉瘤、骨软骨肉瘤、血管外皮肉瘤、横纹肌肉瘤等，都属于极罕见病例。本例中考虑甲状腺血管肉瘤，患者入院检查时已发生远处肺部转移，合并感染，后期有恶病质表现，预后较差。甲状腺血管肉瘤形态与其他软组织来的血管肉瘤相似，瘤细胞可吞噬红细胞。现有的报道较少，对于治疗方案仍应首选手术，辅助放疗。预后相对较差。

第九节　隐匿性甲状腺癌

病例　结节性甲状腺肿伴甲状腺癌淋巴结转移

一、简要病史

患者男，28岁。主诉：发现甲状腺结节1年余。
既往史：无特殊病史。

二、影像学检查

甲状腺超声

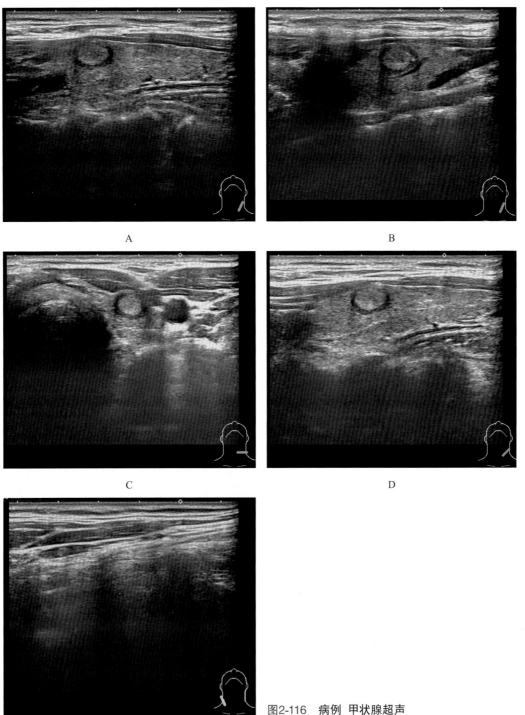

A

B

C

D

E

图2-116　病例　甲状腺超声

1.超声描述　甲状腺左叶中下实质内探及一低回声结节，大小约0.3cm×0.3cm×0.3cm，形态不规则，边缘毛糙，内回声欠均匀。左叶中上探及一略高回声结节，大小约1.0cm×0.7cm×0.8cm，边界清，形态规则。右叶中上探及一高回声结节，大小约1.0cm×0.7cm×0.8cm，边界清。

2.超声诊断　甲状腺左叶中下实性占位并颈部淋巴结肿大 TI-RADS 5类；甲状腺双叶结节 TI-

RADS 3类，桥本甲状腺炎。

3.超声解析　甲状腺左叶实性占位并颈部Ⅵ区淋巴结肿大 TI-RADS 5类。患者颈部Ⅵ区见数个淋巴结，内部见多处点状高回声，提示为甲状腺乳头状癌的淋巴结转移（图2-116E）。同时甲状腺左叶中下实质内探及一低回声结节，大小约0.3cm×0.3cm×0.3cm，形态不规则，边缘不规整。由Ⅵ区淋巴结转移反推甲状腺内病变恶性可能性大，拟诊为甲状腺左叶实性占位并颈部Ⅵ区淋巴结肿大 TI-RADS 5 类。

术后病理提示甲状腺病灶为良性，Ⅵ区淋巴结为转移性。此类病变即为罕见的甲状腺隐匿癌转移，所以当甲状腺内的原发灶良、恶性特征不典型时，要根据图像的超声特征合理分类。

三、初步诊断

甲状腺结节并颈部淋巴结肿大，恶性肿瘤待排。

四、手术情况

1. 手术名称　甲状腺全切术＋中央区淋巴结清扫术＋右侧Ⅲ、Ⅳ区淋巴结清扫术。

2. 术中情况　甲状腺左叶中下可触及一质硬结节，大小约 0.3cm×0.3cm，侵及被膜，边界不清；甲状腺右叶可触及一质韧结节，大小约 1.0cm×0.6cm，边界清。完整切除甲状腺左叶及峡部，注意保护喉返神经及甲状旁腺；探查中央区淋巴结，触及数枚肿大质硬淋巴结，予以清扫中央区淋巴结，注意保护双侧喉返神经及甲状旁腺。仔细检查切除组织，未见甲状旁腺组织。送快速病理示：甲状腺左叶及峡

部为结节性甲状腺肿，伴慢性淋巴细胞性甲状腺炎。中央区淋巴结查见转移癌（1/9 枚），伴砂砾体，形态符合甲状腺乳头状癌。完整切除甲状腺右叶，注意保护喉返神经及甲状旁腺。仔细检查切除组织，未发现甲状旁腺组织。打开右颈血管鞘，保护迷走神经，探查Ⅱ、Ⅲ、Ⅳ区淋巴结，游离并牵开右胸锁乳突肌，探查Ⅴ区淋巴结，见Ⅲ、Ⅳ区有数枚肿大质硬淋巴结，Ⅱ、Ⅴ组未触及明显肿大淋巴结，给予清扫Ⅲ、Ⅳ区淋巴结，注意保护颈总动脉、颈内静脉、迷走神经、膈神经、副神经、淋巴导管。送快速病理示：右叶为结节性甲状腺肿伴灶性淋巴细胞甲状腺炎；右侧甲状腺Ⅲ、Ⅳ区淋巴结未查见癌。向家属交代病情，表示理解，讨论后决定行甲状腺全切术＋中央区淋巴结清扫术＋右侧Ⅲ、Ⅳ区淋巴结清扫术。再次仔细检查无肿大淋巴结及剩余甲状腺腺体无结节，检查无活动性出血。创腔置引流管两根，予以固定。清点器械敷料无误，逐层缝合，术毕。

五、病理

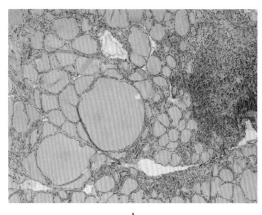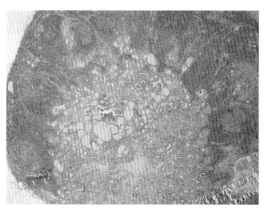

图2-117　病例 病理

1. 术后石蜡病理　甲状腺左叶及峡部结节性甲状腺肿，伴慢性淋巴细胞性甲状腺炎；"中央区"淋巴结（2/8 枚）查见转移性甲状腺乳头状癌；右叶及峡部结节性甲状腺肿伴灶性淋巴细胞性甲状腺炎；"右侧甲状腺 3 区 4 区"淋巴结（6 枚）未查见癌。免疫组化：CD56（−），TPO（＋），CK19（−），MC（−），Galectin-3（−）。

2. 病理解析　甲状腺组织间质内见淋巴细胞、浆细胞浸润，部分区域伴淋巴滤泡形成。甲状腺滤泡上皮伴不同程度嗜酸性变，炎症区域滤泡上皮细

胞呈反应性改变，如细胞核增大、染色质透明，类似乳头状癌的细胞核特征（图 2-117A）。

本例颈部淋巴结内查见转移性乳头状癌（图 2-117B）。然而虽经广泛取材，甲状腺原位未查见肿瘤，因此本例诊断为慢性淋巴细胞性甲状腺炎，伴有隐匿性甲状腺乳头状癌。

六、最后诊断

①甲状腺结节，结节性甲状腺肿，隐匿性甲状腺癌；②颈部淋巴结转移性甲状腺乳头状癌。

七、病例小结

隐匿性甲状腺癌（occult thyroid carcinoma，OTC）的定义随着诊断技术的进步而改变。1997年，Moosa 和 Mazzaferri 将 OTC 定义为"通常小于 1.0cm 的不可触及的甲状腺癌"，*Stedman's Medical Dictionary*（2006）使用了更精确的尺寸定义，其中"隐匿性甲状腺乳头状癌"被描述为甲状腺的微癌或甲状腺的微小乳头状癌，通常包裹良好并且直径小于 5 mm。目前，超声检测已经成为甲状腺疾病标准筛查方法，高分辨率的超声及超声引导细针穿刺均具有很高的诊断准确率，因此，OTC 的定义再次发生改变。2009年，Boucek 将 OTC 分为四类：第一类：因良性疾病甲状腺全切术后或尸检偶然发现于甲状腺中；第二类：通过超声检查或细针穿刺活检偶然发现的甲状腺微小乳头状癌（PTMC）；第三类：临床上发现明显的甲状腺癌转移灶，其中原发癌灶在手术前未检出，但在最终的组织学标本中发现；第四类：具有临床症状或明显转移的异位甲状腺癌患者。2014年，Liu 等研究定义第五类 OTC：根据病理和影像学评估，甲状腺被诊断为良性疾病，然而局部淋巴结（第一小类）或远处器官（第二小类）存在甲状腺癌的转移灶。2020年，Herbowski 等提出了第六类 OTC：双隐匿性甲状腺乳头状癌，即隐匿性甲状腺乳头状癌的隐匿性颈部淋巴结转移，是由于甲状腺疾病以外的其他原因偶然发现的。

目前仅检索到 8 例临床病例符合 OTC 第五类中局部淋巴结转移的情况。本病例应属此类情况：甲状腺全切后，病理诊断为良性病变，中央淋巴结清扫术（central lymph node dissection，CLND）后检测到有甲状腺癌转移的中央区淋巴结。

由于 OTC 的隐匿性，对疾病的诊断提出了巨大的挑战。因其病灶隐匿，没有特异性症状体征，且传统的辅助检查如 B 超、超声引导下穿刺活检术及 CT 等诊断意义有限。需根据其不同的病灶隐匿原因，综合分析临床表现并选择适当的检查方法，以提高确诊率，避免延误病情。目前，OTC 病灶隐匿的原因尚不明确，常见的病灶隐匿原因如下：

1.异位于淋巴结的甲状腺组织的恶变　颈部淋巴结肿大与炎症或肿瘤性疾病有关，在恶性肿瘤中，累及的淋巴结通常会肿大，可以临床检测到。颈部淋巴结中的原发性甲状腺癌非常罕见，其内查见甲状腺癌灶通常认为是甲状腺的转移性病变。有

研究显示，淋巴结原发性甲状腺癌似乎不一定与甲状腺有关，在原发的淋巴结甲状腺癌中，乳头状癌和滤泡状癌的比率约为 1:2，与甲状腺癌的比率大不相同（其中约 90% 是乳头状癌）。与在甲状腺中发生的乳头状癌相比，这种相对高的发病率表明淋巴结中甲状腺癌是非转移性起源。

早有研究显示，颈部淋巴结中存在异位甲状腺组织。RT-PCR 和免疫组织学发现颈部淋巴结中存在异位上皮组织的频率较高，研究显示，在颈部淋巴结中查见异位唾液腺组织的频率高达 12.1%。Ansari-Lari 等在接受颈淋巴结清扫术的 1337 例患者淋巴结中发现了甲状腺良性包涵体（0.8%）。甲状腺异位组织的存在和颈部淋巴结癌的发生似乎支持了异位组织恶变为甲状腺癌。因此，颈部淋巴结中的甲状腺癌病灶亦有可能来源于异位甲状腺组织的恶变。

2.病理检测手段的局限　由于存在 OTC 的可能性，应对所有完全包埋的甲状腺块进行连续切片。传统上认为，所有这些病变都是原发性甲状腺病变的转移。关键的问题是甲状腺乳头状癌的典型核变化在异常定位中是否总是清晰可见。甲状腺乳头状癌的诊断依赖于典型的核改变，在许多情况下，对核改变的评估是主观的，尤其是当核特征为"边界线"或褪色时，可导致观察者间的高度变异性。研究显示，在细胞学上，由于重叠的特征或零星的核异常存在，并不能做到准确鉴别乳头状癌与其他滤泡病变。这些差异可能非常轻微和分散，因此病理缺乏乳头状癌所特有的核特征时并不能排除诊断。

3.癌细胞的退行性改变　在某些乳头状甲状腺微癌中，肿瘤细胞成分极度减少，可能被结缔组织和透明组织所取代，从而引起退行性改变，这可能是导致 OTC 患者甲状腺病理隐匿的原因之一。据统计，在 1900—1987 年，共有 741 例自发性癌症消失的报道，其中肾癌、神经母细胞瘤、恶性黑色素瘤、绒毛膜癌、膀胱癌约占 40%，而甲状腺癌自然消失仅 6 例。曾有个案报道提示，OTC 患者全切术后病理未见原发病灶，其病理切片呈现玻璃化图像，这可能揭示了微乳头状甲状腺癌的自发消失。

病理学检查是 OTC 诊断的金标准，但由于 OTC 无法发现甲状腺原发灶，确诊较困难，分子指标可辅助病理学检查，明确 OTC 的诊断。研究发现细胞周期蛋白 D1 蛋白（Cyclin D1）可能是决定甲状腺微小乳头状癌生物学行为的重要分子标记。Cyclin D1 在 90.9% 的转移性 PTMC 中过表达，但仅

在8%的非转移性PTMC中过表达。在甲状腺癌发生的早期阶段，通过Cyclin D1上调激活信号通路（Wnt/b-catenin）可能会促进PTMC的肿瘤生长和转移潜力。Cyclin D1的表达与肿瘤的大小、侵袭性生长和转移至淋巴结显著相关，其免疫组织化学分析可能是OTC有价值的诊断工具。此外，S100A4蛋白的过表达亦与PTMC的转移有关。因此，这些分子标志物可能为改善OTC的诊断提供新的辅助。

OTC多以颈部淋巴结肿大为首发表现，以此为鉴别点，需与以下疾病鉴别。

1.良性疾病　①鳃裂囊肿：质软，多位于胸锁乳突肌深面，表面光滑，穿刺为棕色或含胆固醇结晶的液体，有波动感，无搏动；②慢性颌下淋巴结炎：无痛性或轻微疼痛肿物，可活动，既往有口腔感染或急性淋巴结炎史；③淋巴结核：抗炎治疗无效，结核菌素试验（＋），穿刺见干酪样物质，晚期淋巴结核互相粘连，不活动，形成冷脓肿；④颌下腺炎：反复肿大病史，位置固定但无进行性增大表现，有典型性随进食增大食后渐消退的阻塞症状。

2.恶性疾病　①淋巴瘤：多为结内型，可活动，质地坚实有弹性，无压痛，以后相互融合成团，失去移动性，需行淋巴结病理学检查以鉴别。②其他肿瘤颈部淋巴结转移癌：一是颈上部转移癌，原发灶多位于鼻腔、口咽、腮腺、口腔扁桃体及头皮；二是锁骨上淋巴结转移癌，原发灶多在胸腹腔，胃肠道、胰腺癌多转移至左锁骨上淋巴结（Virchow淋巴结），可依据病理进行鉴别。

目前，第五类OTC患者病例十分罕见，临床上尚未形成规范的治疗方案。Liu等报道1例第五类OTC，患者在甲状腺手术过程中，偶然发现中央区淋巴结中存在甲状腺癌转移灶而确诊，最终行甲状腺全切术+中央区淋巴结清扫术。甲状腺未见原发病灶而出现远处器官转移的患者（OTC第五类中第二小类）临床极为罕见，目前仅检索到3例病例，该类患者的治疗主要为手术切除转移瘤，同时行甲状腺全切。在本病例中，超声提示甲状腺结节、中央区及颈部Ⅲ区淋巴结肿大，术中病理提示中央区淋巴结甲状腺癌转移，最终给予甲状腺全切术+中央区淋巴结清扫术+右侧第Ⅲ、Ⅳ区淋巴结清扫术。

对于是否行甲状腺全切术+中央区淋巴结清扫术，通过分析非隐匿性甲状腺癌患者的临床研究资料，多位学者认为：预防性甲状腺全切术+中央区淋巴结清扫术能有效提高中高危复发PTC患者的无病生存率，隐匿性淋巴结转移是显著的负面预后因素；原发性PTC患者中，亦有多项研究证实，甲状腺全切术+中央区淋巴结清扫术可以降低局部淋巴结复发的风险和再次手术的并发症。Hughes等报道，双侧甲状腺全切术+中央区淋巴结清扫术将约28.6%的45岁以上的PTC患者升级为Ⅲ期疾病。我们认为对以淋巴结转移为首发症状的OTC患者，如不进行甲状腺全切术+中央区淋巴结清扫术，无法确保转移性淋巴结彻底清除，因此预防性甲状腺全切术+中央区淋巴结清扫术是有必要的，若手术病理显示中央区淋巴结中存在转移病灶，则应全甲状腺切除，避免遗漏微小癌灶。对于经细针穿刺细胞学检查诊断为侧颈区淋巴结转移的患者，需要进行侧颈淋巴清扫术。

本例颈部淋巴结存在转移灶，故术后给予^{131}I放疗，清除癌细胞残留。另外促甲状腺激素抑制治疗和体外放射治疗均可用于改善OTC的预后。术后定期复查甲状腺超声、甲状腺球蛋白、甲状腺功能，必要时复查ECT，监测是否存在肿瘤复发及远处转移。

OTC中第五类患者因甲状腺中无原发灶，而颈部淋巴结查见甲状腺癌转移灶的特点，对临床医师的诊疗提出了巨大的挑战。因该类疾病的罕见性，现对其发病特点、疾病的性质以及疾病可能的隐匿原因尚不清楚，尚需临床工作者进一步研究，以阐明该类患者的最佳诊断方法、手术设计和其他疗法的有效性。

参考文献

Herbowski L，Dobrzycki W. Incidental detection of unexpected neck lymphatic III level node metastasis from occult papillary thyroid carcinoma during cervical disc surgery: first literature report［J］. Endokrynologia Polska，2020. doi: 10.5603/ep.a2020.0031.

Kushwaha JK，Sonkar AA，Goel MM，et al. Papillary carcinoma of thyroid arising from ectopic thyroid tissue inside branchial cleft cyst: a rare case［J］. Case Rep，2012，6（1）：bcr0220125783.

Kwak JY. Indications for fine needle aspiration in thyroid nodules［J］. Endocrinol Metab，2013，28（2）：81.

Liu H，Lv L，Yang K. Occult thyroid carcinoma: a rare case report and review of literature［J］. Int J Clin Exp Pathol，

2014，7（8）：5210-5214.

Medas F，Canu G，Cappellacci F，et al. Prophylactic central lymph node dissection improves disease-free survival in patients with intermediate and high risk differentiated thyroid carcinoma：a retrospective analysis on 399 patients ［J］. Cancers，2020，12（6）：1658.

Yamashita G，Kondo T，Okimura A，et al. Occult papillary thyroid carcinoma without detection of the primary tumor on preoperative ultrasonography or postoperative pathological examination：a case report ［J］. Case Rep Oncol，2020，13（1）：105-112.

第十节　其他特殊病理类型

病例1　甲状腺腺样囊性癌

一、简要病史

患者女，49岁。主诉：发现右颈前区肿物1个月余。

二、影像学检查

（一）甲状腺彩超

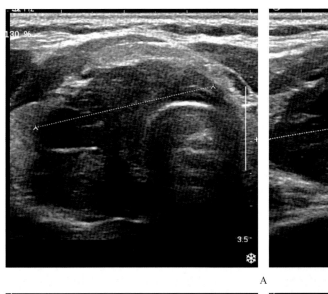
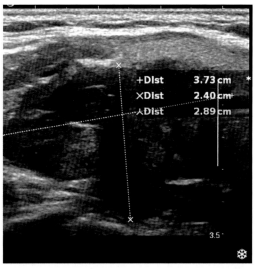

A

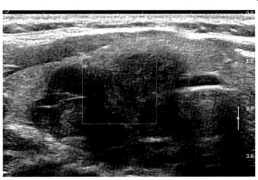

B

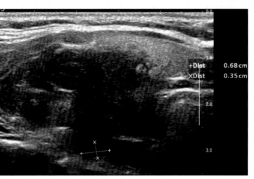

C

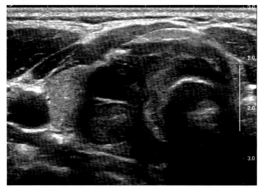

图2-118　病例1　甲状腺彩超

D

1.超声描述　双侧甲状腺实质回声均匀,左侧甲状腺中部可探及两个混合性回声,其一大小约0.6cm×0.3cm,界清;另一大小约0.6cm×0.3cm,界清,CDFI示内部未探及血流信号。右侧甲状腺未探及明显异常回声。右侧颈部Ⅵ区可探及一低回声,大小约0.7cm×0.4cm。左侧颈部未探及明显肿大淋巴结。右侧甲状腺与气管之间可探及一片状低回声,界不清,范围约3.7cm×2.4cm×2.9cm,CDFI示内部可探及少许血流信号。

2.超声诊断　右侧甲状腺与气管之间片状低回声病变性质待定;左侧甲状腺混合性病变(TI-RADS 3类);右侧颈部Ⅵ区低回声病变,肿大淋巴结?

3.超声解析　甲状腺右叶及峡部的肿物有明显的恶性结节特征:①肿物内部回声极低回声;②肿物边界不清;③内部回声较实;④明显侵犯气管,气管前间隙消失;⑤甲状腺右叶结节外突,后背膜中断。本例可诊断为:甲状腺右侧及峡部实性占位,TI-RADS 5类;左侧甲状腺结节,TI-RADS 3类。

（二）颈部CT

1.CT描述　图2-119A示甲状腺右侧叶内侧缘见片状密度灶,并向内包绕气管生长,气管略向左移位,与气管界线不清(长箭),甲状腺左侧叶见一小圆形略低密度灶(短箭)。增强扫描甲状腺右侧叶肿物明显不均匀强化,部分区域明显强化(图2-119B),部分区域可见环状强化及囊变(图2-119C)冠状位重建图像示(图2-119D)病灶与甲状腺右侧叶界线不清,可见条状低密度灶延伸入甲

状腺组织内。甲状腺左侧叶结节增强扫描边缘清晰(图2-119B短箭),强化不明显。

2.CT诊断　右侧甲状腺癌可能;左侧甲状腺内低密度灶,请结合临床;右侧颈部小淋巴结。

3.CT解析　本例甲状腺右叶病变CT定性不难,甲状腺右叶内侧缘包绕气管生长的肿物,界线不清,增强扫描不均匀强化,其内见低密度坏死区,提示恶性肿瘤可能性大,术后病理为甲状腺腺样囊性癌,与CT定性相符。回顾性分析,笔者认为本例肿瘤组织来源不易确定,此例肿瘤可能的来源:①甲状腺来源累及气管;②气管来源向外侵及甲状腺右侧叶。本例患者肿瘤生长方式与常见甲状腺恶性肿瘤不同,病变主要位于气管与甲状腺之间,范围自气管前方至气管后方包绕气管生长,气管右侧缘明显变形,后缘部分肿瘤向气管腔内轻微突出,右侧甲状腺向往移位,病灶与甲状腺界线不清。术中发现病灶与气管关系密切。甲状腺腺样囊性癌罕见,鉴于以上特点,笔者认为源于气管的外生性腺样囊性癌侵及甲状腺可能性较大。

（三）穿刺细胞学

甲状腺穿刺细胞学:右甲状腺穿刺涂片中见甲状腺滤泡上皮细胞呈散在、片状、乳头状排列,细胞排列较拥挤,可见核沟及个别核内包涵体,倾向甲状腺乳头状癌(TBS分类:Ⅴ类),建议术中冷冻病理进一步明确诊断。

三、初步诊断

甲状腺结节,恶性肿瘤待排。

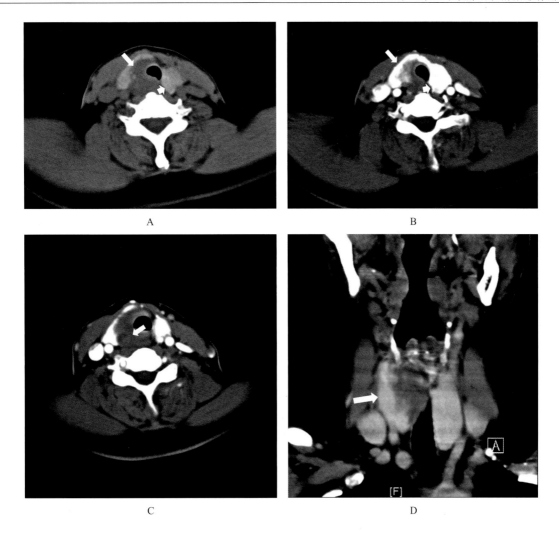

图2-119 病例1 颈部CT

四、手术情况

1.手术名称 甲状腺全切术。

2.术中情况 峡部及右侧甲状腺上极触及一肿物,质硬,大小约4.0cm×3.5cm×3.0cm,边界欠清,与气管粘连固定,左甲状腺中部背侧可触及一肿物,质韧,大小约1.0cm×1.0cm×1.0cm,边界清。双侧颈部未及明显肿大淋巴结。以超声刀剪切分离右甲状腺上极肿瘤,见肿瘤侵犯气管及喉返神经入喉部,剥离困难,将右甲状腺行大部切除,见部分肿瘤残留固定于气管,取出标本,送检肿物。按上述方法分离左侧甲状腺,见左甲状腺肿瘤与左喉返神经粘连,给予锐性分离肿瘤,将左甲状腺腺叶完整切除,并切除峡部甲状腺。术毕。

五、术后石蜡病理

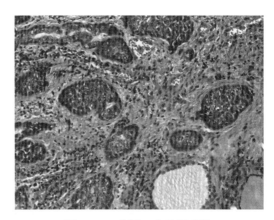

图2-120 病例1 病理(石蜡)

右甲状腺肿物:镜下见浸润性生长的实性细胞巢,间质纤维组织增生

1. 术后石蜡病理　左甲状腺肿物为结节性甲状腺肿。右甲状腺肿物组织内见由两种细胞构成的肿瘤组织，结合免疫组化，不考虑甲状腺滤泡上皮来源肿瘤，腺样囊性癌不能排除，建议进一步免疫组化诊断。免疫组化：CEA（－），CT（－），CD56（－），TG（－），CgA（－），Syn（－），TTF-1（－），Ki-67（约30%＋），Galetin-3（＋），MC（－），CK19（部分＋），CKpan（＋）。

2. 病理解析　甲状腺组织内见由两种细胞构成的肿瘤组织。免疫组化结果显示：肿瘤细胞广谱CK、CK19、Galectin-3阳性，而甲状腺特异性标记物TTF-1、TG、CT等阴性，同时CEA、CD56、Syn、CgA、MC等阴性，肿瘤细胞增殖指数约30%。结合上述免疫组化标记，首先排除甲状腺滤泡上皮来源肿瘤，组织形态考虑腺样囊性癌。腺样囊性癌多发生于涎腺组织，仅有甲状腺腺样囊性癌十分罕见，且多为继发性肿瘤，由涎腺腺样囊性癌转移或直接侵袭甲状腺而来。因此，诊断甲状腺原发性腺样囊性癌必须十分谨慎，务必首先排除其他特殊类型的甲状腺原发性肿瘤和腺样囊性癌转移后才能诊断。综上，本例可诊断为甲状腺腺样囊性癌。

六、最后诊断

①右甲状腺腺样囊性癌；②左甲状腺结节性甲状腺肿。

七、病例小结

腺样囊性癌常见于涎腺，甲状腺罕见。甲状腺原发腺样囊性癌报道极少，本病好发于成年男性，临床均表现为颈部肿物，局部侵袭性强，沿神经扩展，血行转移多见，淋巴结转移少见，死亡主要原因是局部复发和远处转移。国外文献报道的多由气管腺样囊性癌浸润到甲状腺，而非甲状腺原发，所以诊断甲状腺原发腺样囊性癌，需排除腮腺、气管等部位的腺样囊性癌直接侵犯或转移。有文献报道，在甲状腺穿刺组织中，有些甲状腺乳头状癌或者滤泡癌形态学相似于腺样囊性癌，可采用免疫组化标记加以鉴别。本病例，术前CT阅片未见明显气管受侵征象，如粘连紧密，可术前行支气管镜检查以排除气管内受肿瘤浸润情况，利于术前评估。术前FNA考虑甲状腺乳头状癌，术后病理考虑甲状腺腺样囊性癌，提示FNA对于术前诊断甲状腺腺样囊性癌仍有一定难度，结合细胞组化是否有利于诊断，值得进一步尝试探讨。有文献指出对于组织病理学，有些甲状腺乳头状癌或者滤泡癌形态学类似于腺样囊性癌，可采用免疫组化标记加以鉴别，甲状腺滤泡性乳头状癌表达TG和TTF1，不表达SMA和P63等，而腺样囊性癌正相反。甲状腺原发腺样囊性癌属于罕见病，尚无规范的治疗指南可参考，也无标准的治疗模式，文献认为该类型肿瘤对放化疗不敏感，手术仍为第一治疗选择。本病例术中探查发现右侧甲状腺上极肿物边界欠清，与气管粘连固定，考虑气管浸润受侵，是否行气管环切除，或者以锐性分离至R0切除，甚或可否考虑术中留置粒子行内放射治疗，均是本病例值得探讨之处。

病例2　乳头状癌部分经典型部分滤泡亚型部分区域伴鳞状上皮化生

一、简要病史

患者女，34岁。主诉：发现颈部肿物3年。

患者3年前发现颈部肿物，质中，无明显压痛，无发热，无咳嗽、咳痰，无多汗、怕热，未行诊治，此后肿物进行性增大。5个月前至我院行甲状腺组织细针穿刺活检提示：见少量滤泡上皮细胞，细胞核增大、淡染，可见少许核沟及核内假包涵体，符合甲状腺乳头状癌。3个月前复查彩超提示：峡部肿物，考虑甲状腺癌，建议手术切除。双叶结节性甲状腺肿，左叶伴点状高回声之结节较前稍增大，不排除恶性变。左侧颈部淋巴结肿大，回声不均匀，请结合临床。右侧颈部未见异常肿大淋巴结。现患者为求进一步诊治入住我科。起病以来，患者无发热，无咳嗽、咳痰，无心悸、气促，无恶心、呕吐，无多汗、怕热，精神、胃纳、睡眠一般，大小二便如常，近期体重无明显改变。

专科查体：颈部外形对称，未见颈静脉怒

张，未见血管搏动，气管居中。峡部可扪及2cm×1.8cm大小质中肿物，无压痛，可随吞咽上下移动，左侧甲状腺Ⅰ度肿大，扪及多个结节，最大直径约1cm，质中，无压痛，随吞咽上下移动。右侧甲状腺未及明显肿大。颈部淋巴结未扪及明显肿大淋巴结。突眼征（-），双手震颤试验（-）。

二、影像学检查

甲状腺彩超

A

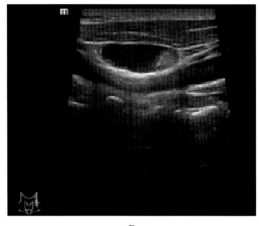

B

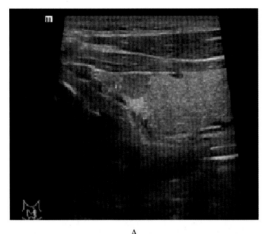

C

图2-121　病例2 甲状腺彩超
A.甲状腺左叶结节；B.左侧颈部淋巴结；C.甲状腺右叶结节

1.超声描述　左叶及峡部病变：数量多个，大小0.7～3.3cm。混合回声，部分结节伴液化，伴多发钙化，边界清，血供丰富。甲状腺右叶大小4.3cm×1.6cm×1.2cm，粗杂回声。正常血供。左侧颈部Ⅲ、Ⅳ区探及肿大淋巴结，3个，椭圆形，大小0.9～2.3cm，混合回声，未见淋巴结门，伴液化及钙化。右侧颈部未见异常肿大淋巴结。右叶病变：数量2个，大小0.3～0.4cm，位置中极、下极。低回声、伴环状钙化，血供稀少。

2.超声诊断　左叶及峡部肿物 TI-RADS 4c类；右叶肿物 TI-RADS 3类；左侧颈部淋巴结肿大，考虑转移性。

3.超声解析　甲状腺左叶结节诊断难点：无甲状腺乳头状癌常见的纵横比＞1，边缘毛糙等特点；但该结节回声较实、均质，可见点状强回声等特点，可提示其恶性的可能。当颈部淋巴结出现形态趋圆（纵横比≤2为圆形，纵横比＞2为椭圆形）和淋巴结门消失或出现以下至少一种可疑征象，定义为可疑转移性淋巴结：①囊性变，表现为肿大淋巴结内部单发或多发无回声；②钙化，表现为点状强回声，多位于淋巴结周边；③内部高回声，甲状腺乳头状癌的转移性淋巴结皮质内常出现高回声，这可能与癌细胞产生的甲状腺球蛋白在淋巴结中沉积有关；④淋巴结内探及丰富混合型血流信号。

三、初步诊断

甲状腺结节，甲状腺癌待排。

四、手术情况

1.手术名称　甲状腺双叶全切＋中央区淋巴结清扫＋左侧颈区淋巴结清扫术。

2.术中情况　甲状腺左叶探及2cm×2cm质硬肿物，边界欠清，甲状腺右叶及峡部未及异常。完整切除左叶甲状腺，切开标本见肿瘤鱼肉状，约2.5cm大小，质硬。送冷冻病理。冷冻病理回示：符合甲状腺乳头状癌。遂决定行全甲状腺切除术＋侧区颈部淋巴结切除术。完整切除右侧甲状腺，行中央区淋巴结清扫。向左侧延长切口，探查：左侧颈部肌群深层可扪及肿大淋巴结，直径0.5～1.0cm，质中。结合术前检查和术中病理，行左侧区颈淋巴结清扫术。完整清扫颈部Ⅱ、Ⅲ、Ⅳ、Ⅴ区脂肪淋巴组织，术毕。

五、术后病理

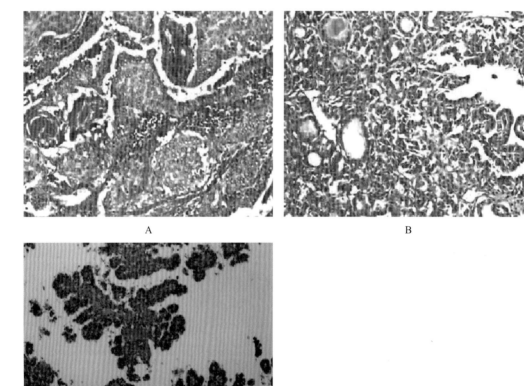

A

B

C

图2-122　病例2　术后病理

A.左叶结节病理切片HE染色（肿瘤局部伴鳞状化生）；B.左叶结节病理切片HE染色（肿瘤细胞呈乳头状及滤泡状结构）；C.颈部淋巴结病理切片HE染色图

1.术后石蜡病理　左叶甲状腺肿物为甲状腺乳头状癌，部分为经典型，部分为滤泡亚型，部分区域伴鳞状上皮化生。左侧中央区淋巴结转移癌（3/4）。左侧中央区剩余淋巴脂肪组织，未见淋巴结，未见癌。另见少许胸腺组织。左侧甲状腺2枚结节均为甲状腺乳头状癌，直径0.3cm和0.8cm。左侧甲状腺下方结节为甲状腺乳头状癌。左侧颈动脉三角区淋巴结转移癌（1/1）。左侧颈部Ⅱ、Ⅲ区淋巴结转移癌（1/12）。左颈部Ⅳ、Ⅴ区淋巴结转移癌（2/11）。

2.病理解析　镜下见肿瘤性滤泡上皮细胞呈乳头状或滤泡状结构，浸润性生长。肿瘤细胞核增大，淡染，核形不规则，可见核沟及核内假包涵体。部分区域伴有鳞状化生病灶。

六、最后诊断

甲状腺乳头状癌（部分为经典型，部分为滤泡亚型，部分区域伴鳞状上皮化生）。

七、病例小结

PTC 是最常见、恶性度最低的甲状腺癌，任何年龄均可发病。PTC 的病理类型可分经典型和 15 种亚型（微小乳头状癌，实体亚型、高细胞亚型、弥漫硬化型、柱状细胞型、乳头状癌伴鳞状细胞癌或黏液表皮癌、乳头状癌伴局灶岛状成分、混合乳头状癌伴髓样癌、乳头癌伴梭形细胞和巨细胞、滤泡亚型、嗜酸细胞亚型、筛状癌、大滤泡亚型、透明细胞亚型、乳头状癌伴筋膜炎间质）。手术切除是 PTC 首选治疗方法。根据甲状腺肿瘤病变情况选择一侧甲状腺叶加峡部切除或全甲状腺切除，根据颈淋巴结转移情况选择中央区淋巴结清扫或颈淋巴结清扫。

参 考 文 献

Leenhardt L，Erdogan MF，Hegedus L，et al. 2013 European thyroidassociation guidelines for cervical ultrasound scan and ultrasoundguided techniques in the postoperative management of patients withthyroid cancer [J]. Eur Thyroid J，2013，2（3）：147-159.

第3章

甲状腺良性疾病影像解析

病例1 甲状腺桥本病合并纤维化

一、简要病史

患者女，49岁。主诉：查体发现甲状腺结节4年余。

既往史：无特殊病史。

二、影像学检查

甲状腺彩超

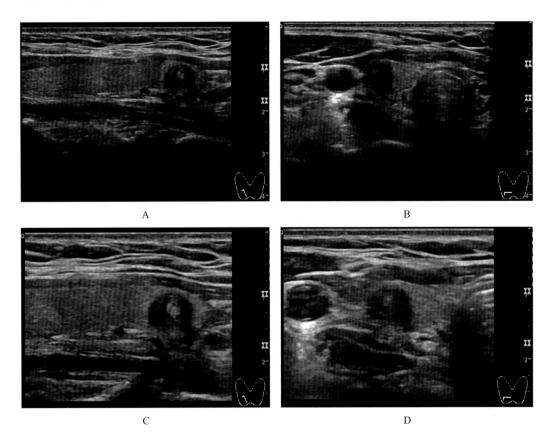

A

B

C

D

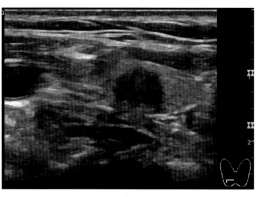

E

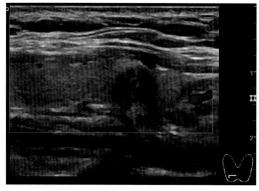

F

G

图3-1　病例1　甲状腺彩超

1.超声描述　甲状腺实质光点增粗,甲状腺右叶下极探及一实性低回声结节,大小约0.8cm×0.8cm×0.6cm,边缘毛糙,可见毛刺,内回声极低,不均匀,中央回声略强。

2.超声诊断　甲状腺右叶实性结节,TI-RADS 4类。

3.超声解析　病灶位于甲状腺右叶,体积较小,边缘毛糙,可见毛刺样结构,内回声极低,不均匀,各种特征倾向于恶性。甲状腺乳头状癌的超声表现比较典型,特别是微小乳头状癌,典型的超声征象包括:形态不规则,纵横比＞1,边缘毛刺不规整,内部为实性低回声或极低回声,伴有或不伴有钙化。但超声上有此类表现的结节不一定是乳头状癌,本例即是一典型病例:结节性甲状腺肿结节进展过程中,病理转归可发生机化、内部出现纤维化、结节体积缩小、形态萎陷皱缩,外观表现与微小乳头状癌相似,对此类结节行细针穿刺细胞学检查有助于明确诊断。

三、初步诊断

甲状腺结节,甲状腺癌待排。

四、手术情况

1.手术名称　甲状腺右叶及峡部切除术＋中央区淋巴结清扫术。

2.术中探查　甲状腺右叶可触及单发结节,实性,质硬,边界欠清,无明显包膜,约0.8cm×0.5cm大小,注意保护右侧喉返神经、甲状旁腺,完整切除甲状腺右叶及峡部。切除物送检快速冷冻病理。术中冷冻快速病理报告:(甲状腺右叶、峡部)桥本甲状腺炎,伴局灶性瘢痕形成,面积0.4cm×0.4cm,未查见明确的乳头状癌改变,待石蜡切片进一步确诊。清扫中央区淋巴结。反复探查剩余甲状腺组织未见明显结节。术毕。

五、术后病理

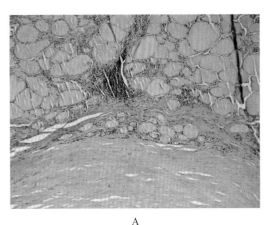 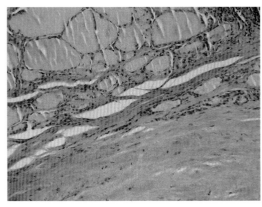

A   B

图3-2　病例1　术后病理

A.图片下方甲状腺滤泡上皮缺失，为弥漫的纤维化取代，中央可见增生浸润的淋巴组织；B.纤维化区域中甲状腺滤泡上皮呈萎缩改变，细胞扁平，呈条索状或拉长的腺泡样，细胞核小，胞质稀少

1.术后石蜡病理　甲状腺右叶及峡部为结节性甲状腺肿伴灶性淋巴细胞性甲状腺炎，局部瘢痕形成，直径0.4cm，伴局部滤泡上皮不典型增生。"左气管旁"淋巴结（2枚）及"第Ⅴ组"淋巴结（1枚）未查见肿瘤。免疫组化：TPO（＋）、CK19（＋）（局灶）、Galectin-3（－）。

2.病理解析　慢性淋巴细胞性甲状腺炎大体是正常甲状腺体积的2～4倍，切面灰黄、灰褐色，间杂灰白区。镜下弥漫的淋巴细胞和浆细胞浸润是慢性淋巴细胞性甲状腺炎的特征改变，可见生发中心形成，以B细胞为主。淋巴细胞浸润明显的区域常伴甲状腺滤泡上皮萎缩，甚至消失，间质可见不同程度的纤维化，如本例所示。而有的淋巴细胞浸润区域的滤泡上皮可以呈反应性改变，表现为核大、染色质透亮等类似甲状腺乳头状癌核的特征，以活动性炎区域最为明显。有的滤泡上皮胞质丰富，嗜伊红染，呈细颗粒样，细胞体积明显增大，被称为Hürthle细胞化生或嗜酸瘤细胞化生，核仁可以非常显著。有研究发现甲状腺乳头状癌在慢性淋巴细胞性甲状腺炎中的发病率高于其他甲状腺良性疾病及普通人群中的发病率。合并慢性淋巴细胞性甲状腺炎的甲状腺乳头状癌患者更容易发生RET/PTC突变，而发生RET/PTC的患者相对于发生BRAF突变的患者有着更好的预后。

鉴别诊断如下。①甲状腺乳头状癌：慢性淋巴细胞性甲状腺炎滤泡上皮反应性增生时细胞核类似甲状腺乳头状癌核的改变，但是结合整体病变背景有助于诊断。②结节性甲状腺肿：结节性甲状腺肿经常查见粗大的纤维条索分割，但是缺乏淋巴细胞、浆细胞的浸润及反应性上皮改变。

六、最后诊断

桥本甲状腺炎。

七、病例小结

慢性淋巴细胞性甲状腺炎，又称桥本甲状腺炎或自身免疫性甲状腺炎，是由Hakuru Hashimoto于1912年最初发现并描述的，是一种自身免疫性甲状腺疾病，可发生于任何年龄，成人较儿童多见，女性较男性多发，为儿童和青少年临床中最常见的甲状腺炎性病变。该病发病机制不明，患者体内存在多种抗体，以自身甲状腺组织为抗原而导致滤泡上皮损伤，细胞免疫及体液免疫均参与其发生及进展过程。临床表现多为甲状腺对称性、渐进性的肿大，甲状腺质地初偏硬，辅助检查方法包括超声、CT、实验室检查、穿刺细胞学或组织学检查等。桥本甲状腺炎超声征象主要为甲状腺弥漫性的对称性变大，峡部变厚，两边叶的横径以及前后径都≥1，回声出现局部性的降低或弥漫性降低，且呈不均匀分布。如果在腺体中发生单个结节或多个结节以及与其他病症相结合时，其声像特征变化多且没有典型性，容易造成误诊，因此应结合实验室检查及穿刺检查以提高诊断准确度，减少误诊。

参 考 文 献

梁军，赵丹，梁智勇，等. 甲状腺乳头状癌合并淋巴细胞性甲状腺炎临床病理生物学特征分析 [J]. 中华肿瘤防治杂志，2013（17）：1331-1335.

CHen YK，Lin CL，Cheng FTF，et al. Cancer risk in patients with Hashimoto's thyroiditis：anationwide cohort study [J]. British Journal Of Cancer，2013（9）：2496-2502.

病例2　结节性甲状腺肿伴腺瘤样增生

一、简要病史

患者女，56岁。主诉：发现甲状腺结节10年。
既往史：无特殊病史。

二、影像学检查

甲状腺彩超

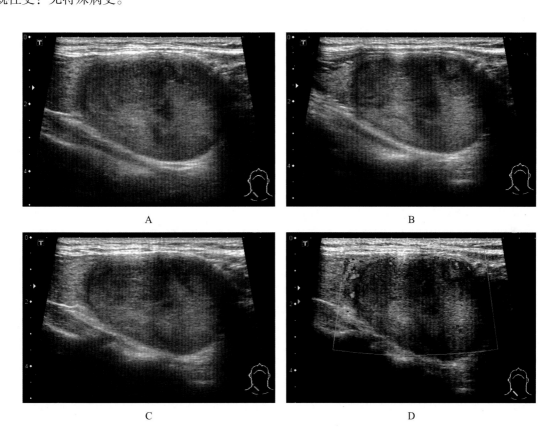

A

B

C

D

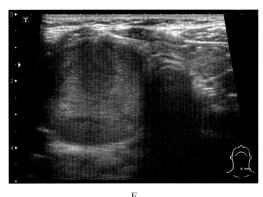
E

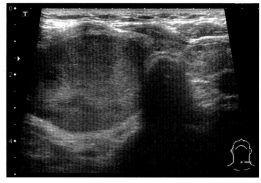
F

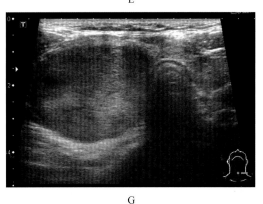
G

图3-3　病例2　甲状腺彩超

1.超声描述　甲状腺右叶包块，大小约4.3cm×3.5cm×3.2cm，超声提示：滤泡状肿瘤样病变待排，桥本甲状腺炎，甲状腺右叶钙化灶。

2.超声诊断　甲状腺占位。

3.超声解析　甲状腺实质内见实性结节，周边有低回声晕环绕，称为滤泡状肿瘤样结节，包括滤泡性腺瘤、滤泡性腺癌、结节性甲状腺肿伴腺瘤样增生、桥本甲状腺炎结节、髓样癌、滤泡性乳头状癌等，都可以表现出类似超声声像图特征。根据上海瑞金医院的分析结果，滤泡状肿瘤样结节75%为良性，25%为交界性或恶性。

张华斌在"华斌的超声世界"中指出，此类结节在声像图上出现以下征象时需要更加积极的处理：①钙化，无论粗大钙化还是微小钙化；②结节单发；③声晕不规整。而结节有以下特征时更具有良性倾向：①多发，双侧甲状腺内有多个类似结节；②蜂窝样变，结节内出现较大范围的蜂窝样回声；③均匀完整的声晕。

该病例为甲状腺右叶结节，双侧甲状腺内无多个类似结节，无蜂窝状改变，不是均匀完整的声晕，单从声像图上不能完全肯定为良性结节，因此建议积极处理。

三、初步诊断

甲状腺结节，滤泡状肿瘤待排。

四、手术情况

1.手术名称　甲状腺右叶及峡部切除术。

2.术中探查　甲状腺右叶可触及一包块，约4.5cm×3.5cm，囊实性，质韧，边界清，包膜完整，左叶未触及明显结节。沿预定切线钳夹血管钳，切除右叶探及结节。送检快速冷冻病理回示：右叶结节性甲状腺肿伴腺瘤样增生，部分组织伴变性坏死，待石蜡除外滤泡性肿瘤。讨论后决定行甲状腺右叶及峡部切除术。手术顺利。

五、术后病理

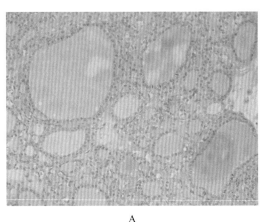 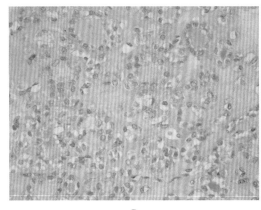

A　　　　　　　　　　　　　　　　　　　　B

图3-4　病例2　术后病理

A.显示富含胶质的大滤泡及腔内胶质稀少的小滤泡结构交错生长（100×）；B.滤泡上皮大小相对一致，细胞质丰富嗜酸，部分细胞胞质空亮，缺乏乳头状癌核的特征（400×）

1.术后石蜡病理　右叶及峡部为结节性甲状腺肿伴腺瘤样增生（体积5cm×3cm×3cm）。免疫组化：CK19（部分＋）、Galectin-3（－）、CD56（＋）、TPO（＋）、CyclinD1（＋）、Ki-67（1%＋）。

2.病理解析　结节性甲状腺肿是临床最常见的甲状腺肿大性病变，又被称为多结节性甲状腺肿、非毒性甲状腺肿、胶质性甲状腺肿、腺瘤样结节等。碘缺乏地区结节性甲状腺肿发生率略高，女性较男性多发。发病原因尚未明确，环境因素和遗传因素及甲状腺滤泡自身的特性都可能与疾病发生有关。肉眼观甲状腺体积较正常大，可以是均匀性增大，也可以是不对称性增大。切面可见明显的多个结节，大小不一，可见纤维组织分割，常伴有出血、囊性变、纤维化和钙化等继发改变。镜下可见大小形态各异的滤泡结构，大滤泡细胞常呈扁平状，腔内富含胶质，小滤泡细胞立方或柱状，腔内胶质稀少。滤泡上皮细胞可伴有嗜酸性或透明细胞变，伴有假乳头的形成。部分结节周围可有纤维组织包膜形成，类似滤泡型腺瘤改变。

鉴别诊断如下。①甲状腺滤泡腺瘤：结节性甲状腺肿中的滤泡增生结节与滤泡腺瘤较难鉴别，若存在多个结节，结节无包膜或包膜不完整，组织形态与周围甲状腺组织相似更支持腺瘤样增生。②甲状腺乳头状癌：结节性甲状腺肿纤维化灶内残存滤泡上皮需与甲状腺乳头状癌相鉴别，在冷冻病理诊断时尤其困难，缺乏磨玻璃核、核沟及包涵体，

免疫组化HBME-1、cyclinD1及Galectin-3无表达，TPO及CD56表达阳性有助于做出良性的诊断。

六、最后诊断

①右叶结节性甲状腺肿伴腺瘤样增生；②高血压病。

七、病例小结

该患者为一例结节性甲状腺肿伴腺瘤样增生病例。结节性甲状腺肿伴腺瘤样增生发生率很高，据报道可达5%～10%。近年来结节性甲状腺肿伴腺瘤样增生患者越来越多，远远高于甲状腺恶性变，而且病理证实腺瘤所占甲状腺良性病变的比例逐渐变低，而结节性甲状腺肿伴腺瘤样增生所占比例明显上升。该病例主要特点是超声诊断较为困难。由于结节性甲状腺肿伴腺瘤样增生病变结构复杂多样，超声表现也极不相同。该例患者的超声表现滤泡状肿瘤样病变，其超声声像图特征与滤泡性腺瘤、滤泡性腺癌、桥本甲状腺炎结节、髓样癌、滤泡性乳头状癌等均类似，所以造成其超声诊断的相对困难。当超声声像图表现出众多结节中伴有一个或多个不规则、边界不清晰的低回声实性结节，和（或）伴有砂砾样钙化及回声衰减等特征时，应采取积极的态度争取外科手术治疗。病理诊断依旧是诊断难以界定的甲状腺结节良、恶性的金标准。

病例3　结节性甲状腺肿（疑难MR影像）

一、简要病史

患者女，46岁。主诉：查体发现甲状腺结节7年余。

二、影像学检查

（一）甲状腺彩超

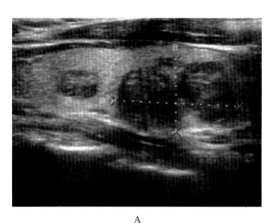

A

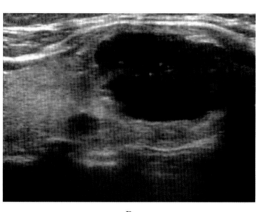

B

图3-5　病例3　甲状腺彩超

1.超声描述　甲状腺大小形态可，实质内探及多个结节，右叶大者位于中下部，呈数个结节融合，大小约2.7cm×2.1cm×1.5cm，边界清，内呈"网格状"；左叶大者位于中部，大小约4.0cm×3.7cm×1.9cm囊实性结节，边界清。

2.超声诊断　甲状腺多发结节，TI-RADS 3类。

3.超声解析　本病例超声表现甲状腺体积增大，实质内探及多个结节，右叶大者位于中下部，呈数个结节融合状，大小约2.7cm×2.1cm×1.5cm，边界清，内呈"网格状"；左叶大者位于中部，大小约4.0cm×3.7cm×1.9cm囊实性结节，边界清。根据超声特征提示甲状腺双侧叶结节，良性结节可能性大，TI-RADS 3类。结节性甲状腺肿是由于多种缺碘因素引起的非炎症或非肿瘤性甲状腺肿，长时间交替发生的增生和退缩过程，使甲状腺内纤维组织增生，小叶或一群充满胶质的滤泡周围有纤维组织包绕，形成结节，部分增生的上皮向腔内凸起，形成乳头结构，因而在声像图上表现多以甲状腺双侧叶肿大，单叶肿大较少，病灶大小不一，回声强弱不等，有的腔内出现乳头样凸起。结节出现

出血或囊性变时超声图像表现为囊实或囊性混合性肿物，多伴有粗纤维分隔形成多房，部分囊肿内有粗大、环状或弧形的钙化灶。甲状腺腺瘤是超声检查中易与结节性甲状腺肿混淆的病变。甲状腺腺瘤来源于滤泡上皮的肿瘤，以单发病灶为主，典型的超声表现为类圆形或卵圆形，呈低回声或中等回声，边界清，有完整包膜，周边有均匀的低回声晕环，内部回声均匀或不均匀，可出现囊性变、钙化或出血。腺瘤内部及周边血供较结节性甲状腺肿明显丰富，呈"花环"征。甲状腺腺瘤发生囊变易发生于较大的腺瘤，边界清楚，形态规则。此外结节性甲状腺肿囊性变还需与甲状腺乳头状囊腺癌相鉴别，后者声像图表现为呈囊实性，形态不规则，囊腔内有实性凸起，此凸起部分形态不规则，回声不均匀，部分可伴有钙化，实性部分血流丰富，部分可伴有颈部淋巴结肿大。

（二）颈部MRI

1.MRI描述　甲状腺形态失常，左右叶见多发大小不等的短T_1信号为主的类圆形及结节状异常

信号灶，大者位于左侧叶，局部外凸，FS-T$_2$WI以略低信号为主，后缘见弧形高信号，病变内见少许高信号分隔。其余甲状腺内结节边缘呈等T$_1$、FS-T$_2$WI低信号，内见斑片状短T$_1$、FS-T$_2$WI高信号，DWI示左叶较大病变呈低信号，右叶较大结节呈高信号，ADC图仍呈高信号改变，其余结节呈类似改

变。病变与左侧胸锁乳突肌间脂肪间隙清晰。左侧Ⅲ区、右侧Ⅱ区可见淋巴结显示，均可见门结构。

2.MRI诊断　甲状腺多发占位性病变，考虑结节性甲状腺肿（部分伴囊变）。

3.MRI解析　本例甲状腺内病变MRI表现可分为两种类型。左叶内最大病变（图3-6A，白箭头），

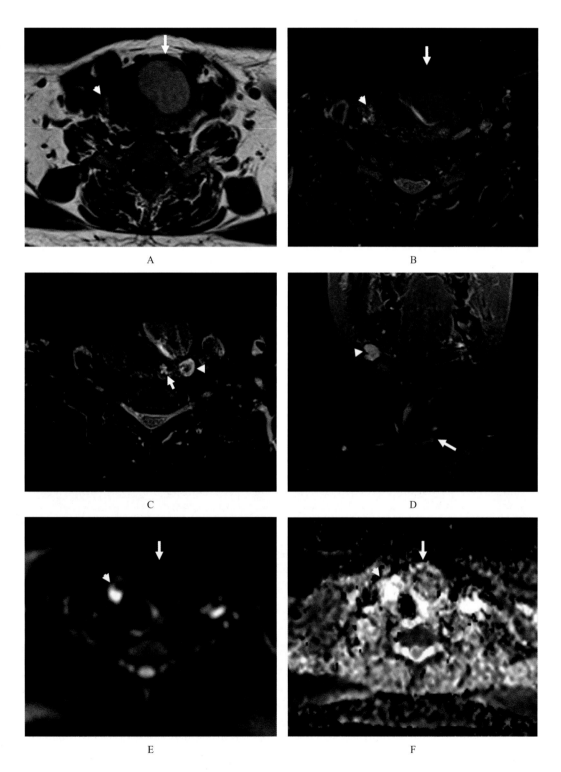

图3-6　病例3　颈部MRI

整体以T₁WI高信号为主，对应的FS-T₂WI为偏低信号（图3-6B，白箭头），且无含铁血黄素磁敏感伪影，提示其成分可能为富含蛋白的液性或黏液性成分，为其内的FS-T₂WI高信号分隔及囊壁可能为胆固醇结晶成分沉积所致，壁较薄和光整，DWI显示病变无弥散受限（图3-6E），不支持恶性肿瘤，较符合结节性甲状腺肿合并囊变的表现。其余结节表现为环状的T₁WI等信号及FS-T₂WI偏低信号（图3-6A，白箭头；图3-6C，白箭头），提示为纤维成分为主的组织，以及中心的斑片状T₁WI高信号、FS-T₂WI高信号，提示为蛋白成分或胆固醇结晶成分。DWI显示病变虽为高信号，但ADC图仍未高信号，为T₂透过效应，亦不支持恶性肿瘤，考虑为结节性甲状腺肿可能性较大。MRI序列繁多、信号变化复杂，在甲状腺病变的应用较少，缺少相关的诊断鉴别诊断经验，但对于颈部整体解剖结构的显示较好，本例中颈部淋巴结（图3-6C、D，白箭头）显示较为清晰，其门结构的显示有助于判断良、恶性。

三、初步诊断

甲状腺结节性质待查。

四、手术情况

1. 手术名称　甲状腺大部切除术。
2. 术中探查　甲状腺双叶扪及多发结节，囊实性，质韧，边界清，有包膜，左叶大者约5.0cm×4.0cm，右叶大者约3cm×2cm。沿预定切线钳夹血管钳，切除双叶探及之结节。送检快速冷冻病理。术中冷冻快速病理报告：（左、右叶）结节性甲状腺肿伴囊性变。反复探查剩余甲状腺组织未见明显结节。丝线缝合双侧甲状腺残段，严密止血，检查无活动性出血及明显淋巴管漏，放置引流管1根，自切口一端引出体外。清点器械敷料无误，逐层缝合，用4-0可吸收线连续皮内缝合。手术顺利，术中出血约30ml，未输血。术后麻醉清醒满意后安返病房，声音无嘶哑，术后处理详见医嘱。

五、术后病理

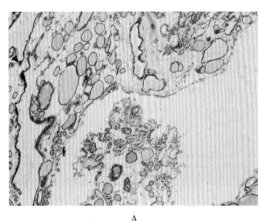 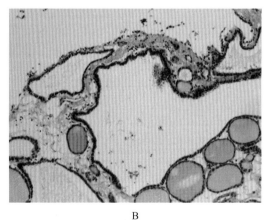

A   B

图3-7　病例3　术后病理
A.滤泡大小不一，细胞扁平或矮柱状，可见囊腔形成，囊内伴出血（100×）；B.滤泡扩张呈囊性，囊腔内可见淡嗜伊红的胶质和少许红细胞。囊壁间质水肿，少量淋巴细胞浸润（200×）

1. 术后石蜡病理　左、右叶为结节性甲状腺肿伴囊性变及胆固醇结晶形成。
2. 病理解析　结节性甲状腺肿是弥漫性非毒性甲状腺肿发展到结节期的改变，主要经过小滤泡弥漫性增生、滤泡胀大、胶质储留和结节形成的变化过程。结节形成是甲状腺组织过度增生、复旧反复进行的结果。本例甲状腺双叶切面均呈多结节性改变，结节，灰红，质韧，部分为囊实性，囊内可

见血性液体。镜下结节由大小不一的滤泡构成，腔内可见淡嗜酸性胶质贮积，滤泡上皮呈柱状或扁平状；间质纤维组织增生、包绕滤泡，形成大小不一的结节。部分结节伴有出血、囊性变，囊壁内见分泌的胶质或胆固醇结晶沉积。囊性变主要由于甲状腺滤泡过度复旧，破裂融合所致，而动脉管壁变性可导致滤泡内和间质内的出血，后期可发生营养不良性钙化。

鉴别诊断如下。①甲状腺腺瘤：结节性甲状腺肿可为多结节或单一结节性，无完整包膜，多结节与单结节、单结节与正常的甲状腺组织之间常会出现小血管增长、纤维组织。结节周围的甲状腺组织滤泡大小、形态结构等各异，有时还会出现集中滤泡混杂的情况，且经常会伴随出血、纤维化等改变。而甲状腺腺瘤结节具有完整包膜，滤泡大小比较均匀，包膜外的甲状腺组织成压迫性萎缩。②囊性甲状腺乳头状癌：乳头状癌滤泡的上皮细胞核具有特征性改变，如细胞核大，染色质稀疏，呈磨玻璃样，核仁不明显，核膜增厚，细胞核重叠，可见核内包涵体，核沟。而结节性甲状腺肿滤泡上皮多为柱状或扁平性，缺乏乳头状癌的核特征。

六、最后诊断

左、右叶结节性甲状腺肿伴囊性变。

七、病例小结

结节性甲状腺肿是临床常见的甲状腺良性结节性病变，又名腺瘤样甲状腺肿。多数是在单纯性弥漫性甲状腺肿的基础上，由于病情反复进展，导致滤泡上皮由弥漫性增生转变为局灶性增生。其病变实际上是单纯性甲状腺肿的一种晚期表现。多见于中青年人群，女性的发病率高于男性。发病机制主要为机体碘元素缺乏从而引发甲状腺病变。通常无明显的症状，患者常因甲状腺巨大压迫周围组织器官而前来就诊。超声可表现为甲状腺体积正常或两侧不对称性增大，表面不平整，内部可见单个或多个大小不等的结节，边界清晰，但无包膜，结节回声均匀或不均匀。手术方式为治疗该病的主要方式，治疗的关键在于切除甲状腺病变。双侧甲状腺结节被膜内切除术和峡部切除术对双侧结节性甲状腺肿的治疗效果较好。

参考文献

赵时梅，罗宇，史琳. 结节性甲状腺肿1168例临床病理分析［J］. 实用癌症杂志，2013，28（1）：86-88.

病例4　超声典型恶性病理良性

一、简要病史

患者女，69岁。主诉：发现甲状腺占位2个月余。

二、影像学检查

（一）甲状腺彩超

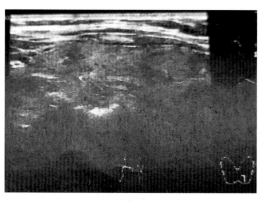
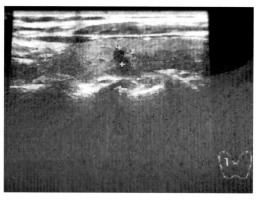

A　　　　　　　　　　　　B

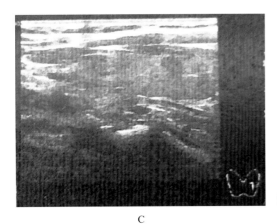

图3-8 病例4 甲状腺彩超

C

1.超声描述 甲状腺大小、形态正常，右叶中上实质探及一低回声结节，大小约0.5cm×0.3cm×0.5cm，纵径大，边缘毛糙，内部回声较低、不均匀；左叶中下腹侧被膜下探及一低回声结节，大小约0.5cm×0.4cm×0.5cm，边界清，纵径大，边缘毛糙，内部回声不均匀，可见砂砾样强回声，该结节与腹侧被膜关系密切；另于实质内探及数个结节，右叶大者位于中下，大小约0.5cm×0.3cm，呈囊性，内见点状强回声，左叶大者位于中下，大小约1.3cm×1.0cm，边界清，内回声欠均匀；另于左叶中上实质探及一强回声光斑，大小约0.2cm×0.1cm；其余实质回声均匀，CDFI：实质内血流信号分布未见异常。左侧颈部Ⅱ、Ⅲ、Ⅳ区探及多个淋巴结回声，大者位于Ⅱ区，大小约2.0cm×0.8cm，皮髓质分界清，皮质内可见多个砂砾样强回声。右侧颈部Ⅳ区颈内静脉后外侧探及一淋巴结回声，大小约0.8cm×0.6cm×0.4cm，皮髓质分界尚清，内可见强回声斑块。颈部Ⅵ区（右侧）探及一淋巴结回声，大小约0.4cm×0.4cm，皮髓质分界不清。

2.超声诊断 甲状腺双侧实性占位（右叶中上、左叶中下）TI-RADS 5类；甲状腺双侧叶结节TI-RADS 3类；甲状腺左叶钙化灶；颈部多发淋巴结肿大。

3.超声解析 研究显示，约70%的甲状腺良性结节存在1种及1种以上的恶性超声征象，包括边缘不规整、低回声、钙化、实性、纵横比＞1。本病例为老年女性患者，因发现甲状腺占位2个月余就诊，超声显示甲状腺右叶中上及左叶中下各探及一低回声结节，大小分别约0.5cm×0.3cm×0.5cm、0.5cm×0.4cm×0.5cm，边界清，纵径大，边缘毛糙，内部回声不均匀，左叶结节内可见砂砾样强回声，同时伴有双侧颈部淋巴结肿大伴钙化。本病例具有甲状腺癌的超声特征，故误诊为甲状腺双侧结节TI-RADS 5类。结节性甲状腺肿病理发展过程中，血液循环不良，结节内发生出血、坏死、囊性变、局部纤维化、钙化等退行性改变过程中，呈现低回声、形态不规则、纵横比≥1、内部小钙化等与甲状腺癌非常相似的多种超声表现，为诊断带来困难，超声引导下细针穿刺可以协助诊断。

（二）颈部CT

1.CT描述 双侧甲状腺不对称，左叶体积略大，左叶下部可见一低密度结节灶，大小约1.3cm×0.9cm，边界尚清，增强扫描明显强化（图3-9A、B）；甲状腺实质另见多个小结节灶，右叶大者位于中上，大小约0.5cm×0.3cm，左叶大者位于中下，大小约0.7cm×0.4cm，增强扫描边界清（图3-9C～E）。双侧颈部Ⅱ、Ⅲ、Ⅳ区见多发肿大淋巴结，强化不明显，其边缘可见类圆形钙化，钙化边缘光滑（图3-9F）。

2.CT诊断 甲状腺多发结节，颈部淋巴结肿大，建议超声进一步检查。

3.CT解析 本例CT示甲状腺双侧多发结节灶，病灶较小。左叶下极低密度结节并甲状腺增大，增强扫描明显均匀强化，应考虑结节性甲状腺肿或腺瘤可能。其余双侧甲状腺低密度结节平扫显示不清，强化后显示为边缘清楚的结节，提示良性结节可能。需注意左叶中部背膜下结节，其前缘甲状腺边缘中断，不能除外恶性肿瘤可能，但CT扫描受分辨率影响，对此类微小结节的定性诊断不准确。颈部多发肿大淋巴结增强扫描强化不明显，其钙化呈小圆形，位于淋巴结边缘，与甲状腺癌淋巴

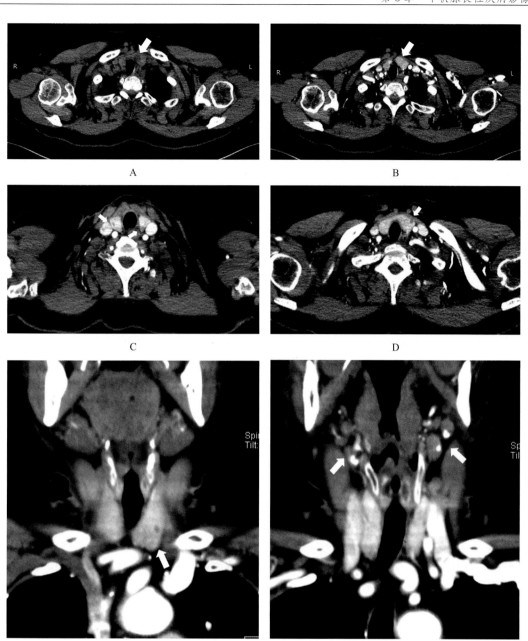

图3-9　病例4　颈部CT

结转移不符，应考虑慢性炎性病变所致。

三、初步诊断

①甲状腺双侧叶多发占位；②颈部淋巴结肿大。

四、手术情况

1.手术名称　甲状腺全切＋中央区淋巴结清扫术＋双侧Ⅱ、Ⅲ、Ⅳ、Ⅴ区淋巴结清扫术。

2.术中探查　甲状腺左叶可触及多个大小不等

的结节，其中一质硬结节，约0.6cm×0.6cm，侵及被膜，边界不清；甲状腺右叶可触及多个大小不等的结节，其中较大者约0.5cm×0.5cm，未侵及被膜，边界欠清；峡部未触及明显结节。沿预定切线钳夹血管钳，切除探及之结节及周围部分正常甲状腺组织。探查中央区淋巴结，未触及明显肿大淋巴结，给予清扫中央区淋巴结。术中快速病理示：左叶及峡部结节性甲状腺肿，伴腺瘤样增生，局灶纤维组织增生，伴钙化，待常规充分检查；右叶结节性甲状腺肿，局灶纤维组织增生伴慢性炎症细胞浸润，其少许滤泡上皮非典型增生，待石蜡及免疫组化进一步检查。"中央区淋巴结"冷冻切片未查见癌。向家属交代病情，讨论后决定行甲状腺全切＋中央区淋巴结清扫术＋双侧Ⅱ、Ⅲ、Ⅳ、Ⅴ区淋巴结清扫术。探查双侧Ⅱ、Ⅲ、Ⅳ、Ⅴ区淋巴结，左Ⅱ、Ⅲ、Ⅳ区，右Ⅳ区探及数枚肿大淋巴结，清扫双侧Ⅱ、Ⅲ、Ⅳ、Ⅴ区淋巴结。术毕。

五、术后病理

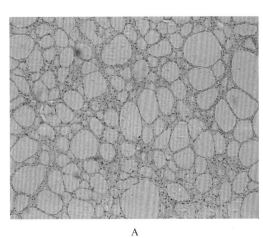 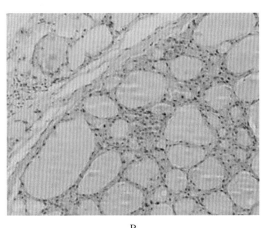

A   B

图3-10　病例4　术后病理

A.甲状腺滤泡大小相对一致，腔内富含嗜酸性胶质，细胞排列紧密但不拥挤（100×）；B.滤泡上皮呈立方形，胞质嗜酸，细胞温和，核小，圆形，可见纤维组织分割（400×）

1.术后石蜡病理　左叶及峡部为结节性甲状腺肿伴腺瘤样增生，局灶纤维组织增生伴钙化；右叶为结节性甲状腺肿，局灶纤维组织增生伴慢性炎细胞浸润，其内少许滤泡上皮呈不典型增生；"中央区"淋巴结（1枚）、"左侧Ⅱ区"淋巴结（9枚）、"左侧Ⅲ、Ⅳ区"淋巴结（14枚）及"右侧Ⅲ、Ⅳ区"淋巴结（4枚）未查见肿瘤；其中"左侧Ⅱ区"淋巴结（4枚）查见肉芽肿性炎伴小灶凝固性坏死，请结合临床除外淋巴结结核或结节病。免疫组化：TPO（＋）、CK19（＋）、Galectin-3（灶＋）、MC（-）、CD68（＋）。

2.病理解析　本例病理诊断为结节性甲状腺肿伴腺瘤样增生，病理特点同本节病例2。

六、最后诊断

①结节性甲状腺肿伴腺瘤样增生；②淋巴结结节病；③高血压病。

七、病例小结

结节性甲状腺肿伴腺瘤样增生是一种常见的甲状腺疾病，由于病变结构复杂多样，结节性甲状腺肿伴腺瘤样增生的超声表现也极不相同，一般小结节边界清，内部呈实性等回声、稍强回声、稍低回声，内回声不均可呈网格状，也可呈囊实性。较大实性结节内部回声不均匀，包膜不完整，边界不清晰，也可由多个小结节融合而成，边界不清，无包膜。结节的血流丰富情况与其纤维化程度相关，结节或团块内多无血流信号，周边多无或仅见稀疏的血流信号。这给临床诊断甲状腺结节的良、恶性带来极大的困难，又因为此患者合并淋巴结结节病，伴颈部多发淋巴结肿大，更难以区分其良、恶性。综上所述，结节性甲状腺肿伴腺瘤样增生的声像图复杂多样，常伴发其他病变，需充分认识结节性甲状腺肿伴腺瘤样增生及其他疾病的声像图表现，降低影像学误诊率，同时结合穿刺及基因检测等有创检查，以尽量明确手术指征。

病例5　甲状腺滤泡性腺瘤（胸骨后甲状腺肿）

一、简要病史

患者男，65岁。主诉：发现甲状腺肿物2个月余。

患者于2个月余前无明显诱因出现痰量增多、声音变小，无吞咽困难、呼吸困难、声嘶、饮水呛咳等不适，无手抖、心悸、怕热、多汗、多食、多饮。遂至当地医院就诊，行胸部CT检查（见影像学检查）。至我院门诊就诊，行颈部超声检查（见影像学检查）；行支气管镜示气管中下段狭窄（图3-11）；行食管造影示上纵隔肿物，胸2～6椎体水平气管及胸1～5椎体水平的食管明显受压向左侧移位；肺功能检查示阻塞性通气功能障碍，肺通气功能中度下降。门诊拟"甲状腺肿物"收住院。

专科查体：颈部外形对称，未见颈静脉怒张，未见血管搏动，气管居中。左侧甲状腺未及肿大，未扪及结节。右侧甲状腺未及肿大，未扪及结节。颈部淋巴结未扪及肿大淋巴结。突眼征（－），双手震颤试验（－）。

甲状腺功能：TSH（0.340～5.600）0.627μIU/ml，FT3（3.280～6.470）4.629pmol/L，FT4

（7.500～21.100）9.161pmol/L，甲状腺球蛋白TG（2.40～90.70）161.72pmol/L。

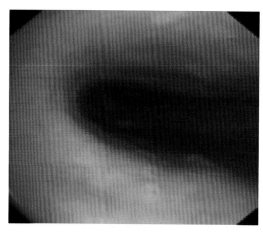

图3-11　病例5　支气管镜：气管中下段呈外压性改变，管腔狭窄

二、影像学检查

（一）甲状腺彩超

1.超声描述　图3-12A甲状腺右叶区可见一巨大肿物占据，形态失常，回声粗杂，局灶性病变，

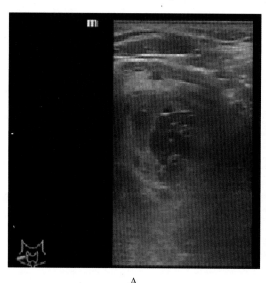

A

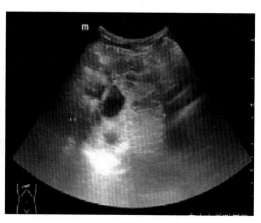

B

图3-12　病例5　甲状腺彩超
A.甲状腺右叶肿物彩超；B.胸骨后肿物彩超

单个，大小9.1cm×8.3cm，混合回声，伴液化，未见钙化，无声晕，边界欠清，周边可见血管环绕。图3-12B甲状腺右叶肿物向胸骨后上纵隔生长，气管左移。

2.超声诊断　双叶结节性甲状腺肿，其中右叶胸骨后甲状腺肿致气管左移；双侧颈部未见异常肿大淋巴结。

3.超声解析

该病变特点：①包块巨大；②无包膜；③有液化；④周边可见血流信号环绕。

甲状腺腺瘤组织学上分为滤泡性腺瘤、乳头状腺瘤及非典型性腺瘤，其中滤泡性腺瘤最多见，甲状腺腺瘤多有完整包膜，50%以上可发生囊性变。本例病灶无包膜及声晕，故拟诊为结节性甲状腺肿。

（二）胸部CT

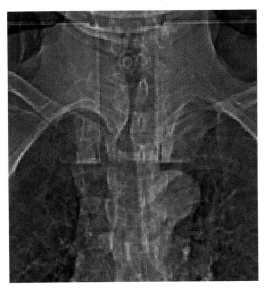

图3-13　病例5　胸部CT

CT诊断：右侧后上纵隔见肿物，考虑甲状腺腺瘤囊变并向纵隔内生长可能性大。

三、初步诊断

甲状腺结节，结节性甲状腺肿待排。

四、术中情况

1.手术名称　甲状腺右叶＋峡部切除术。

2.术中情况　左叶甲状腺4cm×2cm×2cm，未触及明显结节；右叶甲状腺下极可触及一巨大肿物，深及胸骨后，囊实性，质软，大小约9cm×

8cm×8cm大小，边界清，活动度可。遂决定按原方案行甲状腺右叶＋峡部切除术。切断峡部，紧靠右叶甲状腺上极切断并结扎甲状腺上动静脉，于外侧切断结扎中静脉，分离右侧甲状腺与周围肌肉的粘连，将下极甲状腺肿物缓慢拉出手术野，于下极切断结扎下动静脉，完整切除右叶胸骨后甲状腺肿物。注意探查并保护喉返神经及甲状旁腺。术中冷冻病理示：右侧胸骨后甲状腺肿为甲状腺滤泡性腺瘤。确认无大血管损伤及胸膜损伤后，依次关闭各层切口，术毕。

五、术后病理

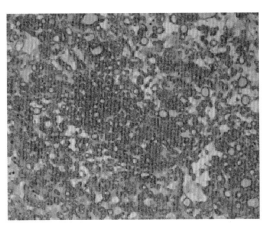

图3-14　病例5　术后病理（HE染色）

1.术后石蜡病理　（右侧甲状腺及峡部）甲状腺滤泡性腺瘤（大小9cm×7cm×4cm）。

2.病理解析　甲状腺右叶下极可见巨大肿物，向下突入纵隔，深及胸骨后，呈囊实性改变。镜下见增生的甲状腺滤泡上皮细胞排列成大小不一的滤泡结构，细胞形态温和，不伴有异型性。本例应诊断为结节性甲状腺肿。在日常工作中，结节性甲状腺肿应注意与甲状腺滤泡性腺瘤相鉴别。从本质上来说前者为多克隆起源的非肿瘤性病变，而后者为单克隆起源的真性肿瘤。

六、最后诊断

甲状腺结节，结节性甲状腺肿待排，滤泡性腺瘤待排。

七、病例小结

甲状腺滤泡性腺瘤是起源于甲状腺滤泡细胞的良性肿瘤，是甲状腺最常见的良性肿瘤，多有完整包膜，可发生囊性变。其术前诊断主要根据病史、体检、核素扫描及 B 型超声等检查确定。该病例甲状腺包块巨大，9cm×7cm×4cm，深入胸骨后上纵隔，致气管左移，需积极手术治疗。病理诊断方面，镜下可见增生的甲状腺滤泡上皮细胞排列成大小不一的滤泡结构，细胞形态温和，不伴有异型性，非腺瘤典型征象，不除外结节性甲状腺肿诊断。

参 考 文 献

杨丽娟，杨洁，赵宁兰. 单发结节性甲状腺肿 30 例的超声误诊分析［J］. 中国超声医学杂志，2008，24（8）：753-754.

病例6　滤泡性腺瘤

一、简要病史

患者男，35 岁。主诉：查体发现甲状腺结节 1 个月余。

既往史：无特殊病史。

二、影像学检查

甲状腺彩超

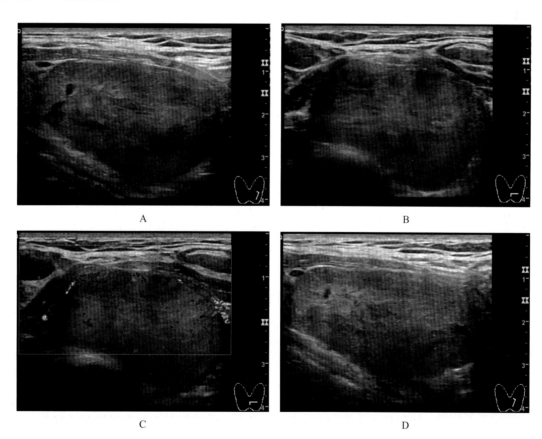

A

B

C

D

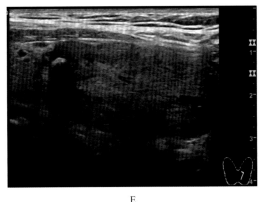

E

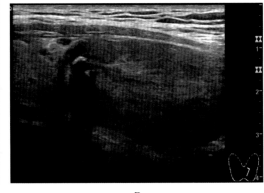

F

图3-15 病例6 甲状腺彩超

1.超声描述 甲状腺左侧叶中下实质内低回声包块，大小约4.7cm×4.3cm×2.5cm，椭圆形，边界清晰，边缘规整，上极可见数个粗大斑块样强回声。

2.超声诊断 甲状腺左叶滤泡状肿瘤样结节，TI-RADS 4A类，腺瘤待排。

3.超声解析 甲状腺滤泡状肿瘤样结节是一类实质性肿瘤的统称，涵盖多种病理类型，超声表现为肿物形态规则，呈圆形或椭圆形，边缘规整，内部为实性低回声，等回声，或高回声，质地均匀。由于肿物内部生长速度不均匀，部分结节可以出现坏死囊变，退变钙化等不同病理改变。此类肿物以良性病变为主，需要注意有滤泡癌、髓样癌和滤泡型乳头状癌的可能。

三、初步诊断

甲状腺结节，甲状腺腺瘤待排。

四、术中情况

1.手术名称 甲状腺左叶大部切除术。

2.术中探查见 甲状腺质地软，左叶中下部可探及肿物，约5cm×4cm，质韧，边界清。完整切除左叶结节及其周边部分甲状腺腺体，注意保护喉返神经及甲状旁腺。送快速病理示：（左叶甲状腺肿物）甲状腺滤泡性病变，倾向滤泡性腺瘤或腺瘤样增生，伴纤维化及钙化，待石蜡切片多取材进一步除外滤泡癌。仔细检查剩余甲状腺无残留结节。反复探查，颈血管鞘周围无残余肿大淋巴结。逐层缝合。术毕。

五、术后病理

术后石蜡病理：左叶甲状腺滤泡性病变，未见包膜及脉管侵犯，考虑为甲状腺滤泡性腺瘤。免疫组化：TPO（＋）、CD56（灶＋）、CK19（灶＋）、Ki-67（1%＋）。

六、最后诊断

左叶甲状腺滤泡性腺瘤。

七、病例小结

甲状腺滤泡性腺瘤（thyroid follicular adenoma，TFA）为最常见甲状腺良性肿瘤，发病人群以20～40岁女性多见。多数为生长缓慢的颈前肿物，肿物较小时常无任何症状。多为单发，亦有多发病例，呈圆形或卵圆形，表面光滑，质地较韧，边界清楚，随吞咽活动，与皮肤无粘连，直径从数毫米至数厘米。有时肿物可突然增大，伴局部疼痛，常为囊内出血所致。其来自于甲状腺滤泡上皮，镜下肿瘤内均匀分布大小形态一致的滤泡，部分可伴有囊变、出血、坏死、点状钙化及纤维化等成分。临床上细针穿刺细胞学检查，有时对滤泡性腺瘤与结节性甲状腺肿、滤泡性甲状腺癌不易明确辨认。甲状腺滤泡状腺瘤超声像图特征为：边界清晰、边缘整齐，除液化回声与钙化回声之外其他回声均匀。该肿瘤的CT图像表现为形态规则、边缘光滑、包膜完整，增强后边界较平扫更清晰等，可稍高于周围正常甲状腺，CT对甲状腺滤泡性腺瘤的检出率高，诊断价值大。手术切除甲状腺滤泡性腺瘤为首选治疗方案。

病例7　恶性潜能未定的高分化肿瘤

一、简要病史

患者男，55岁。主诉：发现颈部包块7个月余。

患者于7个月余前无意中发现左颈部包块，无心慌，无触痛，无发热，无头痛、头晕，无咳嗽、憋闷，无恶心、呕吐，无声嘶、饮水呛咳，无多食、消瘦等症状。当月至当地医院就诊，考虑为结节性甲状腺肿，未行特殊处理。近来自觉出现憋闷，进食阻碍感等症状，遂至我科门诊就诊。现为进一步手术治疗，收入我科病房。

查体：颈软，气管居中。左叶甲状腺可触及5cm×4cm大小结节，质韧，边界尚清，活动度尚可，无压痛，未闻及明显血管杂音。右侧甲状腺未触及明显结节。双侧颈侧区未触及肿大淋巴结。

二、影像学检查

甲状腺彩超

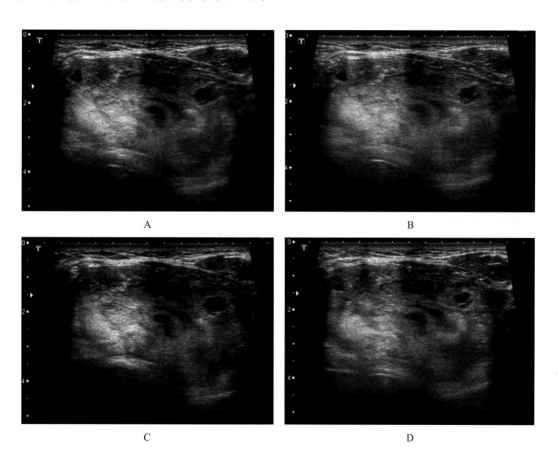

A   B

C   D

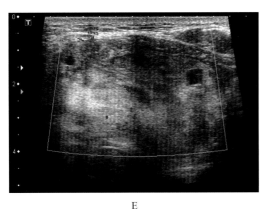
E

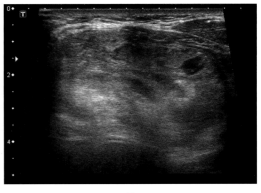
F

图3-16 病例7 甲状腺彩超

1.超声描述 甲状腺左叶体积增大，左右叶形态不对称，左叶实质内探及一较大包块回声，大小约5.6cm×3.8cm×3.4cm，边界清，内回声不均匀，内可见数个囊样暗区；右叶实质内探及数个结节回声，大者约0.8cm×0.6cm，边界清，内呈"网格状"；其余实质回声尚均。双侧颈部未探及淋巴结回声。

2.超声诊断 甲状腺左叶包块，考虑结节性甲状腺肿伴腺瘤样增生可能性大；结节性甲状腺肿。

3.超声解析 本例肿瘤呈滤泡腺瘤超声征象，需与FVPTC超声相鉴别：①滤泡腺瘤形态规则，而FVPTC形态不规则，有宽声晕或声晕不完整；②滤泡腺瘤一般以周边环状血流为主，而FVPTC则以内部条状血流为主；③FVPTC较滤泡腺瘤和结节性甲状腺肿生长迅速。

三、初步诊断

甲状腺结节，腺瘤待排。

四、术中情况

1.手术名称 甲状腺左叶及峡部切除术＋中央区淋巴结清扫术。

2.术中情况 甲状腺左叶增大，被一巨大结节占据，结节大小约6cm×4cm×3cm，质韧，边界清，未侵及被膜，甲状腺右叶未触及明显结节。完整切除左叶探及之结节及周围部分正常甲状腺组织，送快速病理回报：左叶为甲状腺滤泡状肿瘤，倾向具有乳头状癌特征的非浸润性甲状腺滤泡状肿瘤，待石蜡进一步诊断。讨论后决定行甲状腺左叶及峡部切除术＋中央区淋巴结清扫术。完整切除甲状腺左叶及峡部，清扫中央区淋巴结。术毕。

五、术后病理

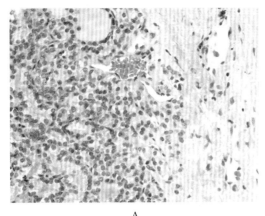
A

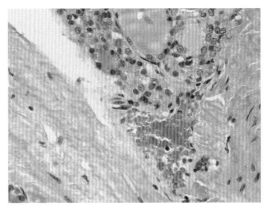
B

图3-17 病例7 术后病理（恶性潜能未定的高分化肿瘤）

1. 术后石蜡病理　左叶为恶性潜能未定的高分化肿瘤（WHO分类2017版），体积5.2cm×3.5cm×2.5cm，请随访；左叶残叶及峡部为淋巴细胞性甲状腺炎；"中央区"淋巴结（2枚）未查见肿瘤。免疫组化：CK19(－)、Galectin-3(－)、TPO(＋)、C56（＋）、Bme-1（＋，腔）、P63（－）。

2. 病理解析　本例患者甲状腺左叶查见一体积为5.2cm×3.5cm×2.5cm的结节性病变。该肿物肉眼检查边界清晰，镜下可见纤维性包膜形成。经过广泛取材，局部包膜处查见不确定的血管及包膜侵犯。肿瘤细胞核部分区域呈现类似乳头状癌细胞核特征的改变。依据2017年新版WHO甲状腺肿瘤分类，本病例考虑为恶性潜能未定的高分化肿瘤。该肿瘤属甲状腺交界性肿瘤范畴，术后应注意对患者进行随访。

六、最后诊断

（甲状腺左叶）恶性潜能未定的高分化肿瘤。

七、病例小结

恶性潜能未定的高分化肿瘤系指伴有可疑包膜或脉管浸润、具有完整或部分PTC细胞核特点（细胞核评分为2分或3分）、包裹性滤泡生长模式的一种交界性肿瘤。这类肿瘤所关注的特征是肿瘤扩展到包膜边缘而累及包膜，不能用不规则肿瘤/包膜相互作用或肿瘤受包膜内面纤维化挤压来解释。肿瘤细胞特征处于良、恶性之间，其免疫组化表达与PTC有较大差异，其分子生物学特点和生物学行为分别类似于甲状腺滤泡腺瘤和滤泡腺癌。恶性潜能未定的高分化肿瘤缺乏有效的诊断和预后工具，仅根据形态学特征难以确诊，需以病理诊断为金标准。

第4章

甲状旁腺肿瘤影像解析

病例1 甲状旁腺腺瘤

一、简要病史

患者男，40岁。主诉：反复关节疼痛1年余。入我院风湿免疫科。

患者1年余前无明显诱因出现双侧膝关节疼痛，不伴其他关节疼痛，无发热等其他不适，行理疗未见明显好转，20余天后自行好转。2个月前疼痛再次发作，当地医院查血尿酸621μmol/L，CT：膝关节双能量痛风结节检查未见明显痛风结节；双膝关节轻度退行性变。行秋水仙碱等药物（具体不详）治疗1周，双侧膝关节疼痛无明显好转。至上级医院行MR平扫：双侧骶髂关节炎可能性大，给予非布司他及安康信（具体不详）治疗，关节症状

缓解，仍有明显反复，出现食欲缺乏、恶心、嗳气、口干、反复呕吐等症状，进行性消瘦（10kg），胃镜：慢性浅表性胃炎；十二指肠球小息肉。入我院风湿免疫科后，查血钙4.52mmol/L，PTH 2995pg/ml，甲状腺超声示右侧颈部实性占位，考虑来源于右甲状旁腺。3次透析治疗，降血钙效果不明显。为行手术治疗，转入我科。

既往病史：双肾结石16年，行3次碎石术，目前仍有双肾多发结石。

二、影像学检查

甲状腺彩超

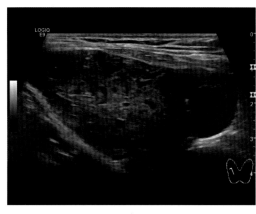
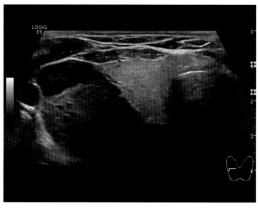

A   B

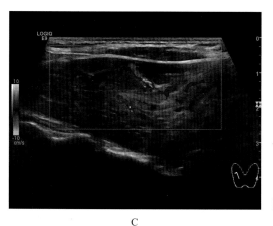

C

图4-1　病例1 甲状腺彩超

1.甲状腺彩超　甲状腺右叶后方探及一包块回声，大小约7.0cm×4.4cm×3.3cm，呈椭圆形，边界清，内呈囊实性，以实性为主，实性区域回声不均匀，双侧颈部未探及肿大淋巴结回声。

2.超声诊断　右侧颈部实性占位，考虑来源于右甲状旁腺。

3.超声解析　病灶位于甲状腺右叶背侧，体积巨大，边界清晰，边缘规整，内部为囊实性，实性区域血流信号丰富。根据病灶位置，内部结构特点，血流情况，患者临床表现，超声对下旁腺腺瘤的检出率较高。病灶多为单发，形态多样，多呈椭圆形或长条形。边界清晰，内为均匀实性低回声，偶尔为高回声。较大病灶内部可见液化、囊性变，致内部结构不均匀。实性区域内有丰富低速血流。需要鉴别的病变有甲状旁腺增生、甲状旁腺癌，以及局限性外突的结节性甲状腺肿。对于异位于甲状腺内的旁腺腺瘤，需要与甲状腺疾病进行鉴别。本例病灶体积巨大，比较罕见。

三、初步诊断

①甲状旁腺肿瘤；②高钙危象；③肾功能损伤；④高尿酸血症；⑤双肾结石；⑥慢性浅表性胃炎；⑦十二指肠球息肉。

四、手术情况

1.手术名称　甲状旁腺腺瘤切除术。

2.术中情况　游离甲状腺右侧叶并向前上方提起，探查见：甲状腺右叶后方有一肿物，边界清、光滑、有包膜，大小约7cm×5cm，并与食管轻度粘连，仔细分离粘连，完整切除右侧肿物，注意保护右侧喉返神经，送快速病理示：右侧甲状旁腺腺瘤。探查左侧甲状腺上极后方、下极后方、右侧甲状腺上极后方各见一甲状旁腺，予以原位保留并注意保护血供。术毕（图4-2）。

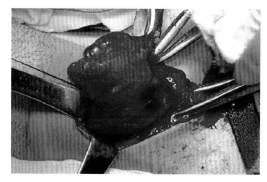

图4-2　术中情况

五、术后病理

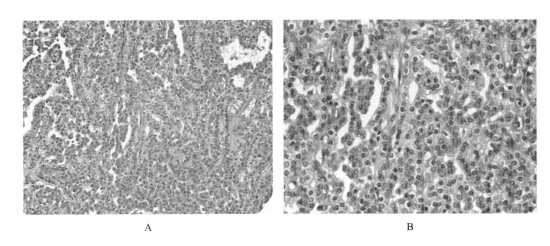

图4-3 病例1 术后病理

A.甲状旁腺肿瘤细胞呈条索状、腺管状排列（100×）；B.肿瘤细胞圆形，胞质丰富，透明或嗜酸性，细胞核较小，位于中央，核仁大小不一（200×）

1.术后石蜡病理 右侧甲状旁腺腺瘤，体积7cm×4cm×2cm。

2.病理解析 甲状旁腺腺瘤是发生于甲状旁腺的良性肿瘤，是引起甲状旁腺功能亢进的主要原因。目前病因尚不明确，可能与头颈部放射线接触有关，但罕见发生在放射性碘治疗后。甲状旁腺腺瘤多见于女性，男女比为1:3，最常发病年龄30～40岁，少数可发生于儿童。肿瘤多发于下对腺体，一般为单发，可以伴有结节性甲状腺肿或甲状腺滤泡腺瘤。大体上肿瘤圆形、椭圆形，表面覆完整包膜。切面实性，可伴囊性变及钙化、纤维化。颜色棕红、棕褐色，质地软-中等。显微镜下肿瘤成分由主细胞、嗜酸性细胞、透明细胞等组成，以主细胞成分为主，胞质弱嗜酸性或空泡状。嗜酸细胞胞质嗜酸性，核圆形，染色质浓密，可见大小不等的小核仁。部分病例细胞质呈深嗜酸性，核大而深染，核异型性较明显，甚至可见奇形核及巨核细胞，但核分裂罕见，不是恶性的表现。免疫组化检测显示肿瘤细胞表达PTH，并且肿瘤PTH染色强度弱于周围残留的正常腺体强，NSE、CgA等神经内分泌标志物也可以有不同程度的表达。

鉴别诊断如下。①主细胞增生：原发性主细胞增生的甲状旁腺形态与腺瘤相似，特别是微腺瘤与增生性结节的鉴别非常困难，但增生以多种细胞的混合性增生为主；但如果存在异型性或在完整包膜

支持腺瘤。②甲状旁腺腺癌：腺癌镜下可见纤维间质分割，细胞排列小梁状，有血管、包膜或邻近结构的侵犯，核分裂易见，增殖指数高，可以发生淋巴结和远处转移。甲状腺滤泡性肿瘤：有时甲状腺滤泡性肿瘤与甲状旁腺腺瘤难以鉴别，甲状腺滤泡性肿瘤可见胶质分化，并且TG、TTF-1表达阳性，PTH阴性有助于鉴别。

六、最后诊断

①右侧甲状旁腺腺瘤；②高尿酸血症；③双肾结石；④慢性浅表性胃炎；⑤十二指肠球息肉。

七、病例小结

甲状旁腺腺瘤是发生于甲状旁腺的良性肿瘤，是引起甲状旁腺功能亢进的主要原因。目前病因尚不明确，可能与头颈部放射线接触有关，但罕见发生在放射性碘治疗后。甲状旁腺腺瘤多见于女性，男女比为1:3，最常发病年龄30～40岁，少数可发生于儿童。肿瘤多发于下对腺体，一般为单发，可以伴有结节性甲状腺肿或甲状腺滤泡腺瘤。显微镜下肿瘤成分由主细胞、嗜酸性细胞、透明细胞等组成，以主细胞成分为主，胞质弱嗜酸性或空泡状。免疫组化检测可显示肿瘤细胞表达PTH，并且肿瘤PTH染色强度比周围残留的正常腺体强，NSE、CgA等神经内分泌标志物也可以有不同程度的表达。

患者术前超声显示右侧单个甲状旁腺巨大占位，高钙危象，PTH明显升高，甲状旁腺高功能腺瘤诊断明确，且有明显泌尿、消化系统和骨骼系统症状，具有手术指征；但继发于长期甲状旁腺功能亢进的多器官功能损伤致患者一般情况极差，手术耐受力较差，手术禁忌同样明确；但术前内科治疗调节血钙水平无效，包括3次透析后血钙仍持续升高。综合以上病情，尽快手术治疗是风险极高但也是唯一的有效方案。经过严格的术前评估与准备，排除绝对禁忌证，集内外科、麻醉科通力合作，手术顺利完成。患者随访至今，病情平稳。

参考文献

Baloch ZW, Livolsi VA. Pathology of the parathyroid glands in hyperparathyroidism [J]. Semin Diagn Pathol, 2013, 30（3）: 165-177.

Rahman MM, Karim SS, Joarder A I. Parathyroid carcinoma in a10 years old female child [J]. Mymensingh Med J, 2015, 24（3）: 619-623.

病例2　病情危重的甲状旁腺腺瘤

一、简要病史

患者女，77岁。主诉：突起头晕、左侧肢体乏力9小时余，入本院神经内科。

患者9小时余前被家属发现跌倒在地，当时诉头晕，表现为头部昏沉感，有左侧肢体活动障碍，不能独自站立，伴言语不清，少语，无肢体抽搐、视物模糊、头痛，无咳嗽、咳痰、发热、畏寒，为求诊治，遂至我院门诊，门诊以"脑血管意外"收入神经内科。

既往高血压病、动脉粥样硬化性血栓性脑梗死、多发脑动脉狭窄、痴呆、左侧颈动脉斑块形成、颈椎病、结节性甲状腺肿病史，无明显肢体活动障碍，可自理日常生活。

查体：神清，构音不清，少语，反应迟钝。双侧眼球各方向活动到位。双侧瞳孔正圆等大，D=3mm，对光反射灵敏。双侧额纹、鼻唇沟基本对称，伸舌不完全，双侧软腭抬升、咽反射稍差。左上肢肌力1级，左下肢肌力2级，左侧肢体肌张力偏低，右侧肢体肌力5级，右侧肢体肌张力正常。四肢腱反射尚可。躯体痛触觉无减退，深感觉正常。右侧巴氏征可疑阳性，左侧巴氏征、查多克征阴性。颈无抵抗，脑膜刺激征（-）。

二、初步诊断

①脑血管意外；②高血压病；③痴呆；④左侧颈动脉斑块形成；⑤多发脑动脉狭窄；⑥颈椎病；⑦结节性甲状腺肿。

三、神经内科治疗情况

入院后予以抗血小板聚集、调脂、改善循环、护脑、改善认知、降压等治疗。

查血钙升高，甲状旁腺激素升高明显（PTH 259.5pg/ml，钙3.13mmol/L），请内分泌科会诊。

完善以下相关检查：

1.甲状旁腺ECT　相当于甲状腺右叶下极见一团状放射性浓聚灶，考虑甲状旁腺功能亢进病灶。甲状旁腺MR示：①右侧甲状旁腺区域2个软组织结节，需考虑甲状旁腺腺瘤或增生，不除外其中1个为轻度肿大淋巴结。②甲状腺轻度肿大，甲状腺右叶中后部、包膜区小团状异常信号，需考虑甲状腺肿与甲状旁腺腺瘤相鉴别。建议：甲状旁腺MRI增强扫描。

2.全身骨ECT　全身骨骼代谢影像正常，未见恶性肿瘤骨转移影像改变。

内分泌再次会诊考虑甲状旁腺瘤、原发性甲状旁腺功能亢进、高钙血症诊断明确，予以降钙处理，同时有手术治疗指征，建议在合适的时候行手术治疗。

请甲状腺外科会诊：考虑患者甲状旁腺功能亢进，有手术指征，遂转甲状腺外科进一步治疗。

四、影像学检查

（一）甲状腺超声

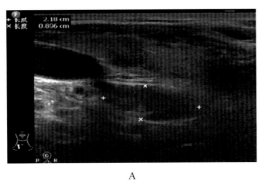 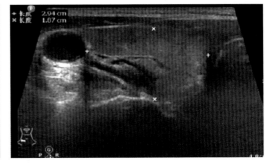

图4-4　病例2　甲状腺超声

1.超声描述　甲状双侧叶形态大小正常，峡部不厚，腺体回声均匀。右叶内见多个低回声区，较大范围约47mm×12mm，位于上极，边界清，边缘光滑，纵横比＜1，内部回声均匀，结节内未见明显强回声。CDFI：上述结节血流2级。甲状腺左叶未见明显占位。右侧颈部Ⅵ区可见一个淋巴结回声，大小约22mm×9mm，纵横比＜1，边界清晰，椭圆形，皮髓质分界清，淋巴门存在。CDFI：上述淋巴结内可见门型血流信号。双侧锁骨上区未探及明显肿大淋巴结回声。甲状腺左右侧叶后方及周围未见明确异常回声区。CDFI：未探及明显异常血流信号。

2.超声诊断　甲状腺右叶多发，考虑良性结节，建议复查。右侧颈部淋巴结，考虑良性淋巴结。甲状腺左叶未见明显占位。双侧锁骨上区未见明显肿大淋巴结。

3.超声解析　这个甲状旁腺腺瘤的病例术前超声并未能发现病灶。B超作为最常用的定位诊断方法，具有普及、性价比高、准确的优点。超声检查对直径＞10mm的甲状旁腺病灶可以很好显示，而且超声简便安全，价廉无创，常作为甲状旁腺的首选检查。文献报道，超声可探查甲状旁腺病变最小直径为5mm，更小的病灶超声检出的敏感度很低。此外超声对于异位甲状旁腺不易探查。CT检查甲状旁腺病灶的分辨率较高，定位解剖位置更加准确，但受制于扫描层厚的影响，对于一些小病灶或者小腺瘤不易发现，另一方面与超声一样的是，某些异位甲状旁腺病灶如纵隔内病灶难以检查。甲

状旁腺核素显像可以很好地发现异位甲状旁腺或病灶，尤其是纵隔内的病灶。目前，ECT显像与超声联合检查对甲状旁腺功能亢进症的诊断是最佳的检查方法。

（二）颈部MRI

1.MRI描述　右侧甲状旁腺区域见2个软组织结节（图4-5A～C，白箭），呈T_1WI等信号、T_2WI等/稍高信号、FS-T_2WI略高信号，边缘光滑，断面分别约9mm×9mm、9mm×8mm，周围脂肪间隙清晰；左侧甲状旁腺区域未见明显结节、肿物病变。甲状腺轻度弥漫增大，右叶中后部、包膜区（图4-5D，白箭）见小结节状T_1WI等信号、T_2WI稍高信号，类梭形，断面约11mm×7mm。余颈部未见明显异常信号。

2.MRI诊断　①右侧甲状旁腺区域2个软组织结节，结合病史，甲状旁腺腺瘤应予以考虑。②甲状腺轻度肿大，甲状腺右叶中后部、包膜区小团状异常信号，首先考虑结节状甲状腺肿，不完全除外甲状旁腺腺瘤。

3.MRI解析　本例病史较为明确，影像学检查的目的是找到疑似甲状腺腺瘤的病灶，首先应重点检视甲状旁腺解剖区域，因此甲状腺右侧叶下极后方软组织结节即有可能为甲状旁腺腺瘤。此二结节MRI表现以良性征象为主、信号均匀、边缘清晰，但不易与淋巴结相鉴别，亦有可能为轻度增生的甲状旁腺。甲状腺右侧叶后部病灶信号特点较符合结节性甲状腺肿，但亦不能排除甲状旁腺腺瘤的可

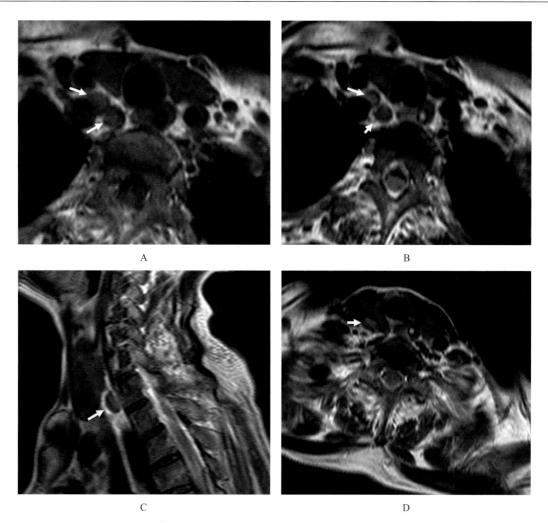

A

B

C

D

图4-5　病例2　颈部MRI

能，必要时应借助穿刺活检进一步明确诊断。

五、转入诊断

①急性脑梗死；②甲状旁腺功能亢进；③甲状旁腺腺瘤；④高钙血症；⑤高血压病（3级极高危组）；⑥痴呆；⑦双侧颈动脉斑块形成；⑧颈椎病；⑨结节性甲状腺肿。

六、转入后治疗

转入甲状腺外科后行彩超引导下甲状旁腺瘤微波消融术。用10ml注射器注入约8ml隔离液，形成隔离带，后插入微波消融消融针到肿物中央，启动消融，缓慢退针，B超下观察肿物消失，后退出消融针。术后伤口消毒，给予无菌敷料覆盖，患者无诉特殊不适，术后安返病房。术后复查PTH正常，血钙正常（PTH 13.0pg/ml，钙2.46mmol/L）。

七、最后诊断

①急性脑梗死；②甲状旁腺功能亢进；③甲状旁腺腺瘤；④高钙血症；⑤高血压病（3级极高危组）；⑥痴呆；⑦双侧颈动脉斑块形成；⑧颈椎病；⑨结节性甲状腺肿。

八、病例小结

对于原发性甲状旁腺功能亢进主要采用传统手术切除治疗，手术仍有创伤，术后颈部留有瘢痕。用腔镜下状旁腺腺瘤切除术治疗甲状旁腺功能亢进，但仍是一种创伤较大的治疗方法。微波消融方法治疗甲状旁腺亢进的原理是通过热传导使甲状旁腺组织变性、坏死，从而达到治疗该病的目的，具有创伤小、恢复快、手术时间短、疗效好且不留手术瘢痕等优点。尤其适合老年患者、一般情况差，无法耐受全身麻醉风险的患者。

病例3 甲状旁腺腺瘤合并髓样癌

一、简要病史

患者女，32岁。主诉：查体发现甲状腺结节半年。

既往14年前曾行"甲状腺手术"（具体不详），4个月前行"嗜铬细胞瘤手术"（具体不详）。

术前：血钙2.7mmol/L，PTH 231.2pg/ml。
术后：血钙2.11mmol/L，PTH 3.54pg/ml。

二、影像学检查

甲状腺彩超

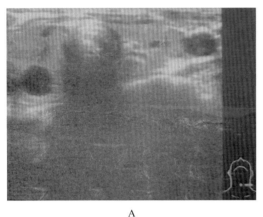
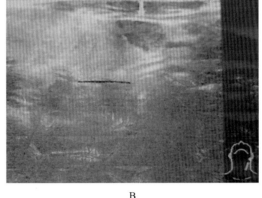

A   B

图4-6 病例3 甲状腺彩超

1.超声报告 甲状腺双侧切除术后，剩余腺体大小尚可，形态欠规则，左叶中下外探及一低回声结节，大小约1.2cm×0.7cm×0.8cm，边界清，形态欠规则，内回声欠均匀，CDFI：内可探及较多血流信号。右叶实质内探及两个囊性暗区，大者约0.3cm×0.2cm，边界清晰，内回声可。颈部Ⅵ区，甲状腺左叶下极下方探及一低回声结节，大小约0.6cm×0.5cm，内回声不均匀，可见砂砾样强回声。其余双侧甲状旁腺区未探及异常肿物。

2.超声诊断 甲状腺部分切除术后；甲状腺左叶实性占位；甲状腺右叶滤泡囊肿；左侧气管旁淋巴结肿大并钙化。

3.超声解析 髓样癌可以分为散发型和家族型，其中散发型占70%～80%，家族型占20%～30%，我国则多以散发型为主，家族型髓样癌为常染色体显性遗传性疾病，并常为多发性内分泌肿瘤2型（MEN2）的一种临床表现：当患者髓样癌合并嗜铬细胞瘤及甲状旁腺功能亢进时为MEN2A型，当合并嗜铬细胞瘤和黏液状神经瘤为MEN2B型，此型很少累及甲状旁腺。此患者为髓样癌并嗜铬细胞瘤及甲状旁腺腺瘤，应归为MEN2A型。术前超声将甲状旁腺腺瘤误诊为甲状腺实性占位，误诊原因可能包括患者有髓样癌切除史，左侧气管旁发现肿大淋巴结，诊断思路就容易往原发肿瘤上考虑；再者就是甲状腺内结节与甲状旁腺结节难以鉴别诊断，尤其是位于甲状腺背侧的结节，两者鉴别要点包括甲状旁腺肿瘤位于甲状腺的背侧和下方，与甲状腺之间有纤细包膜，CDFI可见极性血供，怀疑甲状旁腺肿瘤时可以结合甲状旁腺素水平，该患者为231.2pg/ml；再者就是在诊断过程中可能没有仔细询问病史，患者只说有甲状腺手术史，未仔细询问肾上腺嗜铬细胞瘤手术史，也提醒我们要密切结合临床。

三、初步诊断

甲状腺结节。

四、手术情况

1.手术名称　甲状腺全切＋中央区淋巴结清扫术。

2.术中探查　甲状腺双侧叶未扪及确切结节，胸骨上窝可扪及一枚肿大、质硬淋巴结。切除甲状腺左侧叶及峡部，清扫左甲状腺周围、气管前、气管旁及胸骨上窝淋巴脂肪组织。切除之甲状腺左侧

叶及峡部肉眼观：于腺叶外下见一圆形暗红质韧组织、可疑为甲状旁腺组织，另于甲状腺左侧叶内探及一质硬结节，大小约直径0.4cm，色白、边界欠清。切下的甲状腺左侧叶、可疑甲状旁腺及中央区淋巴结送检快速冷冻病理。术中冷冻快速病理报告：（左叶及峡部）形态学较符合甲状旁腺腺瘤，"中央区淋巴结"考虑为髓样癌。遂行甲状腺全切＋中央区淋巴结清扫术。完整切除甲状腺右侧叶组织。术毕。

五、术后病理

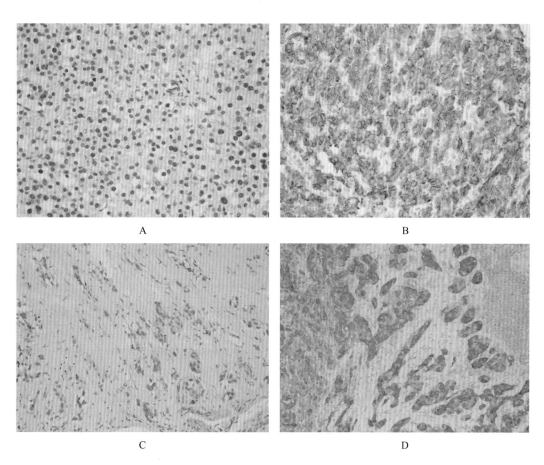

图4-7　病例3　术后病理

A.甲状旁腺腺瘤细胞小圆形，胞质透亮或嗜酸性，形态温和，核小深染（200×）；B.甲状旁腺腺瘤PTH染色呈细胞质内颗粒状强阳性表达（200×）；C.淀粉样变背景中见小的片状、巢状分布的细胞巢，细胞卵圆形或梭形（100×）；D.髓样癌CT染色呈强阳性表达，右上角淋巴组织表达阴性（100×）

1.术后石蜡病理　左叶及峡部形态学较符合甲状旁腺腺瘤，"中央区淋巴结"考虑为髓样癌。

2.病理解析　此病例是一例非常有挑战性的病例，术中于甲状腺左叶查见一0.4cm灰白质硬结节，镜下见上皮细胞片巢状分布，细胞大小较一致，胞质透亮、嗜酸，细胞核小、深染，免疫标

记PTH强阳性，符合甲状腺内异位甲状旁腺腺瘤。"中央区淋巴结"送检淋巴结组织见异型上皮巢伴淀粉样变，细胞形态圆形、卵圆形，部分成角、梭形，染色质细颗粒状，核仁不明显。免疫组化CT呈弥漫强阳性表达，符合髓样癌。

甲状旁腺在胚胎发育过程中异位率约10%，多

数位于甲状腺下级和胸腺之间，而异位于甲状腺内者非常少见，发生率仅在0.7%～3.4%，以右叶下极多见，并且下位甲状腺内甲状旁腺异位者更易发生肿瘤，甲状腺内异位甲状旁腺腺瘤的发生率为1.4%～6.0%。甲状腺内异位甲状旁腺腺瘤可分泌大量PTH，导致钙磷代谢紊乱，继而引发一系列甲状旁腺功能亢进的症状。然而甲状腺内甲状旁腺腺瘤合并髓样癌者十分罕见，本例患者14年前曾行甲状腺切除术，具体病理不详，因此我们推断当时甲状腺内原发病变为髓样癌的可能性极高。淋巴结内转移性髓样癌的形态特点与甲状腺内原发性髓样癌相似，表现为纤维间隔的片巢状、小叶状、岛状实性细胞巢，细胞圆形、椭圆形或梭形，染色质细颗粒或轻度粗颗粒状，形态比较一致，细胞核"椒盐样"，呈现神经内分泌细胞的特点，核分裂少见，多小于1个/10HPF，间质淀粉样变具有特征性的提示意义。甲状腺髓样癌可以通过淋巴道及血道转移，约50%患者就诊时已经发生颈部淋巴结转移，远处转移最常见的部位为肺、肝、骨、肾上腺及脑，免疫组化染色CT表达阳性支持C细胞来源的髓样癌的诊断。

鉴别诊断如下。①甲状旁腺腺癌：本例最先应该排除甲状旁腺腺癌转移，甲状旁腺腺癌细胞异型大，核分裂高，且PTH阳性、CT阴性有助于鉴别。②甲状腺滤泡性肿瘤：甲状腺滤泡性肿瘤可见胶质分化，TG阳性，CT阴性可以与髓样癌相鉴别，然而需要指出的是TTF-1在髓样癌、甲状腺滤泡型肿瘤中均可表达阳性，因此不建议根据TTF-1的表达确定来源。③甲状腺副节瘤：副节瘤细胞呈器官样排列，周围有S-100阳性的支持细胞，CT表达阴性。

六、最后诊断

①甲状腺髓样癌；②甲状旁腺瘤。

七、病例小结

本例在影像及病理学诊断上有其特殊性。治疗原则为：常规切除甲状旁腺肿瘤并探查其余甲状旁腺，手术范围及术后综合治疗以甲状腺髓样癌为准。甲状腺髓样癌（medullary thyroid carcinoma，MTC）恶性程度位于甲状腺未分化癌与分化型甲状腺癌之间，具有早期侵犯区域淋巴结和向肺、骨等远处转移的倾向，预后相对较差。甲状腺髓样癌中70%～80%为散发性，20%～30%为遗传性。遗传性髓样癌分为多发性内分泌肿瘤2A型和2B型，2A型占多发性内分泌肿瘤总数的95%，2B型占5%。多发性内分泌肿瘤2A型有4种变异型，即经典型多发性内分泌肿瘤2A型（肯定有甲状腺髓样癌的存在，可能合并嗜铬细胞瘤或甲状旁腺增生或两者都有）、多发性内分泌肿瘤2A型与皮肤苔藓淀粉样变、多发性内分泌肿瘤2A型与先天性巨结肠病以及家族性髓样癌（患有甲状腺髓样癌家庭或个人有RET种系突变但无嗜铬细胞瘤和甲状旁腺增生）。甲状腺髓样癌起源于甲状腺滤泡旁C细胞，散发性髓样癌通常在40岁和60岁左右发生。当发现有可扪及的甲状腺结节而考虑为髓样癌患者中70%已经有颈部淋巴结转移及10%已有远处转移。降钙素和CEA是甲状腺髓样癌有价值的肿瘤标志物，其血清浓度与C细胞数量直接相关。行甲状腺全切除术，若存在肿瘤广泛转移、肿瘤残留时考虑颈部放射治疗；进展期全身性疾病患者用酪氨酸激酶抑制剂进行全身治疗。

第 5 章

其他甲状腺相关疾病影像解析

病例1　二尖瓣关闭不全压迫喉返神经

一、简要病史

患者女，52岁。主诉：声嘶半年，发现甲状腺肿物10天。

查体：会厌无肿胀及变形，双侧声带黏膜光滑，左侧声带固定于旁正中位，右侧声带活动良好双侧梨状窝未见异常。颈部对称，未见颈静脉怒张，颈动脉搏动正常，颈软，无抵抗，气管居中，

甲状腺区未触及明显肿物。局部未触及震颤，未闻及明显血管杂音。颈部未触及明显肿大淋巴结。

喉镜：左侧声带麻痹。

二、影像学检查

（一）甲状腺彩超

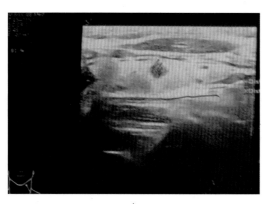

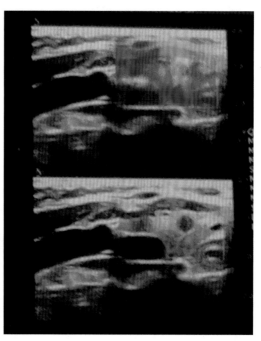

A　　　　　　　　　　B

图5-1　病例1 甲状腺彩超

1.超声描述　甲状右叶厚1.9cm，峡部厚0.2cm，左叶4cm。甲状腺右叶及峡部明显占位，左叶中部可见0.5cm×0.4cm×0.5cm低回声，形态尚规则，边界尚满，内回声不均，横切面纵横比＞1，质地略硬，CDFI：其内未见明血流号。双侧颈血管旁及气管旁沟未见明显异常淋巴结回声，CDFI双侧

总动脉及颈内静脉未见明显受侵及压迫。

2.超声诊断　甲状腺左叶中部低回声结节（性质？）。

（二）颈部CT

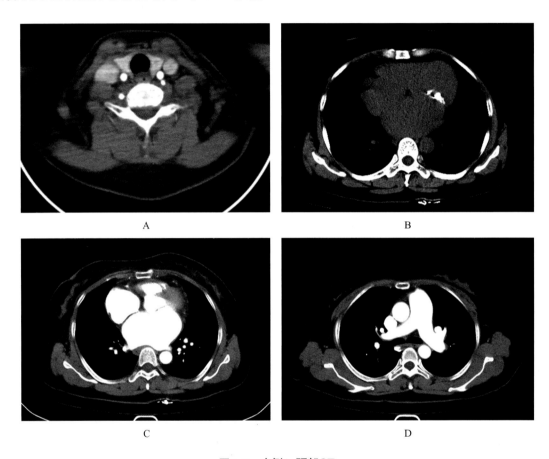

图5-2　病例1　颈部CT

1.颈胸全腹CT　甲状腺左叶低密度，请结合超声右肺中叶及左肺上叶舌段少许条索两侧臀部钙化灶；腹部扫描未见异常。

2.解析者诊断意见　①甲状腺左叶结节，考虑恶性肿瘤可能性大；②双肺纤维灶；③心脏增大，请结合超声。

3.CT解析　患者以声嘶半年就诊，10天前检查超声，发现甲状腺结节。CT甲状腺结节位于左侧叶，病灶较小，边缘欠清，增强扫描病灶边界更模糊，其内见乳头状强化区，提示甲状腺乳头状癌可能，需结合超声综合诊断，颈部未见肿大淋巴结，因此甲状腺结节不是声音嘶哑的病因。患者喉镜检查见左侧声带固定，提示左侧喉返神经麻痹。胸部CT检查未见肺内肿瘤、纵隔淋巴结肿大。患

者心脏增大，以左心房为主，二尖瓣区见不规则钙化，需考虑风湿性心脏病二尖瓣病变，需要注意该患者肺动脉干明显增宽，其内径大于同层面主动脉内径，提示肺动脉高压，且主动脉弓与肺动脉干间距明显缩小，推测其压迫左侧喉返神经致声嘶。临床工作中，心源性喉返神经麻痹较少见，多见于一些严重的心脏瓣膜病变或先天性心脏病，主要由于肺动脉高压致肺动脉扩张，压迫左侧喉返神经所致。

（三）胸部X线片

1.胸部X线片描述　胸廓两侧对称，骨骼像示双侧肋骨骨质结构未见明显异常、软组织像示气管居中，纵隔不宽；两肺门结构欠清。两肺下野纹理

稍增多，左肺下野可见钙化点；两侧膈肌光滑，肋膈角锐利；心影向两侧增大，心胸比约为 0.55。

2.胸部 X 线片诊断　左下肺钙化灶；两下肺纹理稍多；心影增大，请结合临床。

三、初步诊断

①甲状腺肿物；②左侧声带麻痹。

四、治疗情况

患者入院后完善相关检查，拟查明左侧声带麻痹原因后再行手术治疗。

1.胃镜结果示　食管膨隆（外压？）；反流性食管炎；慢性非萎缩性胃炎。

2.胸科会诊意见　建议查超声胃镜，如结果无提示，可选做 PET-CT。

3.超声胃镜　未见明显异常。

4.超声心动图示　联合瓣膜病二尖瓣重度狭窄合并中度关闭不全，主动脉瓣增厚、回声增强，左心房增大，肺动脉压中度增高合并三尖瓣中量反流；左室壁运动减低，左心收缩功能正常低限，舒张功能减低。

5.麻醉科会诊意见　患者目前 ASA，NTHA I 级，围手术期 ACS、AHF 等风险较大，向家属交代。建议转科行二尖瓣置换手术。

综合临床表现及辅助检查结果，考虑左侧声带麻痹为左心房增大压迫迷走神经所致，向患者家属

充分交代病情及手术风险后，家属表示理解，愿意转科先行二尖瓣置换手术，再决定下一步治疗，遂转入心外科治疗。

五、最后诊断

①二尖瓣狭窄（重度）伴关闭不全（中度）；②三尖瓣关闭不全（中度）；③肺动脉高压（中度）；④甲状腺结节，甲状腺癌待排；⑤左声带麻痹。

六、病例小结

患者主诉声嘶入院，除外喉本身病变后，主要考虑肿瘤因素导致的喉返神经压迫，其中又以左侧喉返神经受压，左侧声带麻痹最常见。临床上常见食管癌、甲状腺癌、肺癌及纵隔肿瘤，其中又以甲状腺癌最为常见，而食管癌引起的喉返神经麻痹多见于食管癌术后复发，是复发的标志。本例患者入院后接受常规思路排查肿瘤，虽说甲状腺左叶确系发现肿瘤，但从超声上看绝不会引起压迫神经的情况，在完善术前检查的过程过程中，心脏超声提示风湿性心脏病，心脏瓣膜病左心房增大，向上压迫肺动脉，肺动脉与主动脉之间的喉返神经因此受损引起声嘶。查阅最新版人民卫生出版社《内科学》，风湿性心脏病，却有声嘶、声带麻痹临床表现，但对于外科来讲还是比较少见的，临床上遇到声嘶的患者，还是要考虑到这一点。

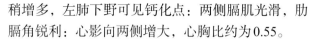

病例 2　脂肪肉瘤

一、简要病史

患者男，58 岁。主诉：发现颈部肿物 1 年。

既往史：6 年前于当地医院行颈部手术，具体不详。

二、影像学检查

（一）甲状腺彩超

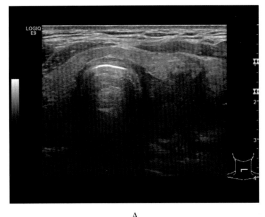
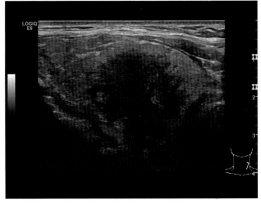

A

B

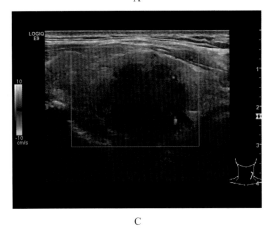

C

图5-3　病例2　甲状腺彩超

1.超声描述　甲状腺右叶后外侧探及一低回声包块，大小约6.3cm×5.8cm×3.8cm，边界清晰，形态不规则，内回声较低、均质，向胸骨后延伸，右侧颈部软组织肿胀，结构紊乱，探及多个混合回声包块，部分位于皮下脂肪层，部分位于肌层，大者约5.0cm×4.9cm×2.2cm，位于胸锁乳突肌前方，与颈前肌群分界不清，内回声不均匀。

2.超声诊断　甲状腺右叶低回声包块；右颈部实性回声包块。

3.超声解析　甲状腺结构正常，实质内未见明显占位性病变，右叶后外侧探及6.3cm×5.8cm×3.8cm的低回声包块，边界清晰，形态不规则，内回声较低，均质，向胸骨后延伸；右侧颈部软组织肿胀，结构紊乱，探及多个混合回声包块，部分位于皮下脂肪层，部分位于肌层，大者约5.0cm×4.9cm×2.2cm，位于胸锁乳突肌前方，与颈前肌群分界不清，内回声不均匀。考虑来源于甲状腺外的其他组织，间叶组织可能性大。结合病灶对颈部肌群有侵犯，部分区域二者分界不清，考虑肿瘤为恶性。

（二）颈胸部CT

1.CT描述　右侧颈部至小纵隔见数个有互相融合趋势的软组织肿物，边缘光滑，最大总截面约70mm×70mm、上下约175mm，密度不均匀不均匀轻度增强。肿物推移邻近结构使之受压变形或移位。右侧颈部肿物旁见多发絮状脂肪右肺上尖段见软组织肿物，边界清晰，最大截面约40mm×30mm、上下约50mm（纵隔窗测量）其边缘见深分叶、毛刺、胸膜凹陷、气管截断及多发卫星灶。其内密度不均匀，近肺门侧见多发支气管气像，病灶实性成分不均匀轻度增强右肺中体积缩小、密度增高右肺下前基底段见一直径约10mm的非薄壁囊状低密度灶，边界清晰。右侧胸腔见少许液体。纵隔见多发轻度增强的淋巴结，最大者位于左下气管旁，短径约16mm。右侧上颌窦腔内黏膜明显增厚并见絮状钙化，窦壁增生。T9椎体形变。

2.CT诊断　右肺上叶尖段占位，倾向恶性，腺癌可能性大并纵隔及颈部多发转移可能性大建议CT导引下经皮穿刺活检。右侧颈后部含脂肪占位，脂瘤或肉瘤可能性大，建议经皮穿刺活检。右肺中叶综合征。右肺下叶前基底段囊肿。右侧胸腔少量积液，纵隔多发淋巴结，部分肿大。

三、初步诊断

①右颈部肿物；②右肺上叶占位；③右肺中叶综合征；④右侧胸腔积液；⑤右肺下叶基底段囊肿；⑥纵隔淋巴结肿大；⑦颈部术后。

四、手术情况

1.手术名称　右颈部肿瘤切除术＋上纵隔肿瘤切除术。

2.术中探查　甲状腺未触及明显结节，甲状腺右叶后方触及数个质软包块，大者约8cm×6cm，边界不清，与周围组织粘连严重，向胸骨后延伸，深达上纵隔，右侧颈部数个巨大包块，大者约12cm×4cm，质软，肿瘤局部融合，上达下颌骨，下达胸锁关节，突入上纵隔，外侧达侧胸锁乳突肌后方，与周围组织致密粘连，分界不清，部分

侵入周围肌肉组织，内侧遮盖气管前方并向后压迫气管、使气管受压。肿物前方颈前肌群受压变薄。离断右侧颈前肌，向外侧牵拉胸锁乳突肌，充分显露术区，完整切除右颈部数个巨大肿物，大者约14cm×5cm，质韧，边界不清，与周围组织粘连严重，给予完整切除。向甲状腺右叶后方及胸骨后探查，完整切除数个质软包块，大者约10cm×2cm，质软，边界清，有包膜。向右侧颈后探查，探查数个质韧包块，边界不清，与周围组织粘连严重，给予完整切除，切除肿物送快速病理：（胸骨后肿物、颈部肿物、颈前肌群肿物、右侧颈后肿物）首先考虑良性或低级别脂肪源性肿瘤，待石蜡切片及免疫组化进一步检查。向家属交代病情，表示理解，讨论后决定行右颈部肿瘤切除术＋上纵隔肿瘤切除术。仔细检查未发现肿物残留。术毕。

五、术后病理

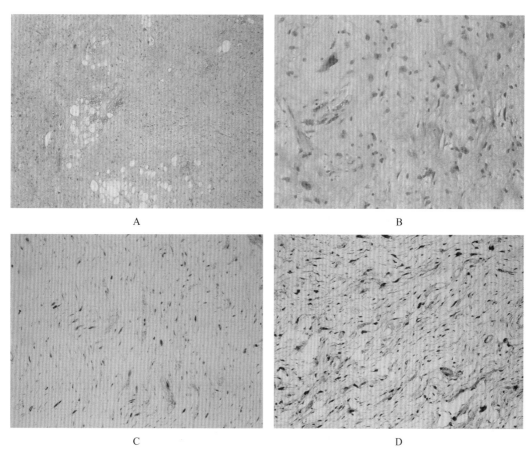

A	B
C	D

图5-4　病例2 术后病理

A.高分化脂肪肉瘤（分化较好的大小不一的脂肪空泡）与去分化脂肪肉瘤（梭形细胞成间质分伴有纤维间质）混杂分布（40×）；B.去分化区域细胞大小不一，形态梭形或多形，核深染，可见多核细胞，纤维化（400×）；C.MDM2免疫组化显示细胞核棕黄色染色阳性（200×）；D.CDK4免疫组化显示细胞核棕黄色染色阳性（200×）

1.术后石蜡病理 胸骨后脂肪瘤、颈部肿瘤、左颈前肿物、右侧颈前肌肿物组织形态及免疫组化结果,符合高分化脂肪肉瘤,部分区域间质伴显著黏液变性,局部侵犯邻近骨骼肌组织,"胸骨后"肿物两处,大者体积16.6cm×6cm×2.5cm,小者体积13cm×7cm×3cm;"颈部肿物"体积13cm×10cm×2.5cm,"左颈前"肿物三处,直径1.1~1.7cm,"右侧颈前肌"肿物体积6.5cm×4.5cm×1.5cm;右侧颈后肿物组织形态及免疫组化结果,符合高分化脂肪肉瘤,局部为多形性脂肪肉瘤,送检肿物体积约8.5cm×6.5cm×1.8cm。免疫组化:"胸骨后脂肪瘤、颈部肿瘤、右侧颈前肌肿物":CDK4(＋)、MDM2(＋)、Vim(＋)、CD34(＋)、S-100(＋)、desmin(灶＋)、SMA(＋)、CD68(＋)、Ki-67(10%~15%＋);"右侧颈后肿物":CDK4(＋)、MDMD2(＋)、Vim(＋)、CD34(＋)、S-100(＋)、desmin(＋)、SMA(＋)、CD68(＋)、Ki-67(10%~25%＋)。

2.病理解析 脂肪肉瘤是软组织恶肿瘤中较为常见的种类之一,在组织形态学、分子遗传学以及临床预后上均存在明显的异质性。2013年版WHO骨和软组织肿瘤分类中,脂肪肉瘤分为4个主要的临床病理亚型:①不典型脂肪瘤样肿瘤/高分化脂肪肉瘤(ALT/WDLPS);②去分化脂肪肉瘤(DDLPS);③黏液样脂肪肉瘤;④多形性脂肪肉瘤。常见于中老年人,极少发生于儿童。WDLPS主要发生于腹膜后及四肢,主要参与基因为MDM2、CDK4及CPM-HMGA2的扩增。其中MDM2不仅自身可以促进脂肪源性肿瘤的发展,同时还能抑制P53的负向调控因子,促进肿瘤细胞增殖。DDLPS约占所有脂肪肉瘤的18%,一般为ALT/WDLPS向非脂肪源性的肉瘤成分转化,约90%的去分化发生于原发肿瘤内,即肿瘤一开始就表现为DDLPS,而约10%的病例则为ALT/WDLPS多次复发之后转化为DDLPS。绝大多数DDLPS位于后腹膜和盆腔软组织间隙内,其次为肢体和精索/睾丸旁区,少见的部位包括胸腔、纵隔和头颈部等。瘤体通常较大,有时可达30cm以上,部位较深,大体上多为推挤性多结节状,可见部分包膜。切面可表现为灰黄质软为主至灰白灰褐色质实为主。组织学上通常表现为ALT/WDLPS成分向非脂肪源性的肿瘤成分

转化,两种成分在镜下通常分界较清楚,表现为突然的过渡;但有时可表现为逐渐的过渡或在整个肿瘤内交错的分布,高分化与去分化成分的比例在不同肿瘤内多少不等,DDLPS中的ALT/WDLPS组织学类型以脂肪瘤样和硬化性为主,而去分化成分大多数表现为高级别多形性肉瘤样、高级别梭形细胞肉瘤样以及少见的高级别圆细胞肉瘤样和上皮样特征等,瘤细胞密度高,间质稀少,核分裂象活跃(＞5个/10HPF),坏死较为常见。5%~10%的DDLPS可显示异源性的间叶性分化,常见为骨、软骨、肌样分化以及少见的血管内皮细胞分化。与ALT/WDLPS相似,DDLPS具有特征性的源自第12号染色体长臂(12q)的超额环状染色体或巨染色体,包括位于12q15的MDM2和CPM基因、位于14q14.3的HMGA2基因以及位于14q14.1的CDK4基因和SAS/TSPAN31基因等。其中MDM2基因认为是ALT/WDLPS和DDLPS肿瘤发生的主要驱动基因,其稳定而持续的扩增和过表达是脂肪肉瘤形成过程中的最早期事件之一。免疫组织化学染色,绝大多数的DDLPS弥漫强表达p16蛋白,在与ALT/WDLPS之外的其他类型的脂肪源性肿瘤的鉴别诊断中,联合应用P16、MDM2和CDK4对于诊断DDLPS具有高度的敏感度和特异度。

六、最后诊断

①右颈部肿瘤;②右肺上叶占位;③右肺中叶综合征;④右侧胸腔积液;⑤右肺下叶基底段囊肿;⑥纵隔淋巴结肿大;⑦颈部术后。

七、病例小结

脂肪肉瘤是好发于中老年男性的常见的软组织肉瘤。在组织形态学、分子遗传学及临床预后上均存在明显的异质性。高分化型的脂肪肉瘤通常发生在四肢和腹膜后的软组织。绝大多数黏液样、圆形细胞和多形性脂肪肉瘤发生在肢体。原发于甲状腺的脂肪肉瘤极为罕见,完全手术切除合并术后放疗是脂肪肉瘤的首选治疗方法。对颈部脂肪肉瘤而言,需注意与甲状腺及颈部淋巴结疾病的鉴别诊断。为避免错误诊断致错误手术方案,完善的术前检查及评估尤为重要,术中需仔细反复探查,尽最大可能切除全部可探及的病灶。

病例3　喉返神经鞘瘤

一、简要病史

患者男，54岁。主诉：查体发现甲状腺结节3天。

二、影像学检查

（一）甲状腺彩超

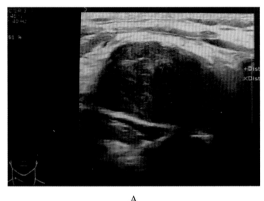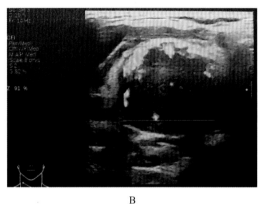

A　　　　　　　　　　　　　　B

图5-5　病例3 甲状腺彩超

1.超声描述　甲状腺回声尚均匀，右叶背侧可见3.7cm×3.1cm×2.4cm实性低回声团块，形态欠规则，边界尚清，结节内可见较丰富血流信号。

2.超声诊断　甲状腺右叶后方实质性团块（来源于甲状旁腺？其他？）。

3.超声解析　神经鞘瘤是一种起源于周围神经鞘膜细胞的肿瘤。当颈部出现形态规则的圆形或椭圆形实性包块时应考虑到神经鞘瘤的可能。神经鞘瘤的超声声像图特点：①瘤体边界清晰，形态规则，内部可囊变，瘤体沿神经干走行分布。②瘤体两端与神经干相连，两端可见高回声三角是神经鞘瘤的特征性表现。鉴别诊断：神经纤维瘤与神经鞘瘤均来源于神经鞘膜，是否清晰显示瘤体与神经干的关系是两者鉴别诊断的要点。神经纤维瘤极少发生囊性变，合并皮肤牛奶咖啡斑是临床特征性表现；而神经鞘瘤瘤体两端的高回声三角是其特征性表现，其瘤体边界清晰，形态规则，易发生囊性变。

（二）颈部CT

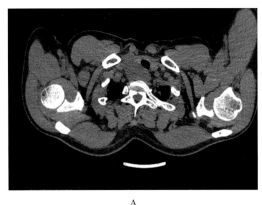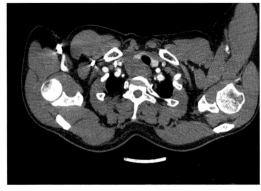

A   B

图5-6　病例3　颈部CT

1.CT描述　甲状腺右叶后方见类圆形软组织肿物，大小约3.7cm×3.1cm×2.4cm，气管受压向左前方移位，病灶与甲状腺右侧叶界线欠清，增强扫描肿物内部可见不均匀强化，实性部分呈渐进性强化，低密度区强化不明显。余颈部软组织内未见异常密度灶及异常强化灶，未见明显肿大淋巴结。

2.CT诊断　甲状腺右叶后方肿物，符合良性肿瘤CT表现。

3.CT解析　病灶位于甲状腺右叶后方，此部位肿瘤来源不易确定，应该考虑的病变主要包括甲状腺肿瘤向后生长、甲状旁腺肿瘤、气管肿瘤、纵隔肿瘤、淋巴肿瘤及转移瘤等。病灶与甲状腺右叶间未见脂肪间隙，边界欠清，因此不能排除甲状腺肿瘤向后生长；甲状旁腺肿瘤多为甲状旁腺腺瘤，多有甲状旁腺功能亢进表现，CT表现为圆形或卵圆形较低密度结节，增强扫描均匀或环形强化，与此例不符；本例气管为受压改变，管壁光滑，可排除气管源性肿瘤。病灶处于胸廓入口处，因此来源于纵隔的肿瘤应考虑在内。本例增强扫描具有一定特点，病灶呈不均匀强化，其内见渐进性强化区和无强化区，较符合神经鞘瘤Antoni A区和B区的CT强化特点。另外，转移瘤及淋巴瘤一般为多发病变，本例不支持。

三、初步诊断

甲状腺后方结节。

四、手术情况

1.手术名称　颈部探查＋甲状腺右叶肿物切除活检术。

2.术中情况　分离暴露甲状腺，多点注射纳米碳混悬液，行甲状旁腺负显影，打开甲状腺外科膜，探查见甲状腺未触及明显肿物，右叶背侧肿物约4.0cm，质硬，实性，与气管壁及甲状腺右叶相粘连，切除右叶充分暴露肿物，术中自锁骨上气管旁分离保护喉返神经，切除部分肿物送病理：考虑梭形细胞肿瘤样组织，确诊待石蜡。术中见神经上下均穿入并消失于肿瘤，考虑肿瘤来源于喉返神经，切除肿物必然切断神经，向患者家属交代病情，家属表示理解，并同意切断喉返神经，切除肿物。注意保护食管壁完整，切断神经，完整切除肿瘤，明确无活动性出血及残留病变，可吸收线吻合神经断端。术毕。

五、术后病理

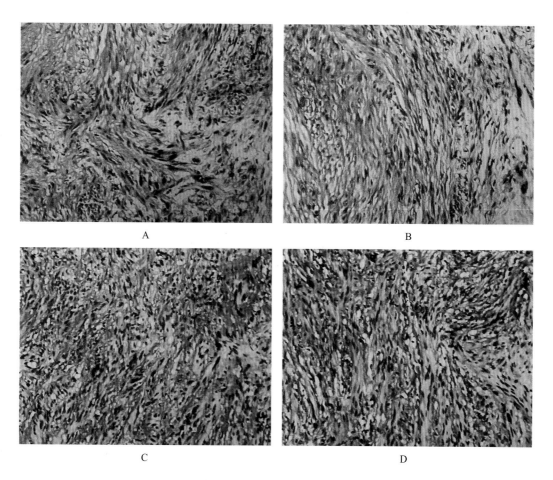

A　　　　　　　　　　　　B

C　　　　　　　　　　　　D

图5-7　病例3　术后病理

1. 术后石蜡病理　甲状腺右叶：甲状腺组织 5cm×2.5cm×0.8cm，切面灰褐色质韧，甲状腺腺瘤样增生；甲状腺右后方肿物：4.5cm×3cm×3cm，符合神经鞘瘤。免疫组化：Des（-），Calponin（+），S-100（+），Vim（+），SOX-10（+），MBP（-），SMA（-/+），Syn（-），CD34（血管+），Ki-67（阳性细胞数3%）。

2. 病理解析　神经鞘瘤是起源于神经鞘细胞的良性肿瘤，因主要由施万细胞组成，又称施万瘤。可发生于全身各处，发生于头颈部者占25%～45%。具有包膜的肿瘤，边界清楚，偏心性生长，神经束不进入肿瘤内部。神经鞘瘤有两种组织形态，一型为束状型（Antoni A型）：细胞细长、梭形、边界不清，核长，椭圆形，互相紧密平衡排列，呈栅状或不完全的旋涡状，称verocay小体。二型为网状型（AntoniB型）：细胞细小，常有小球腔形成，以上2型结构可以不同比例同时存在于

同一种肿瘤中，但多数以其中一型为主，间质富含淋巴细胞，血管壁伴玻璃样变性，肿瘤可呈囊性和（或）出血坏死等改变。本例患者肿瘤位于甲状腺后方，术中探查与喉返神经关系密切。结合形态及免疫组织化学，诊断较明确。主要与其他梭形细胞软组织肿瘤相鉴别。神经鞘瘤边界清楚，完整切除后预后良好，少数可恶变。一头颈部神经鞘瘤33例回顾性分析，术后30例获随访，3例失访，随访时间0.5～16年，其中27例治愈，3例死亡（1例为恶变者，术后19个月因复发死亡；另2例分别死于心脏病及脑出血）。对出现破坏包膜、细胞异型明显、生长活跃、术后多次复发、肿物进行性增大者神经鞘瘤，则恶变概率增大，应予以密切随访。

六、最后诊断

①甲状腺腺瘤样增生；②喉返神经鞘瘤。

七、病例小结

颈部神经鞘瘤多见于副神经、臂丛神经。喉返神经来源的较少见，患者主因发现甲状腺肿物3天入院，入院超声提示甲状腺右叶后见实性肿物（来源于甲状腺？其他？）。而甲状腺素及血钙未见异常。术前穿刺提示甲状腺滤泡上皮细胞及淋巴细胞。综上临床上考虑旁腺肿瘤及淋巴结来源可能性大。术中探查，在寻找喉返神经，切除甲状腺过程中，从入喉处及锁骨上均未找到喉返神经，顺神经分离，可见神经穿入并消失于肿瘤中。书中切除部分肿物送冷冻病理检查，考虑柱形细胞肿瘤样组织，此时高度怀疑喉返神经来源肿瘤。而照"剥洋葱"方式无法切除该病变，经过与家属交流，术者切除肿瘤而牺牲神经。术中病理符合神经鞘瘤。

参 考 文 献

王朝晖，陶远孝，汤如勇，等. 头颈部颅外神经鞘膜瘤30例分析［J］. 四川医学，2000（4）：314-315.

尹兆富，黄德亮，杨伟炎. 头颈部颅外神经鞘瘤的诊断和治疗［J］. 中国耳鼻咽喉颅底外科杂志，1998，4（1）：44-45.

病例4　甲状舌管囊肿并发甲状腺癌

一、简要病史

患者女，17岁。主诉：发现颈部肿物1年余。

患者1年余前发现颈前一圆形囊性肿物，质软，边界清，可随吞咽及伸舌而上下移动，无疼痛、呼吸困难等其他不适，1年来肿物渐进性增大，至今7cm×7cm（图5-8）。为求进一步诊治，遂至我院就诊。

专科查体：患者颈前一圆形肿物，大小约7cm×7cm，无破溃等，质软，边界清，可推动，可随伸舌而上下移动。

实验室检查：甲状腺球蛋白28.34ng/ml，TSH 0.270μIU/ml，FT3 6.300pmol/L，FT4 17.700pmol/L。

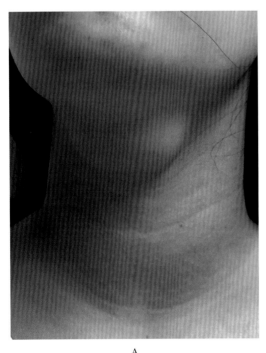
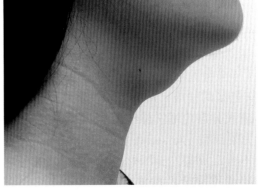

A　　　　　　　　　　B

图5-8　病例4 颈部照片

二、影像学检查

（一）颈部超声

1.超声描述　下颌部见一囊实性病变，大小约4.5cm×2.1cm×2.7cm，边界清，大部分为囊性，底部见一菜花状宽基底结节，大小约2.0cm×1.4cm×1.2cm，其内见多发细颗粒状钙化强回声，血供稀少（图5-9A）；双叶甲状腺及峡部大小正常，形态规则，包膜平整，内部回声均匀，未见明确异常回声。双侧颈部未见异常肿大淋巴结（图5-9B）。

2.超声诊断　下颌部囊实性病变，符合甲状舌管囊肿合并实性恶变结节；甲状腺超声检查未见异常；双侧颈部未见异常肿大淋巴结。

3.超声解析　甲状舌管囊肿是常见的颈中线部位的先天性肿物，多位于舌骨下，其次是舌骨上和

舌骨水平。单纯性甲状舌管囊肿超声上表现为边界清，形态规则，壁薄、后方回声增强、部分病例可见分隔，周边及分隔多无血流信号，内部呈透声好的无回声，有时可呈均质类实性回声（囊内为豆渣样角化物，呈密集点状回声）。当甲状舌管囊肿合并感染、炎症时，囊壁增厚，边界模糊，周边显示斑点状血流信号，内部回声呈均质低回声和不均质回声。若甲状舌管囊肿边界模糊、形态不规则，与周围组织分界不清晰，囊壁较厚不规则、伴有实性凸起，且实性部分不规则、有点状钙化及丰富血流时要想到恶变的可能，结合临床无红肿热痛等与甲状舌管囊肿合并感染的鉴别，必要时可行超声引导下细针穿刺细胞学检查。

（二）颈部CT

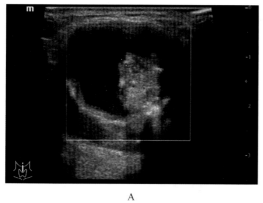
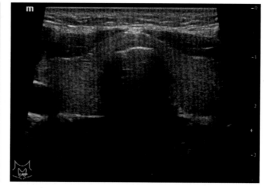

A　　　　　　　　　　　　　　　B

图5-9　病例4　颈部超声

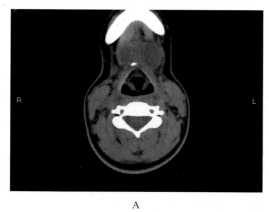
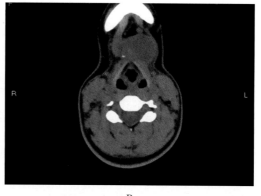

A　　　　　　　　　　　　　　　B

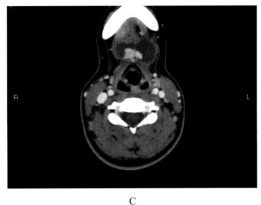

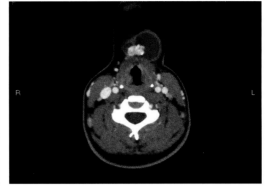

C D

图5-10 病例4 颈部增强CT

1.CT表现 舌骨及甲状软骨前方中线处见囊实性低密度灶，大小约39mm×27mm×24mm，其内见线状分隔、实性结节及多发点状钙化，部分囊壁不规则增厚，实性结节呈分叶状，边缘不规则，大小约17mm×10mm。增强扫描实性结节明显强化，囊壁及分隔轻中度强化，囊内液性密度灶无强化。病灶与周围组织分界尚清。余各肌间隙正常，喉、咽、气管未见异常，黏膜无增厚。咽旁间隙清晰，颈动脉间隙正常，双侧颈部Ⅰ、Ⅱ区可见多个小淋巴结，大小为5～10mm，密度及强化均匀。甲状腺形态大小正常，未见异常密度灶及异常强化灶。

2.CT诊断 舌骨及甲状软骨前方囊实性病变，考虑甲状舌管囊肿并实性结节恶变可能；双侧颈部Ⅰ、Ⅱ区多个小淋巴结，考虑反应性增生，建议随访。

3.CT解析 本例病灶发病部位具有特征性，位于舌骨及甲状软骨前方中线区域，此区域为甲状舌管囊肿好发部位。影像学表现为圆形或扁圆形液性密度灶，囊壁多光滑完整，合并感染时可见囊壁毛糙，形成瘘时则形态多不规则；增强扫描病灶无强化，合并感染时囊壁可有明显强化，邻近的组织结构可受压移位变形。本例特殊之处为病灶CT表现为以囊性成分为主，囊内可见实性壁结节并明显强化，部分囊壁不规则增厚，并可见轻中度强化。当甲状舌管囊肿出现明显强化的壁结节时，要考虑到恶变的可能。甲状舌管囊肿恶变文献报道约百余例，其中大部分为甲状腺乳头状癌，滤泡状癌及鳞癌亦有报道。其来源可能与甲状舌管囊肿壁内异位的甲状腺组织有关。本例实性结节部分内见散在点状钙化，且明显强化，符合甲状舌管囊肿合并甲状腺乳头状癌表现。

三、穿刺病理

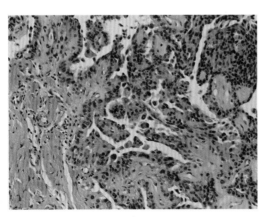

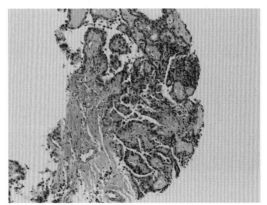

A B

图5-11 病例4 B超引导下穿刺病理

穿刺组织中可见腺上皮呈明显的乳头状结构生长，细胞核轻度异型

颈部肿物穿刺病理:(颈部肿物)形态符合甲状腺乳头状癌。

四、初步诊断

甲状舌管肿物,甲状腺癌待排。

五、手术情况

1.术前准备及手术方案 患者入院后完善相关检查,请相关科室会诊,评估患者一般情况良好,无重要器官合并症,排除手术禁忌,经科室充分讨论后,建议行甲状舌管恶性肿物切除+甲状腺全切除+双侧中央区淋巴结清扫术,患者及其家属拒绝行甲状腺切除手术,遂决定行甲状舌管恶性肿物切除术+邻近皮瓣转移修复术,必要时根据术中探查结果行喉前、气管前和气管食管沟淋巴结清扫。

2.术中情况 麻醉成功后,患者平卧位,垫肩,头后侧,常规消毒铺巾。术口设计:用亚甲蓝画线,于肿物表面皮肤沿颈部皮纹设计8cm切口,用加肾上腺素生理盐水的止血水在术区皮下做浸润注射。切开及切除肿物:用切开皮肤、皮下、颈阔肌,并向两侧分离,肿物位于颈部正中上部相当于舌骨处,提起皮肤及颈阔肌钝性分离带状肌并向两侧牵引,显露肿物,未见肿物与甲状腺左右侧叶及峡部有任何相连,且未见肿大淋巴结。肿物包膜尚完整,质地偏韧,剥离肿物底部及后上极时仔细寻找与之相连的管状物,并避免伤及深面的甲状舌骨膜。沿肿物剥离,可见肿物与舌骨体部部分粘连,

切除与肿物粘连的舌骨体中部,约0.5cm长。轻轻提起切断的舌骨,往舌根方向继续剥离,完整切除肿物(图5-12)。肿物送冷冻检查,术中冷冻病理:(颈中部肿物)送检纤维组织中可见呈乳头状或腺样增生的异型细胞,细胞排列紧密,可见核沟及核内假包涵体,并可见砂砾体形成,形态与甲状腺乳头状癌相似,请结合临床取材部位综合考虑。由于肿物未累及下方甲状腺,结合术前影像学资料及术中肿物位置,考虑甲状舌管来源肿瘤。冲洗创腔,彻底止血,将创腔内肌肉做数针间断缝合,消除死腔;舌骨断端牵引到正常位置,并缝合附于其上的肌肉,固定,转移邻近皮瓣修复创面。术毕。

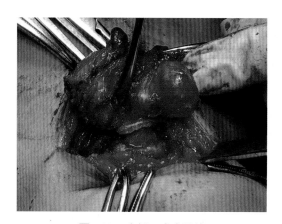

图5-12 病例4 术中照片

六、术后病理

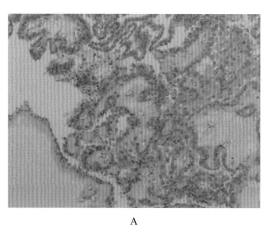

A

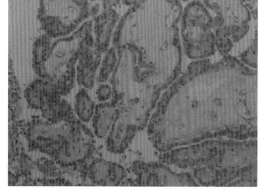

B

图5-13 病例4 术后石蜡病理

术后切除组织中可见宽大或纤细的乳头状结构,细胞形态较温和一致,排列拥挤

术后石蜡病理:（颈中部肿物）送检纤维组织中可见呈乳头状或腺样增生的异型细胞，细胞排列紧密，可见核沟及核内假包涵体，并可见砂砾体形成，形态与甲状腺乳头状癌相似，送检组织内未见正常甲状腺组织，请结合临床取材部位综合考虑。

七、两次病理解析

甲状舌管囊肿是甲状腺的先天发育畸形，在胚胎发育第1周，甲状腺由舌根盲孔区逐渐下降至出生后的甲状腺位置，下降时形成甲状舌管。正常情况下，胚胎第6周甲状舌管开始萎缩退化。若甲状舌管未完全退化消失，则可在甲状腺下降途中的任何部位出现甲状舌管囊肿或瘘管，囊肿和瘘管中偶见甲状腺组织。

甲状舌管囊肿恶变非常罕见，最常见的类型为乳头状癌，其次为乳头滤泡混合型癌、滤泡性癌、鳞状细胞癌、Hurthel细胞癌及未分化癌等。其组织学特征与原发于甲状腺的癌非常相似。因此，诊断原发性甲状舌管癌除了典型的癌细胞特征外还需符合以下标准：囊肿壁有甲状舌管上皮残迹，少数的甲状腺滤泡，多量的柱状上皮或鳞状上皮；病变位于甲状舌管囊肿中或甲状舌管部位；甲状腺经临床或病理检查未发现肿瘤。

大多数时候术前通常无法分辨甲状舌管囊肿是否发生癌变，如果甲状舌管囊肿触之坚硬，形态不规则，固定，生长迅速，并可触及周围肿大颈部淋巴结提示有发生恶变的可能。并且癌变者年龄更小（约小于10岁），肿瘤体积更大，且易侵犯至周围的软组织。穿刺活检及细胞学有助于术前诊断。本例术前粗针穿刺活检组织中查见呈乳头状生长的腺上皮，乳头中央见纤细的纤维血管轴心，上皮细胞呈甲状腺滤泡样，细胞核磨玻璃样，可见核沟和包涵体（图5-11），结合穿刺部位符合甲状腺乳头状癌特征。术后大标本可见典型的甲状舌管囊肿结构，囊壁纤维组织中可见呈乳头状或腺样增生的异型细胞，细胞排列紧密，可见核沟及核内假包涵体，并可见砂砾体形成，形态与甲状腺乳头状癌相似（图5-13），送检组织内未见正常甲状腺组织，因此结合临床取材部位综合考虑符合甲状舌管囊肿癌变。

甲状舌管囊肿发生乳头状癌的预后较其他类型的甲状舌管癌为佳，手术切除后复发转移少见。

八、最后诊断

甲状舌管囊肿并发甲状腺癌。

九、病例小结

本病例为年轻女性，以"发现颈部肿物1年余"之主诉入院。肿物渐进性增大，质软，边界清，可推动，可随伸舌而上下移动。影像学提示合甲状舌管囊肿合并实性恶变结节。术后病理提示形态与甲状腺乳头状癌相似，送检组织内未见正常甲状腺组织。临床上主要考虑甲状舌管囊肿原发癌，需要与颈部异位甲状腺癌、甲状腺锥状叶癌、甲状腺癌转移等相鉴别。

1.流行病学　甲状舌管囊肿是甲状腺在胚胎形成时，甲状舌管未完全消退留下的先天性囊肿。囊肿和瘘管皆覆有柱状纤毛上皮或鳞状上皮，有时其内可见甲状腺组织。甲状舌管囊肿在临床上并不罕见，但是其恶变率不到1%，以男性居多，好发于40～60岁。

甲状腺峡部横过第2～4气管软骨环的前面，其宽窄因人而异。部分人在峡部有1个舌状的向上突起，称为锥状叶，长短大小各异，位置多偏向左，长者可达舌骨。这是胚胎初期甲状腺舌管的残余。其癌变更是少之又少，以女性多发。

异位甲状腺（ETG）是由发育缺陷引致的一种罕见异例，发生率为1/30万～1/10万，全身多个部位均可发现，大多在围绕甲状舌管沿线的路径上或在颈外侧，其中舌根异位甲状腺最为常见，约占90%（其中70%～90%为迷走甲状腺）。这一病变以年轻者居多，女性远高于男性。异位甲状腺其癌变更为罕见。

2.临床表现　甲状腺锥状叶癌、甲状舌管囊肿癌变和颈部异位甲状腺癌囊性变的临床表现缺乏特异性。多表现为颈部无痛性包块，表面光滑、可随吞咽上下移动，无明显不适反应。当病变渐进性增大时，可产生压迫症状或神经侵犯症状，如吞咽呼吸困难、气促、声嘶等。此外，甲状舌管囊肿合并感染者可表现为痛性包块或脓肿，若已形成瘘者，可见窦道，并且可随伸舌上下移动，故颈前包块是否随伸舌而移动可作为协助诊断的鉴别点但并非确诊依据。异位甲状腺不随伸舌而移动，伴有或不伴有原位甲状腺缺失，偶伴有甲状腺功能降低，查体、查原位甲状腺是否缺失及甲状腺功能有助于鉴别。

3.影像学特征 影像学检查对鉴别甲状舌骨囊肿、异位甲状腺及甲状腺锥状叶及其恶变有重要价值。①多普勒超声检查：甲状腺锥状叶和异位甲状腺呈高回声。如出现边界不清、回声不均的低回声团、血流丰富等声像特征时，提示有恶变可能。甲状舌管囊肿通常是类圆形或哑铃形的液性暗区，后方回声增强，囊内无血流信号。②CT检查：甲状腺锥状叶和异位甲状腺在CT上表现为高密度软组织影，增强后可明显强化，边缘光滑。如出现细砂砾状钙化、瘤周"半岛状"瘤结节及瘤周"强化残圈"时提示癌变可能。甲状舌管囊肿常表现为边界清的低、等密度影，恶变时常可见部分强化的实性结节。③MRI检查：甲状腺锥状叶和异位甲状腺与正常甲状腺信号相似。恶变时T_1WI加权呈不均匀低、等信号，T_2WI加权呈高信号为主的混合信号。④核素扫描：有功能的甲状腺组织可见明显的放射性浓集。而甲状舌管囊肿及恶变时均不显像。

4.病理特征 甲状腺锥状叶和异位甲状腺在镜下为正常甲状腺组织。甲状腺锥状叶癌、异位甲状腺癌、甲状舌管癌各病理类型的镜下特点与普通甲状腺癌各病理类型没有区别，甲状腺锥状叶癌、异位甲状腺癌镜下常可见正常的甲状腺组织；甲状舌管癌并未见髓样癌这一病理类型报道，且甲状腺经临床或病理检查未发现肿瘤。临床或病理检查排除甲状腺肿瘤是诊断的甲状舌管癌的必要条件。

5.治疗方式 甲状舌管囊肿的最佳治疗方法为根治性手术，通常的手术方式为Sistrunk术式，切除囊肿、瘘管、分支及舌骨。是否切除甲状腺、清扫颈部淋巴结仍存在较多争议。

明确诊断为甲状腺锥状叶癌的患者可按甲状腺癌手术方式处理，术后辅以TSH抑制治疗，必要时可考虑行^{131}I治疗。

手术切除仍是异位甲状腺癌治疗的首选方案，必要时可加行淋巴结清扫术，术后加行局部放射治疗、TSH抑制治疗是提高手术生存率的必要手段，必要时也可考虑行^{131}I治疗。

本病例患者术后随访3个月，未见明显不适，后期仍需长期追踪随访。

参 考 文 献

徐枫，远奇，马玉波. 核医学显像（SPECT/CT）鉴别头颈部可疑异位甲状腺的价值［J］. 中国医学影像学杂志，2011，19（3）：232-236.

Bahar A，Torabizadeh Z，et al. Papillary carcinoma in correlation to thyroidal duct cyst：A case series［J］. Caspian J Intern Med，2020 Winter，11（1）：110-115.

Ha TK. Papillary thyroid microcarcinoma in a thyroid pyramidal lobe［J］. Ultrasonography，2014，33（4）：303-306.

Ibrahim NA，I. O. Fadeyibi，Ectopic thyroid：etiology，pathology and management［J］. Hormones（Athens），2011，10（4）：261-269.

Lee YS，et al. Recurrence of papillary thyroid carcinoma in a remnant pyramidal lobe［J］. ANZ J Surg，2011，81（4）：304.

Noussios G，et al. Ectopic thyroid tissue：anatomical，clinical，and surgical implications of a rare entity［J］. Eur J Endocrinol，2011，165（3）：375-382.

Sevinc AI，et al. Papillary carcinoma arising in subhyoid ectopic thyroid gland with no orthotopic thyroid tissue［J］. Am J Surg，2010，200（1）：e17-18.

Tahir A，Sankar V，Makura Z. Thyroglossal duct cyst carcinoma in child［J］. J Surg Case Rep，2015 Apr 15，2015（4）. pii：rjv042. Doi：10.1093/jscr/rjv042.